ALCOOLISMO HOJE

ABP
Associação
Brasileira de
Psiquiatria

artmed
50 anos

A Artmed é a editora oficial da ABP

NOTA

A medicina é uma ciência em constante evolução. À medida que novas pesquisas e a própria experiência clínica ampliam o nosso conhecimento, são necessárias modificações na terapêutica, em que também se insere o uso de medicamentos. Os autores desta obra consultaram as fontes consideradas confiáveis, em um esforço para oferecer informações completas e, geralmente, de acordo com os padrões aceitos à época da publicação. Entretanto, tendo em vista a possibilidade de falha humana ou de alterações nas ciências médicas, os leitores devem confirmar estas informações com outras fontes. Por exemplo, e em particular, os leitores são aconselhados a conferir a bula completa de qualquer medicamento que pretendam administrar, para se certificar de que a informação contida neste livro está correta e de que não houve alteração na dose recomendada nem nas precauções e contraindicações para o seu uso. Essa recomendação é particularmente importante em relação a medicamentos introduzidos recentemente no mercado farmacêutico ou raramente utilizados.

A354 Alcoolismo hoje / Organizadores, Ana Cecilia Petta Roselli Marques... [et al]. – 4. ed. – Porto Alegre : Artmed, 2023. xii, 260 p. ; 25 cm.

ISBN 978-65-5882-095-6

1. Alcoolismo. 2. Psiquiatria. I. Marques, Ana Cecilia Petta Roselli.

CDU 663.51:615.015.6

Catalogação na publicação: Karin Lorien Menoncin – CRB 10/2147

ALCOOLISMO HOJE

QUARTA EDIÇÃO

Ana Cecilia Petta Roselli **Marques**

Fernanda de **Paula Ramos**

José Manoel **Bertolote**

Sérgio de **Paula Ramos**

ORGANIZADORES

artmed

Porto Alegre
2023

Gerente editorial: *Letícia Bispo de Lima*

Colaboraram nesta edição:

Coordenadora editorial: *Cláudia Bittencourt*

Editor: *Lucas Reis Gonçalves*

Capa: *Tatiana Sperhacke*

Preparação de originais: *Gabriela Dal Bosco Sitta*

Leitura final: *Leonardo Vargas*

Editoração e projeto gráfico: *TIPOS – design editorial e fotografia*

(Artmed é um selo editorial do GRUPO A EDUCAÇÃO S.A.)
Rua Ernesto Alves, 150 – Bairro Floresta
90220-190 – Porto Alegre – RS
Fone: (51) 3027-7000

SAC 0800 703 3444 – www.grupoa.com.br

IMPRESSO NO BRASIL
PRINTED IN BRAZIL

AUTORES

ANA CECILIA PETTA ROSELLI MARQUES (Org.). Psiquiatra. Especialista em Saúde Pública e Saúde Mental pela Universidade Estadual de São Paulo (Unesp). Doutora em Ciências pela Universidade Federal de São Paulo (Unifesp). Coordenadora da Comissão da Psiquiatria das Adições da Associação Brasileira de Psiquiatria (ABP). Membro do Conselho Consultivo da Associação Brasileira de Estudos de Álcool e Outras Drogas (Abead).

FERNANDA DE PAULA RAMOS (Org.). Psiquiatra. Diretora da Villa Janus. Especialista em Dependência Química pela Unifesp e em Psicoterapia pela Universidade Federal do Rio Grande do Sul (UFRGS). Membro da Comissão da Psiquiatria das Adições da ABP e membro da Abead.

JOSÉ MANOEL BERTOLOTE (Org.). Psiquiatra. Professor voluntário de Psiquiatria da Faculdade de Medicina de Botucatu (FMB) da Unesp. Especialista em Dependência Química pela Abead. Mestre em Transcultural (Social) Psychiatry pela McGill University, Canadá. Doutor em Medicina: Clínica Médica pela UFRGS.

SÉRGIO DE PAULA RAMOS (Org.). Psiquiatra e psicanalista. Psiquiatra de transtornos aditivos da Villa Janus. Especialista em Dependência Química pela Abead. Doutor em Psiquiatria pela Unifesp. Membro titular da Academia Sul-Rio-Grandense de Medicina.

ALESSANDRA DIEHL. Psiquiatra. Especialista em Dependência Química pela Unifesp e em Sexualidade Humana pela Universidade de São Paulo (USP). Pós-doutorado na Escola de Enfermagem de Ribeirão Preto (EERP) da USP. Presidente da Abead.

ALEXANDRE KIESLICH DA SILVA. Psiquiatra, com Residência em Psiquiatria pelo Hospital Psiquiátrico São Pedro (HPSP) da Secretaria da Saúde do Rio Grande do Sul (SES-RS) e R4 em Psiquiatria da Adição pelo Hospital de Clínicas de Porto Alegre (HCPA) da Universidade Federal do Rio Grande do Sul (UFRGS). Professor do Curso de Medicina na Universidade do Vale do Taquari (Univates) e das Residências em Psiquiatria do Hospital Bruno Born e Divina Providência. Especialista em Dependência Química pelo HCPA-UFRGS. Mestre em Ciências da Saúde pela UFRGS. Formação em Terapia Dialética pelo Behavioral Tech Institute.

AMILTON DOS SANTOS JÚNIOR. Psiquiatra. Professor assistente de Psiquiatria da Universidade Estadual de Campinas (Unicamp). Especialista em Psiquiatria de Infância e Adolescência e em Psicoterapia e Dependência Química pelo Ambulatório de Substâncias Psicoativas (ASPA) da Unicamp. Mestre em Ciências: Saúde da Criança e do Adolescente pela Unicamp.

ANA C. MELO E SOUZA. Psicóloga clínica e organizacional. Coordenadora técnica do Ambulatório Centro Vida. Master of Business Administration (MBA) em Gestão de Saúde pela Fundação Getúlio Vargas (FGV).

ANALICE GIGLIOTTI. Psiquiatra. Professora da Pontifícia Universidade Católica do Rio de Janeiro (PUC-Rio). Especialista em Dependência Química pela Unifesp. Mestra em Medicina pela Unifesp.

ANGELO CAMPANA. Psiquiatra. Diretor administrativo da Villa Janus, Porto Alegre (RS). Especialista em Psiquiatria Clínica e Dependência Química pela UFRGS.

ANNA MARTHA VAITSES FONTANARI. Médica residente em Psiquiatra no HPSP/SES-RS. Mestra e Doutora em Psiquiatria e Ciências do Comportamento: Estresse de Minoria e Pessoas LGBTQ+ pela UFRGS.

ANNE SORDI. Psiquiatra. Médica contratada do Serviço de Psiquiatria de Adições e Forense do HCPA-UFRGS. Especialista em Psicoterapia de Orientação Analítica pelo Centro de Estudos Luís Guedes (CELG) do HCPA-UFRGS. Doutora pelo Programa de Pós-graduação em Psiquiatria e Ciências do Comportamento da UFRGS.

ANTONIO NERY FILHO. Psiquiatra. Professor associado 4 (aposentado) da Faculdade de Medicina da Bahia da Universidade Federal da Bahia (UFBA). Professor visitante da Universidade Laval de Quebec, Canadá (2004). Especialista em Psiquiatria Forense pelo Conselho Federal de Medicina (CFM). Mestre em Clínica Médica: Psiquiatria e Eletroencefalograma (EEG) pela UFBA. Doutor em Sociologia e Ciências Sociais pela Universidade Lyon 2, França.

CARLA BICCA. Psiquiatra. Especialista em Transtornos Aditivos e Terapia Cognitiva pela Villa Janus. Mestra em Ciências Médicas pela UFRGS e em Psicologia pela Pontifícia Universidade Católica do Rio Grande do Sul (PUCRS). Doutoranda em Psicologia na PUCRS.

CARLOS ALBERTO IGLESIAS SALGADO. Psiquiatra da Villa Janus. Especialista em Dependência Química pela Unifesp. Mestre e Doutor em Psiquiatria pela UFRGS.

CLAITON H. D. BAU. Professor titular do Departamento de Genética da UFRGS. Doutor em Ciências: Genética e Biologia Molecular pela UFRGS.

ELLEN BORGONHI. Psicóloga. Especialista em Terapia Cognitivo-comportamental pela PUCRS. Mestra em Psiquiatria e Ciências do Comportamento pela UFRGS.

FELIPE ORNELL. Psicólogo clínico com atuação pela abordagem cognitivo-comportamental, com Residência em Saúde Mental pela Escola de Saúde Pública do Rio Grande do Sul. Professor da Faculdade do Centro de Estudos da Família e do Indivíduo (Facefi). Pesquisador do Centro de Pesquisa em Álcool e Drogas do HCPA-UFRGS. Especialista em Psicologia Clínica e em Psicologia em Saúde pelo Conselho Federal de Psicologia (CFP). Especialista em Dependência Química pela Faculdade de Administração, Ciências, Educação e Letras (Facel). Mestre e Doutor em Psiquiatria pela UFRGS.

FELIX HENRIQUE PAIM KESSLER. Psiquiatra. Professor adjunto do Departamento de Psiquiatria e Medicina Legal da UFRGS. Chefe do Serviço de Psiquiatria de Adições e Forense do HCPA-UFRGS. Doutor em Psiquiatria e Ciências do Comportamento pela UFRGS.

FLAVIO PECHANSKY. Psiquiatra. Professor titular de Psiquiatria de Adições e membro do Serviço de Psiquiatria de Adição do HCPA-UFRGS. Especialista em Psiquiatria pela UFRGS. Mestre e Doutor em Clínica Médica pela UFRGS. *Fellowship* na Johns Hopkins Schoolf of Public Health, Estados Unidos.

FLORENCE KERR-CORRÊA. Psiquiatra. Professora titular de Psiquiatria da Unesp. Especialista em Dependências Químicas pela Unesp. Doutora em Neurologia pela USP.

GABRIELA MANFRON PELLISSARI. Médica. Residente em Psiquiatria no HPSP/SES-RS. Mestranda em Medicina e Ciências da Saúde na PUCRS.

GUSTAVO SOIBELMAN. Médico de família e comunidade.

HELENA FERREIRA MOURA. Psiquiatra. Professora adjunta de Psiquiatria da Universidade de Brasília (UnB). Especialista em Psicogeriatria pela USP e em Dependência Química pela Unifesp. Doutora em Psiquiatria pela UFRGS.

JOAQUIM F. MELO. Médico do trabalho da Petrobras/Reduc. Especialista em Medicina do Trabalho pela Universidade Estadual do Rio de Janeiro (UERJ). Mestre em Saúde Coletiva pela Universidade Federal do Rio de Janeiro (UFRJ). Doutor em Gastroenterologia pela Fundação Carlos Chagas.

JÚLIA CASTRO MARTINS. Psicóloga. Residente em Saúde Mental Coletiva na UFRGS.

JULIA RODRIGUES DE FARIA CORRÊA. Estudante de Psicologia.

JULIANA COPETTI. Psiquiatra.

JULIANA NICHTERWITZ SCHERER. Biomédica. Doutora em Psiquiatria e Ciências do Comportamento pela UFRGS.

LAYS GENRO COUTINHO. Estudante de Medicina.

LISIA VON DIEMEN. Psiquiatra. Professora adjunta de Psiquiatria da UFRGS. Mestra em Psiquiatra pela UFRGS. Doutora em Psiquiatria e Ciências do Comportamento pela UFRGS.

LUANA DA SILVEIRA GROSS. Psicóloga clínica. Pesquisadora no Núcleo de Estudo e Pesquisa em Trânsito e Álcool do Centro de Pesquisa em Álcool e Drogas do HCPA-UFRGS. Mestranda no Programa de Pós-graduação em Psiquiatria e Ciências do Comportamento da UFRGS.

LUIZ GUILHERME DA ROCHA PINTO. Psicólogo clínico, professor e supervisor do Curso de Pós-graduação em Transtornos Adictivos da PUC-Rio. Especialista em Terapia Familiar pelo Centro Gestalt-Terapia (CGT). Certificado como Especialista pela Abead. Mestre em Prevenção e Tratamento às Drogadependências pela Universidad Del Salvador (USAL) de Buenos Aires, Argentina, e pela Universidad de Deusto Bilbao, Espanha.

LUIZ GUSTAVO MENDES COIMBRA. Médico residente em Psiquiatria no HPSP/SES-RS.

MARCO ANTONIO BESSA. Psiquiatra. Professor adjunto de Psiquiatria da Universidade Federal do Paraná (UFPR). Especialista em Psiquiatria, Psiquiatria da Infância e Adolescência pela UFPR. Mestre em Filosofia pela Universidade Federal de São Carlos. Doutor em Ciências pela Escola Paulista de Medicina (EPM) da Unifesp.

MARCOS ZALESKI. Psiquiatra. Especialista em Dependência Química pela Abead. Mestre em Farmacologia do Sistema Nervoso Central pela Universidade Federal de Santa Catarina (UFSC). Doutor em Ciências Médicas pela Unifesp.

MARIA EDUARDA DE ARAUJO TAVARES. Bióloga. Mestra em Genética e Biologia Molecular pela UFRGS.

MARIA ODETE SIMÃO. Assistente social. Especialista em Serviço Social em Psiquiatria pela FMB-Unesp e em Gestão de Políticas Sociais pela Universidade Paulista (UNIP). Mestra em Ciências pela USP de Ribeirão Preto (RP). Doutora em Ciências Médicas pela USP-RP.

MARJOURIE DRAGONI DE ARRUDA BISCARO. Psiquiatra. Supervisora do Ambulatório de Substâncias Psicoativas e da Unidade de Emergência Referenciada do Hospital de Clínicas da Unicamp. Especialista em Psiquiatria da Infância e Adolescência pela Unicamp. Mestra em Ciências Médicas: Saúde Mental pela Faculdade de Ciências Médicas (FCM) da Unicamp. Doutoranda no Programa de Ciências Médicas da FCM-Unicamp.

MAURO SOIBELMAN. Médico internista. Médico perito do Ministério Público do Trabalho. Especialista em Clínica Médica e Medicina do Trabalho pela UFRGS. Mestre em Clínica Médica pela UFRGS.

NINO MARCHI. Psicólogo e pesquisador do Programa Transdisciplinar de Identidade de Gênero (Protig) da UFRGS. Especialista em Dependência Química pela Unifesp. Mestre em Ciências Farmacêuticas pela UFRGS.

PATRICIA DE SAIBRO. Psiquiatra do Serviço de Adições e Forense e preceptora da Residência Médica em Psiquiatria do HCPA-UFRGS. Especialista em Dependência Química pela Unidade de Pesquisa em Álcool e Drogas (Uniad) da Unifesp. Mestra em Saúde Mental e Transtornos Aditivos pelo HCPA-UFRGS.

PATRICIA VON FLACH. Assistente social e psicóloga. Atua na Equipe de Saúde Mental da Defensoria Pública da Bahia. Especialista em Saúde Mental pela UFBA. Mestra em Saúde Comunitária pelo Instituto de Saúde Coletiva (ISC) da UFBA. Doutora em Saúde Pública pelo ISC-UFBA. Apoiadora técnica institucional do Projeto Girassóis de Rua da Secretaria Municipal de Saúde de Salvador, Bahia.

RAUL CAETANO. Psiquiatra. Pesquisador sênior do Pacific Institute for Research and Evaluation. Mestre em Saúde Pública pela School of Public Health, University of California, Berkeley, Estados Unidos. Doutor em Epidemiologia pela School of Public Health, University of California, Berkeley.

RENATA BRASIL ARAUJO. Psicóloga. Coordenadora e supervisora dos Ambulatórios de Dependência Química e Terapia Cognitivo-comportamental do HPSP/SES-RS. Professora de Terapia Cognitivo-comportamental das Especializações em Terapia Cognitivo-comportamental da Wainer – Psicologia Cognitiva, do Instituto de Neurociências e Terapias Cognitivas (INTC), do Instituto Catarinense de Terapia Cognitiva (ICTC) e do Instituto Paranaense de Terapia Cognitiva (IPTC). Professora do Aperfeiçoamento em Terapia Cognitivo-comportamental e da Formação em Terapia dos Esquemas da Wainer – Psicologia Cognitiva. Diretora da clínica Modus Cognitivo. Aperfeiçoamento especializado em Dependência Química pela Cruz Vermelha Brasileira, filial do Rio Grande do Sul. Formação em Terapia do Esquema pelo NEAPC com certificação da International Society of Schema Therapy (ISST). Mestra em Psicologia Clínica pela PUCRS. Doutora em Psicologia pela PUCRS. Ex-presidente da Abead e da Associação de Terapias Cognitivas do Rio Grande do Sul (ATC-RS).

RENATA C. S. DE AZEVEDO. Psiquiatra. Professora associada da Unicamp. Doutora em Ciências Médicas: Saúde Mental pela FCM/Unicamp. Livre-docente em Dependências Químicas na FCM/Unicamp.

RENATA KESTERING SANTI. Psiquiatra.

RODRIGO PEREIRA PIO. Médico. Residente em Psiquiatria no HPSP/SES-RS.

ROGÉRIO ADRIANO BOSSO. Psicólogo clínico. Coordenador do Curso e do Serviço Escola de Psicologia da Faculdade Anhanguera de Campinas – Taquaral. Especialista em Dependência Química pela Unifesp. Mestre em Ciências pela Unifesp. Doutorando no Departamento de Psiquiatria da EERP-USP.

ROSEANA RIBEIRO. Psicóloga clínica da Universidade Estácio de Sá (Unesa) do Rio de Janeiro. Especialista em Dependência Química, Transtorno de Impulso, Motivação e Mudança pela Unifesp/Harvard University, Estados Unidos.

SELENE FRANCO BARRETO. Psicóloga clínica e consultora da Evolução Clínica & Consultoria. Especialista em Dependência Química/Existência Humanista/Dinâmica de Grupo/Psicodrama pela Universidade Cândido Mendes/Abead. Pós-graduação em Gestão de Saúde pela FGV.

SUMAIA INATY SMAIRA. Psiquiatra. Professora da FMB da Unesp. Especialista em Educação para Profissionais de Saúde pela Foundation for Advancement of International Medical Education and Research (Faimer) da Universidade Federal do Ceará (UFC). Doutora em Ciências da Saúde pela Faculdade de Medicina da USP-RP.

PREFÁCIO

Neste ano, a primeira edição do livro *Alcoolismo hoje* está comemorando 35 anos. Em 1987, tive a felicidade de coordenar um grupo de colegas ansiosos por apresentar aquele que foi o primeiro livro especializado nesse transtorno escrito em português. A sua relevância ficou evidente quando, rapidamente, a edição se esgotou, e a editora me solicitou a segunda edição. Para sua elaboração, convidei o José Manoel Bertolote, que muito ajudou na expansão da obra; e, com algum atraso, ela foi publicada em 1990. Como a obra se chamava *Alcoolismo hoje*, foi necessário escrever outro livro para que o material fizesse jus ao título, uma vez que o progresso ocorrido no campo assim exigia. Em 1991, uma terceira edição ainda foi publicada. Na época, não era missão simples fazer com que os colegas escrevessem e, principalmente, cumprissem prazos editoriais. O trabalho foi tanto que o nosso entusiasmo se esvaiu e não mais nos interessamos em prosseguir publicando atualizações do livro.

Em meio ao isolamento social imposto pela covid-19, estava eu sossegado em meu sítio, envolvido no atendimento virtual de meus pacientes, quando recebi um telefonema da Ana Cecilia Petta Roselli Marques. Informou-me ela que havia conversado com a Fernanda de Paula Ramos para que providenciássemos a comemoração dos 35 anos com uma nova edição. Animado por elas, fiz contato com o Bertolote, e o time de organizadores desta edição estava escalado.

Confesso que a provocação feita por ambas muito me entusiasmou, mais ainda quando percebi a mesma empolgação em vários dos autores convidados para a elaboração deste livro. Alguns haviam estado presentes nas edições anteriores; entre os outros, os mais jovens chegaram a mencionar que as primeiras edições tinham sido os primeiros livros que leram na especialidade e que seria um orgulho participar deste. Todos, portanto, se dedicaram ao atual trabalho com grande ânimo e acabaram produzindo uma obra de ponta, com os aspectos teóricos explicados de forma didática e ilustrados, sempre que possível, com casos clínicos. A lamentar, apenas o fato de que alguns dos pioneiros não estão mais conosco. É o caso de Arnaldo Broll Woitowitz, Jandira Masur, Ernani Luz Jr., Vicente Antonio de Araujo e Werner Paulo Knapp. A eles dedicamos esta edição.

Acredito que o leitor gostará do resultado e desejo que este livro o ajude a seguir se aprimorando em sua prática clínica. Que possa desfrutar da leitura é o voto dos organizadores.

SÉRGIO DE PAULA RAMOS

SUMÁRIO

PARTE I

INTRODUÇÃO

CAPÍTULO 1

HISTÓRIA DA ASSISTÊNCIA AO ALCOOLISTA NO BRASIL

Luiz Guilherme da Rocha Pinto
Selene Franco Barreto

É um desafio percorrer a trajetória da assistência ao alcoolista no Brasil. Afinal, nem todos os registros relativos a essa história estão em livros ou na literatura científica. E, embora tais registros sejam reais e relevantes para o crescimento e a consolidação do tratamento do dependente químico, eles compõem uma narrativa relativamente recente e permeada de experiências e memórias compartilhadas.

Entre essas memórias, está a de um congresso da Associação Brasileira de Estudos do Álcool e outras Drogas (Abead) realizado em 1999, no qual o doutor Sérgio de Paula Ramos apresentou o caso de um alcoolista que vivera nos primórdios do Brasil colônia. Vasco Fernandes Coutinho havia sido donatário da capitania hereditária do Espírito Santo, conforme registra o livro *Capitães do Brasil*, de Eduardo Bueno.[1] Segundo Varnhagen, Vasco era um homem dado aos "vícios do álcool e do fumo":

> [...] quando, em 1555, foi pedir ajuda ao governador Don Duarte da Costa, vinha em estado de miserabilidade, tendo sido exposto a grande vexame, pelo Bispo Pero Fernandes Sardinha, que na missa recusara-lhe a cadeira de espaldar alto, própria de fidalgos, a fim de penalizar sua situação de pecador. [...] Antes disso, em 1550, o mesmo Bispo já fizera despir o tronco de um colono dado ao vício de *beber fumo*, enrolara-lhe grossas cordas das folhas torcidas desta planta no pescoço do infeliz, e o obrigara a dar voltas na praça, com a finalidade de execração pública [...] Tal "tratamento" não ajudou Vasco a se livrar nem do álcool nem do fumo, e o infeliz veio a falecer em 1561, sem ter nem sequer um pano para lhe servir de mortalha.[2]

Em 1999, ainda não havia uma política pública que contemplasse a prevenção e o tratamento como prioridades – se nos idos de 1500 a punição era a execração pública, no século XX os alcoolistas passaram a ser tratados como cidadãos de segunda ordem. No evento, o doutor Sérgio finalizou sua fala dizendo que a formação dos profissionais era urgente, a fim de que não agissem como o bispo Sardinha. Mais de 20 anos se passaram e o desafio segue o mesmo: vencer os estigmas e preconceitos associados ao paciente alcoolista.

Entre o século XIX e a primeira metade do século XX, não havia tratamento específico para pessoas que consumiam álcool de maneira abusiva. Na Europa, à medida que as grandes potências se fortaleciam como nações industrializadas, o consumo excessivo de álcool passava a representar um comportamento condenável, uma praga social. O dependente tinha sua imagem associada à promiscuidade, à desordem e à degradação física, psicológica e moral.

No Brasil não era diferente. O alcoolismo representava um problema com implicações sociais preocupantes, e o dependente era criminalizado, submetido a julgamento moral e confundido com alienados mentais. Até a metade do século XIX, os chamados "alienados" não recebiam qualquer proteção governamental, e o consumo excessivo de álcool era interpretado como uma moléstia que afetava a capacidade do indivíduo de viver em sociedade, tornando-o incapaz.[3] No Hospício Pedro II, inaugurado em 1852 e única instituição do gênero no país à época, o número de internações por alcoolismo ultrapassava a metade do total de internos.

Um dos registros da institucionalização dos alcoolistas foi feito pelo escritor Lima Barreto, que descreveu em seu *Diário do hospício*, mantido durante uma de suas internações no Hospital Nacional de Alienados (de dezembro de 1919 a fevereiro de 1920), as condições adversas às quais era submetido:

> Estou no hospício, ou, melhor, em várias dependências dele, desde o dia 25 do mês passado. Estive no Pavilhão de Observação, que é a pior etapa de quem, como eu, entra para aqui pelas mãos da polícia. Tiram-nos a roupa que trazemos e dão-nos uma outra, só capaz de cobrir a nudez, nem chinelos ou tamancos nos dão. [...] Deram-me uma caneca de mate e, logo em seguida, ainda dia claro, atiraram-me sobre um colchão de capim com uma manta pobre, muito conhecida de toda a nossa pobreza e miséria. Não me incomodo muito com o Hospício, mas o que me aborrece é essa intromissão da polícia na minha vida. De mim para mim, tenho certeza de que não sou louco; mas devido ao álcool, misturado com toda espécie de apreensões que as dificuldades de minha vida material há seis anos me assoberbam, de quando em quando dou sinais de loucura: deliro.[4]

Muitas famílias, sobretudo aquelas que tinham menos recursos, abandonavam seus entes com algum comprometimento mental nos hospícios. Foi assim até a primeira metade do século XX, com a consolidação da psiquiatria como campo de saber sobre a loucura – consolidação essa acompanhada de tratamentos de eletroconvulsoterapia e outros procedimentos, como as psicocirurgias lobotomia e leucotomia. Ainda não havia perspectiva de uma política pública que possibilitasse a melhora do quadro clínico do paciente, o que hoje chamamos de "protocolo específico e estruturado", disponível para todos.

A abordagem psicanalítica parecia ser o norte do tratamento da saúde mental, o que prevaleceu no Brasil até a década de 1970. Mas essa abordagem não era tão inclusiva no caso dos pacientes alcoolistas. Primeiro por questões conceituais, já que o hábito compulsivo de beber era visto como sintoma de uma perturbação emocional anterior; acreditava-se que a identificação e a elaboração dessa condição em análise poderia ajudar o sujeito a mudar sua relação com o álcool, levando-o a beber com moderação. Em segundo lugar, o alcoolista era visto, à luz da psicanálise, como um paciente que apresentava dificuldades em aderir ao tratamento. Apesar de muito procurada, a abordagem psicanalítica era elitista, pois só estava disponível para quem pudesse pagar pelo tratamento.

O SURGIMENTO DO ALCOÓLICOS ANÔNIMOS E OUTRAS ABORDAGENS DE TRATAMENTO

A fundação do Alcoólicos Anônimos (AA) no Brasil ocorreu em 1947, 12 anos depois de a irmandade ter sido criada nos Estados Unidos. Lá, o grupo foi fundado logo após a Lei Seca; ele resultou do encontro de Bill W. com o doutor Bob S., ambos alcoolistas considerados irrecuperáveis.[5]

A experiência bem-sucedida de Bill, que havia parado de beber depois de várias internações, fez com que Bob entendesse que o alcoolismo era uma doença e que ele poderia alcançar a sobriedade. Os dois amigos começaram a auxiliar no manejo de pessoas internadas no Hospital de Akron, em Ohio, e preencheram uma lacuna na oferta de tratamento para alcoolismo e adicção naquele país. Aos poucos, os preceitos do grupo foram sendo difundidos, tendo como base os 12 passos para a recuperação, bem como a noção de que o alcoolismo é uma doença física, psicológica e espiritual. A criação dessa e de outras irmandades anônimas, como o Narcóticos Anônimos (NA), cumpriu uma função inédita e da maior importância: viabilizar apoio mútuo entre pessoas que compartilham o mesmo problema e que se reúnem com a intenção de ajudar umas às outras a manter a sobriedade.

No Brasil, o AA começou quando um americano veio ao país a trabalho e, ao perceber que o grupo ainda não havia chegado aqui, colocou um anúncio no jornal procurando quem estivesse disposto a participar das reuniões. Duas pessoas se interessaram, e isso foi o suficiente para que a base do trabalho do AA se estabelecesse no país.[6] Durante os primeiros 20 anos, o AA teve um crescimento lento. O fato de a comunicação ser mais precária, sem os meios de comunicação disponíveis hoje em dia, dificultava a divulgação do grupo. E havia certa descrença e desconhecimento dos médicos e psicanalistas, que não tinham a mesma visão do alcoolismo preconizada pelo AA e resistiam a aceitar o valor dessa abordagem. Mas o reconhecimento da eficácia foi crescendo à medida que o grupo ganhava adeptos e mostrava bons resultados. O AA não tem ligação com nenhuma seita, religião, instituição política ou organização e atualmente está presente em cerca de 200 países.

Na metade do século XX, ocorreram outros fatos importantes, entre eles o uso do medicamento clorpromazina, um fármaco antipsicótico clássico. Com a clorpromazina, os pacientes passaram a melhorar; contemplados pelo efeito terapêutico do medicamento, muitos internos tiveram alta e outros tantos não foram mais internados. Não se tratava de uma "pílula mágica", mas, como até então não havia nenhum fármaco com os mesmos resultados, o fármaco marcou época.

Em março de 1960, foi fundada a Clínica Pinel, em Porto Alegre, que se tornaria referência no tratamento do alcoolismo, uma escola de excelência em psiquiatria que deu os primeiros passos por iniciativa do médico psiquiatra Marcello Blaya Perez, formado na Menninger Foundation, nos Estados Unidos.

O PRIMEIRO MOVIMENTO DE ESTRUTURAÇÃO PARA O TRATAMENTO DE DEPENDENTES QUÍMICOS NO BRASIL

Alguns profissionais foram pioneiros em buscar maneiras de empreender e encontrar saídas para aperfeiçoar os tratamentos da dependência química. É o caso do doutor Sérgio de Paula Ramos, que durante a residência na Clínica Pinel, entre 1974 e 1975, aliou o desejo de se aprofundar na especialidade à vontade de entender a recuperação do próprio pai, que bebeu durante longo período da sua juventude e encontrava-se abstêmio após um tratamento feito em São Paulo.

Ao receber do doutor Marcello Blaya Perez, seu professor na clínica, a proposta de montar uma unidade que tratasse do alcoolismo na cidade de Porto Alegre, o doutor Sérgio constatou que essa *expertise* não existia no país; também não havia ninguém estudando o tema sob as perspectivas acadêmica, médica, clínica e psicoterápica. Então deu-se o encontro da oportunidade com o empreendedorismo, o que mais tarde também ocorreria por meio da ação de outros profissionais Brasil afora. Marcello sugeriu a Sérgio que procurasse um local onde pudesse buscar esse conhecimento, e ele garantiria o recurso financeiro necessário para a empreitada. Sérgio de Paula Ramos então partiu para a Alcohol Summer School, na Rutgers University, em Nova Jersey. Em seguida, fez um estágio na Hazelden Foundation, em Minnesota, onde nasceu o método Minnesota, e finalizou seus estudos no Canadá, no Addiction Research Center.

Isso representou um grande avanço para a área de tratamento da dependência química, pois o médico voltou ao Brasil trazendo um tratamento específico para o alcoolismo, o primeiro método estruturado com o qual se trabalhou com dependentes químicos. O protocolo do atendimento previa o apoio de uma equipe multidisciplinar, com médicos, psicólogos, assistentes sociais, enfermeiros, educadores físicos, terapeutas ocupacionais e um consultor.* Este podia ser um alcoolista em recuperação (geralmente membro do AA) que, além de dedicar-se à própria superação, apresentava interesse e vocação para uma relação de ajuda. A efetividade do método foi logo percebida. Muitos pacientes alcançaram boa recuperação e grande aderência ao tratamento, algo inédito até aquele momento.

Animado com a experiência, o doutor Sérgio motivou-se a participar do I Congresso Argentino sobre Alcoolismo, em 1977, em Buenos Aires. Lá, conheceu outro brasileiro, o doutor Vicente Antônio de Araújo, que iniciava seu trabalho no Hospital do Servidor Público, em São Paulo.

No início do ano seguinte, o doutor Sérgio foi a São Paulo e visitou seu antigo professor, o doutor Elisaldo Carlini, que já trabalhava com pesquisa sobre maconha. Ficou animado ao saber que a esposa do doutor Carlini, a doutora Jandira Masur, desenvolvia estudos com foco no álcool. Desse encontro, nasceu uma grande amizade movida pela colaboração entre a pesquisa e a clínica. Nessa ocasião, a doutora Masur comentou que estava organizando um simpósio internacional sobre alcoolismo. O evento proporcionou que os médicos conhecessem os doutores José Manoel Bertolote, Dagoberto Hungria Requião e Fernando Sielski, entre outros. A partir daí, nasceu o Grupo Interdisciplinar de Estudos sobre o Álcool e o Alcoolismo (Grineaa), cuja primeira diretoria contou com o doutor José Manoel Bertolote como presidente, a doutora Jandira Masur como vice-presidente, o doutor Vicente Antônio de Araújo como tesoureiro e o doutor Sérgio de Paula Ramos como secretário.

Jandira Masur, psicóloga de ofício com formação e alma de clínica, tornou-se uma pesquisadora de excelência. Seu conhecimento e seu carisma atraíram vários profissionais que queriam estudar o tema, o que contribuiu para muitos avanços científicos nesse campo. Entre esses profissionais, está uma de suas alunas, a professora Maria Lucia Oliveira de Souza Formigoni, que a substituiu na Escola Paulista de Medicina, da Universidade Federal de São Paulo (Unifesp), como pesquisadora em psicobiologia. Masur foi autora de um dos capítulos da primeira edição do livro *Alcoolismo hoje*, ao passo que Maria Lucia Oliveira de Souza Formigoni escreveu para a segunda edição, substituindo a colega, que havia falecido precocemente.

O médico psiquiatra Ronaldo Ramos Laranjeira também foi aluno de Jandira. Ele fez doutorado na Inglaterra e retornou ao Brasil em 1994, enriquecendo a cadeia de transmissão de conhecimento no país e colaborando para a formação de muitos profissionais, como a médica psiquiatra Ana Cecilia Petta Roselli Marques, que integrou sua equipe na Unidade de Pesquisa em Álcool e Drogas (Uniad). Logo depois, Ana Cecilia tornou-se estudiosa de psicobiologia.

Em 1978, na cidade de Camboriú (SC), ocorreu mais um Congresso Brasileiro de Psiquiatria, promovido pela Associação Brasi-

* Preferiu-se traduzir o termo inglês *counselor* como "consultor" porque na época um conselheiro era quem dava conselhos, e não se entendia assim a função terapêutica desse profissional.

leira de Psiquiatria (ABP). Outros eventos importantes foram o I Encontro Nacional sobre Alcoolismo, ocorrido em Botucatu (SP), em 1979, sob a coordenação do doutor José Manoel Bertolote, e o II Encontro, ocorrido em Porto Alegre, em 1980, sob a coordenação de Sérgio de Paula Ramos.

Em 1981, depois do primeiro encontro nacional sobre alcoolismo e com uma maior adesão de profissionais, os interessados no assunto transformaram o Grineaa em Associação Brasileira de Estudos do Álcool e do Alcoolismo (Abeaa).

À época em que o método Minnesota chegou ao Brasil, não havia uma bibliografia nacional que contemplasse a dependência química. Até meados da década de 1980, era possível comprar livros estrangeiros sobre o tema, mas não era fácil adquiri-los no país. Um dos lançamentos pioneiros foi a obra *Alcoolismo hoje*,[7] que teve sua primeira edição em 1987. Organizada por Sérgio de Paula Ramos, essa edição foi rapidamente esgotada, e a obra se tornou referência. Em 1990, a segunda edição do livro[8] contou com a participação do doutor José Manoel Bertolote. Também foram pioneiras as publicações *O que é toxicomania*,[9] lançada em 1985, e *O que é alcoolismo*,[10] publicada em 1988, ambas da psicóloga Jandira Masur.

Em 1981, o doutor Aristeu Stadler, do Instituto São José, em Florianópolis, contrata o doutor Sérgio de Paula Ramos para supervisionar a equipe que se dedicaria ao tratamento do alcoolismo, um serviço recém-criado na instituição. Pouco tempo depois, em Curitiba, Paula Ramos também assume a supervisão de outros serviços, juntando-se a Dagoberto Hungria Requião, Fernando Sielski, Maria Aparecida Galvão e José Carlos Vasconcelos, que buscavam a qualificação que o doutor Sérgio poderia lhes oferecer.

É importante ressaltar o protagonismo dos Estados do Rio Grande do Sul e de São Paulo no campo de estudos do alcoolismo, que foi se inserindo no meio acadêmico aos poucos. Foi em Porto Alegre que o doutor Ernani Luz Júnior fundou a Associação Brasileira de Combate ao Alcoolismo (Abcal), no final dos anos 1970 e início dos 1980.

Em 1982, a equipe da Unidade de Tratamento de Alcoolismo da Clínica Pinel de Porto Alegre – que era liderada por Paula Ramos e contava com o doutor Angelo Campana e a doutora Maria Angelica Gambarini, bem como com o primeiro consultor da história do país, Arnaldo Woitowicz – concluiu que o paciente alcoolista seria mais bem tratado em um hospital geral. Começaram, então, as tratativas com o Hospital Mãe de Deus para que a Unidade de Dependência Química (UDQ) fosse inaugurada, o que ocorreu em 1984, com a presença do então presidente da Abeaa, Vicente Antônio de Araújo, e do Ministro da Saúde, Waldyr Arcoverde. Eram integrantes da equipe médica os psiquiatras da Pinel já citados, além de Ernani Luz e dos clínicos Bruno Galperin e Sérgio Gabriel da Silva Barros.

A UDQ rapidamente se tornou um centro reconhecido no tratamento de alcoolistas e outros dependentes químicos. Ela passou a receber médicos que desejavam se especializar, entre eles os doutores Flávio Pechansky, Carla Bicca, Carlos Salgado, Fernanda de Paula Ramos e Mauro Soibelman. Além de promover o concorrido Curso de Inverno, desde 1985, o corpo clínico da UDQ do Hospital Mãe de Deus dirigiu a Clínica do Bem-Estar Mental.

Assim como Sérgio de Paula Ramos, outros profissionais se dedicavam a buscar conhecimento, o que muitas vezes só era possível no exterior; de volta ao país, promoviam cursos que ajudavam a capacitar, com qualidade, outros profissionais. Psicoterapeutas, por exemplo, tiveram a oportunidade de se qualificar em terapia de família com foco em alcoolismo. O mesmo aconteceu em relação a técnicas mais específicas de terapia de grupo. No Rio de Janeiro, por exemplo, a doutora Selene Franco Barreto ofereceu um dos cursos de qualificação pioneiros.

Em 1987, uma iniciativa da maior importância foi o Programa Nacional de Controle dos Problemas Relacionados com o Consumo do Álcool (Pronal),[11] proposto ao Ministério da Saúde, por meio da Secretaria Nacional de Programas Especiais de Saúde, na Superintendência da Campanha Nacional de Saúde Mental, da Divisão Nacional de Saúde Mental. O Pronal foi escrito e proposto pelos médicos Ernani Luz Júnior, Jandira Masur, José Manoel Bertolote, Miguel Roberto Jorge, Sérgio de Paula Ramos e Vilma Sousa Santana.

Nesse mesmo ano, o médico psiquiatra José Manoel Bertolote, professor assistente de psiquiatria da Universidade Federal do Rio Grande do Sul (UFRGS), fez a tradução do livro *The treatment of drinking problems* (*O tratamento do alcoolismo*), de Griffith Edwards.[12] Em outubro de 1989, Bertolote foi para Genebra trabalhar na Organização Mundial da Saúde (OMS), atuando nas funções de oficial técnico sênior e coordenador do Programa de Controle de Transtornos Mentais e Doenças Neurológicas. Ele permaneceu ligado à entidade até março de 2008.

Foi também movido pelo interesse em trocar conhecimentos a respeito de diagnóstico, tratamento e pesquisa que o doutor Arthur Guerra de Andrade propôs a alguns colegas a criação de um grupo de estudos sobre o tema: o Grupo Interdisciplinar de Estudos de Álcool e Drogas (Grea). Isso ocorreu depois que o trabalho na enfermaria de um hospital (onde 90% dos pacientes eram dependentes de álcool) fez com que ele percebesse o pouco interesse na prestação de atendimento mais especializado a essas pessoas.

Entre as décadas de 1980 e 1990, multiplicaram-se significativamente os estudos nas universidades, um movimento não só dos docentes, mas também de alunos interessados em se especializar no tema do alcoolismo. O resultado foi a abertura de cursos de pós-graduação voltados à pesquisa da dependência química.

EXPERIÊNCIAS PIONEIRAS

Em São Paulo, na década de 1960, uma iniciativa pioneira se desenvolvia no Hospital dos Servidores do Estado: a experiência do hospital-dia, implementado pelo então chefe da psiquiatria, o doutor Clóvis Martins, mais tarde substituído pelo professor Carol Sonenreich e, posteriormente, pelo doutor Vicente Antônio de Araújo.

Ainda em São Paulo, outra experiência bem-sucedida foi o Ambulatório de Recuperação de Alcoólatras, inaugurado pelo município em 1972, sob o viaduto Pedroso, e comandado pelo médico Ajax Walter César Silveira, ligado à Igreja Adventista do Sétimo Dia. Realizado por uma equipe de médicos, enfermeiros, assistentes sociais e universitários, o tratamento oferecido incluía palestras e depoimentos de dependentes de álcool em recuperação.

O Rio de Janeiro também abrigava uma iniciativa de vanguarda: o Centro Psiquiátrico Nacional, dentro do Hospital Adauto Botelho, comandado pelo doutor Gerson Barbosa Hallais. A equipe multidisciplinar do local, diante do grande número de reinternações, entendeu que, enquanto se cuidava da desintoxicação do dependente, ele ficava exposto a uma longa convivência com doentes mentais. Então foi inaugurado, no início da década de 1970, um serviço exclusivo para desintoxicação de dependentes químicos, a Unidade de Tratamento das Dependências (UTD), que oferecia internação pelo período de 30 dias, promovendo reuniões com a família do paciente (sob a supervisão de um psicólogo) e oferecendo acompanhamento profissional mesmo depois da alta.

A experiência fez com que a taxa de reincidência caísse, tornando-se um modelo a ser seguido. Outros prontos-socorros do Instituto Nacional de Previdência Social (INPS) seguiram o modelo, como o Posto de Assistência Médica (PAM) Psiquiátrico, também no Rio de Janeiro, onde entre os anos de 1977 e 1996 trabalhou o neurologista José Mauro Braz de Lima, integrando a equipe da emergência psiquiátrica.

Em 1982, é inaugurada, no Rio de Janeiro, a Vila Serena. John Burns, um dependente em recuperação, com o incentivo da empresa Johnson & Johnson, criou a instituição e adotou o método Minnesota integrado a técnicas psicoterápicas. Primeiro, ele atentou à qualificação dos profissionais que trabalhariam no local: enviou as psicólogas Ana Lucia Fontoura e Liliana Scheliga para a Fundação Hazelden, sede do modelo, para que pudessem integrar a primeira equipe multidisciplinar da instituição. Mais tarde, outros profissionais da Vila Serena foram se qualificar na fundação. A instituição cresceu, expandiu o modelo para outros estados e hoje funciona como franquia.[13]

Também na década de 1980 a psicóloga Selene Franco Barreto, o médico Ricardo Esch e o enfermeiro Roque Pena conheceram o tratamento ambulatorial (TA) e – a partir de sua *expertise* em práticas de intervenção – consideraram a importância de proporcionar um recurso terapêutico com foco nas necessidades individuais, acompanhando de perto o paciente dependente químico (sem que ele ficasse internado) e seus familiares. Passaram então a oferecer a opção de TA com o intuito de desenvolver o autoconhecimento desse indivíduo e fortalecer seu processo de abstinência, acompanhando as habilidades sociais e praticando os 12 passos (a partir do modelo Minnesota).

As políticas públicas para essa área de tratamento sempre foram escassas. O direito social à saúde só foi incluído como garantia fundamental do cidadão a partir da Constituição de 1988. Antes disso, sem a salvaguarda do Estado, eram iniciativas isoladas, às vezes de agentes públicos, que proporcionavam algumas alternativas. Foi o caso da criação do Centro de Recuperação para Dependentes Químicos (Credeq), que começou a funcionar em junho de 1987.

REGISTROS IMPORTANTES

Raul Caetano, Ana Cecilia Petta Roselli Marques, Sergio Nicastri, Joaquim F. Melo, Analice Gigliotti e José Carlos Galduróz são nomes que não podemos deixar de registrar nesta já longa história do tratamento do alcoolismo no Brasil.

OUTRAS ALTERNATIVAS DE ASSISTÊNCIA

Um personagem relevante nessa história é o padre Haroldo Joseph Rahm, um americano que chegou ao Brasil como missionário. Referência no movimento carismático da Igreja Católica, padre Haroldo era filho de um médico que se tornou alcoolista durante a faculdade. Por isso, conviveu com muitos dos problemas que assombram a vida dos dependentes. O jesuíta fundou, em 28 de maio de 1978, a Comunidade Terapêutica Fazenda do Senhor Jesus, hoje conhecida como Instituto Padre Haroldo,[14] líder na formação do movimento nacional de comunidades terapêuticas. Sediada em Campinas, a Fazenda adotou como métodos de tratamento a oração e o trabalho. Com o passar do tempo e alguns bons resultados, o trabalho terapêutico foi incluído na rotina dos internos, visando à conscientização sobre a doença, à mudança de comportamento e à reinserção social dessas pessoas. Padre Haroldo publicou livros e recebeu prêmios que atestam o legado de assistência que ele construiu ao longo dos seus cem anos de vida.[14]

Nas últimas cinco décadas, enquanto surgiam muitas demandas relacionadas ao tratamento do alcoolista, um fato foi decisivo para ajudar a estabelecer um novo paradigma do tratamento da dependência química: a criação da Abead. Ela incentivou a elaboração e a implementação de políticas públicas e projetos relacionados ao transtorno por uso de álcool (TUA) e outras substâncias psicoativas.

O pontapé inicial para o surgimento dessa associação foi dado em 1978, com a Abeaa, posteriormente transformada em Abead. Ela resultou do encontro de alguns profissionais que estavam na linha de frente dos estudos sobre alcoolismo – Angelo Campana, Aristeu Stadler, Jandira Masur, Dagoberto Hungria Requião, José Manoel Bertolote, Sérgio de Paula Ramos e Vicente Antônio de Araújo, entre outros.

Nos mais de 40 anos de existência da Abead, seus presidentes, conselho consultivo e diretoria sempre se preocuparam em organizar congressos que reunissem convidados nacionais e referências estrangeiras, oferecendo aos profissionais a oportunidade de acessar o que há de mais atual na área durante os eventos. A Abead tem em seu histórico parcerias de apoio a políticas públicas do governo federal, como o projeto para implementação de um programa de prevenção ao consumo de drogas nas escolas do país (projeto Valorização da Vida).[15]

Apesar da escassez de políticas públicas que contemplem serviços e assistência ideais, a oferta de tratamento para pacientes alcoolistas cresceu bastante nos últimos 20 anos. Porém, boa parte dos serviços só está disponível para famílias com mais recursos financeiros, isto é, famílias que possam pagar por tratamento, seja diretamente ou por intermédio de planos de saúde.

No sistema público, embora tenham ocorrido alguns avanços institucionais, ainda há uma grande lacuna de assistência do Estado. A lei que estabeleceu a reforma psiquiátrica no Brasil tramitou no Congresso entre os anos de 1989 e 2001, quando então foi promulgada. A reforma produziu alguns efeitos importantes. Entre 2002 e 2014, ocorreu a extinção de mais de 25 mil leitos de internação psiquiátrica em todo o território nacional,[16] o que provocou uma escassez brutal que ainda tem reflexos atualmente.

Em consequência, observamos uma crise na área de saúde mental, associada à ideia equivocada de que doença mental não necessita de internação. Muitos pacientes, seguramente com indicação médica e elegíveis para uma internação, não tiveram essa possibilidade. Outro resultado da reforma são os Centros de Atenção Psicossocial (Caps) e os Centros de Atenção Psicossocial Álcool e Drogas (Caps-AD). No caso dos Caps, o tratamento é ambulatorial.

Embora isso tenha representado um avanço, houve uma redução na oferta de leitos destinados a pessoas com dependência de álcool moderada ou grave. Estimava-se que, somente no Rio de Janeiro, fossem criadas 30 unidades do Caps-AD. No entanto, atualmente há apenas seis em funcionamento. Mesmo antes da promulgação da lei da reforma psiquiátrica (em 2001), o Ministério da Saúde privilegiou, quase exclusivamente, uma política de redução de danos para o tratamento do uso abusivo de álcool e outras drogas, sem que jamais tivesse apresentado resultados da eficácia terapêutica de suas hipóteses.

CONSIDERAÇÕES FINAIS

Desde 2020, o mundo busca se recuperar dos traumas e incertezas gerados pela pandemia de covid-19, e vimos surgir a preocupação das autoridades diante do aumento do consumo de álcool observado nesse período. Isso reforça a necessidade de realizar estudos, fazer investimentos e despertar o interesse de profissionais por essa questão, visto que o alcoolismo segue como uma das doenças mentais mais prevalentes no país.

Assim, a oportunidade de celebrar os 40 anos da primeira publicação do livro *Alcoolismo hoje* é também a chance de reconhecer o quanto houve de crescimento ao longo da trajetória da assistência ao alcoolista. As adversidades foram superadas por meio de dedicação, busca de conhecimento e trocas entre profissionais, sempre com o intuito de garantir o máximo de qualidade de vida ao paciente. Persiste o desafio de ampliar essa rede de atenção e cuidado para permitir o acesso de um número maior de pessoas a um tipo de assistência que, antes de tudo, seja capaz de enxergar o ser humano.

REFERÊNCIAS

1. Bueno E. Capitães do Brasil: a saga dos primeiros colonizadores. Rio de Janeiro: Estação Brasil; 2016.

2. Varnhagen FA. História Geral do Brazil, isto é, do descobrimento, colonisação, legislação e desenvolvimento deste Esta-

do, hoje imperio independente, escripta em presença de muitos documentos autenticos recolhidos nos archivos do Brazil, de Portugal, da Hespanha e da Hollanda, por um socio do Instituto Historico do Brazil, natural de Sorocaba. Rio de Janeiro: Laemmert; 1857.

3. Santos FSD, Verani AC. Alcoolismo e medicina psiquiátrica no Brasil do início do século XX. Hist Ciênc Saúde-Manguinhos. 2010;17(suppl 2):400-20.

4. Barreto L. Diário íntimo. In: Barreto L. Um longo sonho do futuro. Rio de Janeiro: Graphia; 1993.

5. Alcoólicos Anônimos atinge a maioridade: uma breve história de A.A. São Paulo: JUNAAB; 2015.

6. JUNAAB Alcoólicos Anônimos. Preâmbulo de alcoólicos anônimos [Internet]. São Paulo: AA do Brasil; 2021 [capturado em 7 jul. 2021]. Disponível em: https://www.aa.org.br/informacao-publica/sobre-a-a/quem-somos.

7. Ramos SP, organizador. Alcoolismo hoje. Porto Alegre: Artes Médicas; 1981.

8. Ramos SP, Bertolote JM. Alcoolismo hoje. 2. ed. Porto Alegre: Artes Médicas, 1990.

9. Mansur J. O que é toxicomania. São Paulo: Brasiliense; 1985.

10. Mansur J. O que é alcoolismo. São Paulo: Brasiliense; 1988.

11. Brasil. Ministério da Saúde. Programa nacional de controle dos problemas relacionados com o consumo do álcool: Pronal. Brasília: MS; 1987.

12. Edwards G. O tratamento do alcoolismo. São Paulo: Martins Fontes; 1987.

13. Vila Serena. Vila Serena: centros para tratamento de dependência química [Internet]. São Paulo: Vila Serena; 2021 [capturado em 7 jul. 2021]. Disponível em: http://vilaserena.com.br/fund/.

14. Instituto Padre Haroldo. História de vida [Internet]. Campinas: Padre Haroldo Rahm; 2021 [capturado em 7 jul. 2021]. Disponível em: https://padreharoldo.org.br/padre-haroldo/.

15. ABEAD. Quem somos [Internet]. Porto Alegre: ABEAD; 2022 [capturado em 7 jul. 2021]. Disponível em: http://abead.com.br/site/sobre/.

16. Diehl A, Cordeiro DC, Laranjeira R, organizadores. Dependência química: prevenção, tratamento e políticas públicas. 2. ed. Porto Alegre: Artmed; 2019.

CAPÍTULO 2

ALCOOLISMO: REVISÃO HISTÓRICA DO CONCEITO

José Manoel Bertolote

O ÁLCOOL NA PRÉ-HISTÓRIA E NA ANTIGUIDADE

Embora haja evidências do uso de bebidas alcoólicas há mais de 13 mil anos,[1] as consequências desse uso para a saúde só foram notadas pelos médicos séculos depois, e isso por vários motivos. Primeiro, nos períodos Mesolítico e Neolítico, o uso de substâncias que alteravam a consciência – como as bebidas alcoólicas – era reservado aos xamãs, que as utilizavam em cerimônias místico-religiosas ocasionais. Posteriormente, o uso foi estendido reservadamente para outras pessoas de elevado nível social (nobres e militares de alta patente), mas o consumo por membros da plebe data de bem mais tarde.[2]

Essas primeiras bebidas alcoólicas eram obtidas por fermentação de cereais de alto custo para os padrões da época, em termos de matéria-prima e mão de obra, o que resultava em um volume limitado, raramente com mais de 3% de álcool etílico. Mesmo após o início da produção de vinho de uvas, a partir do Neolítico (5500 a.C.),[3] dificilmente se chegava a uma concentração alcoólica de 10%. A produção regular de bebidas destiladas data do século XIII na Europa,[4] embora o processo de destilação para a produção de perfumes fosse conhecido dos acádios desde 1200 a.C.[5] Ainda no século XIII, Joan de Rucatallada, alquimista franciscano, julgando que as bebidas destiladas tinham a propriedade de prevenir todas as formas de doença, deu-lhes o nome de *aqua vitae* (água da vida).[6]

Sournia[7] nota que o fato de as bebidas terem baixo teor alcoólico, serem restritas às classes mais elevadas e serem consumidas em quantidade e frequência relativamente baixas poderia explicar por que os médicos da Antiguidade não observaram outros transtornos para além da intoxicação aguda como consequência do consumo dessas bebidas. As primeiras observações médicas sobre as consequências do álcool na saúde destacavam sobretudo efeitos benéficos, notando como efeito adverso apenas a intoxicação aguda e o seu cortejo de sinais e sintomas.

Hipócrates, um dos "pais" da medicina ocidental, prescrevia vinho para todas as doenças por ele identificadas,[8] exceto no caso de pacientes com um "excessivo peso no cérebro", para os quais recomendava "abstinência total de vinho".[9] Em seu vasto *Corpo hipocrá-*

tico, ele usa a palavra "vinho" 867 vezes, quase sempre de maneira prescritiva. Galeno não menciona o vinho (ou outra bebida alcoólica) nem uma vez sequer.[10]

Rufo de Éfeso, médico que viveu entre a época de Hipócrates e a de Galeno, resumiu bem a posição da medicina da Grécia antiga sobre o álcool:

> O vinho é a coisa mais recomendável para a saúde do que qualquer outra; o vinho é um estimulante cardíaco, fortalece o corpo e digere qualquer tipo de comida. O vinho também pode apaziguar certos estados d'alma, já que é o principal remédio contra o pesar.[11]

Em contraste com essa posição médica – quase unanimemente benévola em relação às bebidas alcoólicas –, naturalistas, moralistas e teólogos da época, como Plínio, Catão e os evangelistas, atacaram veementemente a intoxicação alcoólica, sem desconsiderar os efeitos terapêuticos da ingestão moderada. Com o advento do protestantismo, essa postura moralista, contrária à intoxicação alcoólica, seria expandida para qualquer padrão de uso de bebidas alcoólicas e marcaria a cultura ocidental até os dias de hoje.

MAGNUS HUSS: O BATIZADO DO ALCOOLISMO

Devemos a primeira descrição sólida e sistemática dos efeitos do uso crônico de bebidas alcoólicas sobre a saúde – e a criação do termo "alcoolismo" – ao médico sueco Magnus Huss (1807-1890). Professor titular do Instituto Carolíngio, em Estocolmo, em 1849 ele publicou sua seminal obra intitulada *Alcoholismus chronicus eller chronisk alkoholssjukdom* (*Alcoolismo crônico ou doença alcoólica crônica*).[12] Essa obra foi traduzida apenas para o alemão, em 1852, e para nenhum outro idioma desde então, o que contribuiu para o relativo desconhecimento a respeito dela na maior parte do mundo.

Nessa obra, Huss[12] defendeu que o uso crônico de bebidas alcoólicas leva a uma doença geral que afeta diversos órgãos e sistemas, inclusive e sobretudo o sistema nervoso central e periférico, além dos sistemas digestivo, renal, endócrino, urinário, reprodutivo e pulmonar. Tal doença ocorreria

> [...] em indivíduos que persistem por considerável tempo no uso indevido de bebidas alcoólicas. Estes sintomas agregam-se de tal maneira particular que constituem uma doença e, destarte, merecem ser designados e descritos como uma doença específica. [...] É este grupo de sintomas que desejo designar pelo nome de *Alcoholismus chronicus*.[12]

Com isso, Huss[12] diferenciava-se tanto das proposições religioso-moralistas (predominantes na Inglaterra e nos Estados Unidos), segundo as quais essa condição era um vício ou pecado,[13] quanto da proposição de alguns médicos desses mesmos países que afirmavam que o alcoolismo era uma doença predominantemente mental. Por exemplo: Trotter e Porter,[14] em 1804, consideraram-no um "defeito médico", e Rush,[15] em 1808, "uma doença, a paralisia da vontade", tendo usado pela primeira vez a expressão *addicted to* ("devotado a", segundo a semântica predominante na época) para descrever essas pessoas.[16]

Quanto à etiologia, Huss asseverava que seu conhecimento era insuficiente para estabelecer uma teoria sólida, mas sugeria que causas sociais estariam em sua origem: a disponibilidade de bebidas, a imoralidade, os maus exemplos e as condições habitacionais insalubres e desconfortáveis, predominantes em contextos urbanos.[12]

Apesar da crescente tendência na Europa (desde o século XIX) a considerar o alcoolismo uma doença, nos Estados Unidos sempre houve grande resistência a considerá-lo como tal: era tido como um vício, e foi apenas em 1987 que a Associação Médica Norte-Americana (AMA) adotou, por consenso, a posição segundo a qual *as dependências de drogas, in-*

cluindo o alcoolismo, são doenças, e seu tratamento é uma parte legítima da prática médica.

Em 1991, a AMA finalmente reconheceu que o alcoolismo poderia ser uma doença tanto geral quanto mental, nos termos da 9ª edição da *Classificação internacional de doenças* (CID-9).[17] Isso não significou, todavia, o abandono de posições moralistas, e sim a submissão à pressão econômica, uma vez que os seguros de saúde poderiam pagar pelo tratamento de doenças, mas não pelo de vícios.

O conceito do alcoolismo crônico como síndrome complexa, proposto por Huss, colocava esse diagnóstico em situação análoga à da tuberculose, à época ainda sem etiologia identificada. As diversas manifestações clínicas da tuberculose – pulmonar, miliar, cutânea, óssea –, apesar de clinicamente distintas, eram equivalentes às manifestações clínicas de alucinose, cirrose hepática, polineuropatia e demência, todas elas expressões da mesma doença, então chamada de "alcoolismo crônico", ainda de etiologia desconhecida (como a tuberculose).

FLORENCE NIGHTINGALE, MADRINHA, E JACQUES BERTILLON, PADRINHO: A PRIMEIRA CLASSIFICAÇÃO INTERNACIONAL DE CAUSAS DE MORTE

Até meados do século XIX, cada país empregava sua própria classificação para registrar óbitos, e praticamente cada escola de medicina usava uma taxonomia própria para registrar não apenas óbitos, mas também doenças.

A estatística e fundadora da enfermagem moderna Florence Nightingale (1820-1910), ao retornar da Guerra da Crimeia (1853-1856) – que envolveu as principais potências europeias da época –, na qual observara a dificuldade para registrar óbitos de soldados dos diversos países envolvidos na guerra, propôs, no Congresso Internacional de Estatística de 1860, em Londres, que a Associação Internacional de Estatística (AIE) patrocinasse o desenvolvimento de uma classificação internacional de causas de óbito.

A moção foi aceita, e a tarefa foi então atribuída ao estatístico francês Jacques Bertillon. No congresso da AIE de 1893, em Chicago, foi adotada a *Classificação de Bertillon de causas de morte* (CIM), com 44 causas de morte. Esse mesmo congresso deliberou que a CIM deveria ser atualizada a cada 10 anos para manter-se a par dos desenvolvimentos da medicina e da sociedade. Assim, na 5ª revisão, de 1930, havia 161 causas de morte.[18]

Na CIM original, o alcoolismo figurava entre as causas de morte devidas a doenças gerais: "34 – Alcoolismo" (agudo ou crônico). Havia ainda outra causa de morte na mesma categoria de doenças gerais: "90 – Cirrose hepática" (incluindo a alcoólica).[19] Não foi feita nenhuma modificação da posição nosológica do alcoolismo até a 5ª revisão da CIM. É importante destacar ainda que as versões da CIM não incluíam um diagnóstico de doença mental, uma vez que não se considerava que alguma dessas doenças fosse causadora de morte.[20]

ENTRA EM CENA A OMS: DE CIM A CID

Em 1945, foi criada a Organização das Nações Unidas (ONU); entre suas agências especializadas, passou a figurar a Organização Mundial da Saúde (OMS), criada em 1948. A Segunda Guerra Mundial impedira a 6ª revisão da CIM, prevista para 1940, e, antes que ela fosse realizada pela AIE, a tarefa foi delegada à OMS.

CID-6

Uma das modificações estruturais mais significativas dessa 6ª revisão foi a ampliação do escopo da CIM-5 (exclusivamente mortalidade) para incluir também a morbidade, o que se deveu à pressão dos representantes do governo norte-americano, motivada pela solicitação de seus hospitais. Isso a transformou de uma classificação de causas de morte na *Clas-*

sificação estatística internacional de doenças, lesões e causas de morte (CID-6), publicada em 1949.[21]

Com a expansão desse escopo, foi acrescentado um capítulo sobre transtornos mentais, psiconeuróticos e de personalidade (que não constavam como causas de morte nas CIMs). Tal capítulo foi subdividido em:[22]

- psicoses (psicose de Korsakoff, paranoia alcoólica, alucinose alcoólica e demência alcoólica);
- transtornos psiconeuróticos;
- transtornos do caráter, do comportamento e da inteligência;
- transtornos do comportamento observados na infância;
- deficiência mental;
- outros transtornos do caráter, do comportamento e da inteligência.

Outro resultado da expansão do escopo da classificação foi o incremento das categorias: de 161 na CIM-5 para cerca de 800 na CID-6, cujo formato ainda permitia ao médico indicar, além da causa imediata da morte, as causas subjacentes ou contribuintes para o óbito.

Novamente devido à pressão dos representantes norte-americanos, o alcoolismo (322) e a recém-criada dependência de outras drogas (323) passaram a ser incluídos como transtornos do caráter, refletindo a posição moralista em contraposição à posição médica. A hepatite alcoólica (581.1) foi colocada entre as doenças do fígado, da vesícula biliar e do pâncreas, e a pelagra alcóolica (281), entre as avitaminoses e outras doenças metabólicas.

Pela primeira vez em classificações internacionais, foi utilizada a palavra *addiction* (em *alcohol addiction*, como sinônimo de alcoolismo crônico, e em *other drug addiction*, para designar uma categoria recém-criada); porém, na versão francesa da CID-6, essa palavra aparecia como *toxicomanie*.

CID-7

A CID-7, adotada em 1955 e publicada em 1957,[23] manteve o alcoolismo entre os transtornos do caráter, do comportamento e da inteligência, com duas subcategorias: "322.0 – Alcoolismo crônico" (*chronic alcoholic addiction* em inglês, mas *alcoholisme chronique* em francês e *alcoholismo crónico* em espanhol) e "322.1 – Alcoolismo agudo". A categoria 323 correspondia a *other drug addiction* (em inglês), *autres toxicomanies* (em francês) e *otras toxicomanías* (em espanhol).

Uma nota esclarecia que o diagnóstico de alcoolismo crônico excluía o de psicose alcoólica (307), o de cirrose hepática com alcoolismo (581.1) e o de envenenamento agudo por álcool (E880 e N961). Outro ponto importante é que a CID-7 acentuou o abandono progressivo do conceito de síndrome geral do alcoolismo crônico descrito por Huss, considerando o alcoolismo crônico um transtorno do caráter.

CID-8

A 8ª revisão da CID, aprovada em julho de 1965, entrou em vigor em janeiro de 1968.[24] Uma das seções que mais sofreram mudanças foi a dos transtornos mentais, que passou a contar com as seguintes categorias diagnósticas relativas ao álcool, na seção dedicada a neuroses, transtornos de personalidade e outros transtornos mentais não psicóticos:

- 219 – Psicoses alcoólicas (*delirium tremens*, psicose de Korsakoff, outras alucinoses alcoólicas, paranoia alcoólica, outras e não especificadas)
- 303 – Alcoolismo
  - 303.1 – Ingestão excessiva episódica
  - 303.2 – Ingestão excessiva habitual
  - 303.3 – Dependência alcoólica (*alcoholic addiction* em inglês, *alcoolisme* em francês e *alcoholismo crónico* em espanhol)
  - 303.4 – Outro alcoolismo e alcoolismo não especificado

A *drug addiction* desapareceu, sendo substituída por *drug dependence* (com oito classes de substâncias específicas). Desapareceu também a expressão "causas de morte" do título, reafirmando a tendência iniciada com a inclusão da morbidade na CID-6.

Paralelamente, em 1968, a Associação Psiquiátrica Norte-Americana (APA) adotou a 2ª versão de seu *Manual diagnóstico e estatístico de transtornos mentais* (DSM-II). Assim, buscou compatibilizar seu antigo manual com a CID-8.

CID-9

Previa-se que a CID-9, adotada em 1975 e publicada em 1977 e 1978,[25] faria apenas pequenos ajustes em relação à CID-8. Porém, como sua versão preliminar foi submetida a ampla consulta, ela se distanciou bastante da versão anterior.

A modificação mais marcante para a psiquiatria foi a inclusão, no Capítulo V ("Transtornos mentais"), da especificação de critérios diagnósticos para cada uma de suas categorias. Isso resultou numa imensa elevação da precisão e da confiabilidade dos diagnósticos psiquiátricos, a ponto de adquirirem uma validade ou acurácia superior à de diversos diagnósticos de determinadas doenças físicas (feitos com o apoio de exames complementares).

Os transtornos mentais relacionados ao alcoolismo foram classificados na seção sobre transtornos neuróticos, transtornos de personalidade e outros transtornos mentais não psicóticos, em três categorias principais (com diversas subcategorias):

- 303 – Síndrome de dependência do álcool (inclui alcoolismo crônico, dipsomania e embriaguez aguda em alcoolistas)
- 304 – Dependência de drogas (referente a outras classes específicas de substâncias psicoativas – SPAs)
- 305 – Abuso não dependente de drogas (com 10 categorias, referentes a SPAs ou não)

A CID-9 aboliu o termo *addiction* da versão em inglês (ele nunca havia figurado nas versões traduzidas para os demais idiomas oficiais da OMS), bem como o termo "neurose". Em ambos os casos, isso ocorreu devido à impossibilidade de se obter consenso quanto ao exato significado desses conceitos; por outro lado, foi introduzido o conceito um tanto ambíguo de "abuso".

Na raiz do abandono do conceito de *addiction*, esteve a publicação, em 1976 (com a CID-9 ainda em gestação), do conceito e da definição da síndrome de dependência do álcool (validada posteriormente também para outras SPAs) por Edwards* e Gross.[26] Esse conceito foi publicado no *Journal of Studies on Alcohol*, encampado pela OMS,[27] e teve influência determinante na elaboração da subseção das SPAs da CID-9.

A CID-9 teve ampla circulação e foi usada mundialmente por cerca de 35 anos. Os manuais da APA DSM-III (1980), DSM-III-R (1987), DSM-IV (1994) e DSM-IV-TR (2004), por exemplo, empregaram os códigos e rótulos da CID-9. Mesmo o DSM-5 (ainda em vigor) apresenta os códigos da CID-9 e da CID-10.

CID-10

A CID-10, adotada em 1989 e publicada em 1992,[28] entrou em vigor na maioria dos países em 1994. Ela representou um distanciamento de todas as precedentes, desde o título, *Classificação estatística internacional de doenças e problemas de saúde correlatos* (embora continuasse de uso oficial para registros de óbitos). Seu novo sistema alfanumérico permitiu passar de 30 categorias com três dígitos para cem categorias diagnósticas (de quase 5 mil categorias diagnósticas na CID-9 para cerca de 8 mil na CID-10).

A modificação ocorrida no Capítulo V, "Transtornos mentais e comportamentais", foi de tal monta que a OMS publicou esse ca-

* Em comunicação pessoal, Griffith Edwards disse-me que, se dependesse apenas dele, modificaria o nome do periódico *Addiction*, do qual foi editor por 25 anos, assim como fora modificado o de seu antecessor, o *British Journal of Inebriety*, por obsolescência.

pítulo em dois volumes separados, um voltado para a clínica[29] e o outro, para a pesquisa.[30]

No caso dos transtornos relacionados às SPAs, o sistema alfanumérico permitiu recuperar a importância da etiologia, visto que o diagnóstico era feito matricialmente em dois níveis: o primeiro indicava a classe da(s) SPA(s) envolvida(s), e o segundo, o quadro clínico. Além do álcool, havia outras oito classes de SPAs, que poderiam produzir nove tipos de quadros clínicos específicos.

A CID-10 manteve o diagnóstico da síndrome de dependência de álcool como F10.2; ela permite ainda identificar o padrão atual de ingestão de álcool por meio de um quinto e um sexto dígitos. Além disso, desapareceram da CID-10 os termos *addiction* (substituído por *dependence*), "psicossomático" e "alcoolismo". O termo "psicogênico" não foi usado no nome de nenhuma categoria diagnóstica, e "neurótico" foi usado apenas no título de um dos blocos (F40-F48). Por outro lado, foi introduzida a forma clínica de "uso nocivo".

CID-11

Apesar das pressões para aproximá-la do DSM-5, particularmente em relação aos transtornos mentais, a CID-11[31] manteve-se categorial (mais útil para clínicos), rejeitando a abordagem dimensional (mais útil para pesquisa e para publicação de artigos em periódicos em língua inglesa).

Talvez o capítulo em que a CID-11 mais se tenha distanciado de suas predecessoras seja o que trata dos agora chamados "transtornos mentais, comportamentais ou do desenvolvimento neurológico" (*neurodevelopment*, em inglês), cuja definição distancia-se consideravelmente de considerações etiológicas – que organizam o restante da CID-11 – e privilegia a fisiopatologia. Segundo tal definição, esses transtornos são:

> [...] síndromes caracterizadas por alterações significativas na cognição, na regulação emocional ou no comportamento de um indivíduo que refletem uma disfunção em processos psicológicos, biológicos ou do desenvolvimento subjacentes ao funcionamento mental e comportamental.[31]

Essa ambiguidade epistemológica fica ainda mais clara quando se examinam as categorias diagnósticas incluídas nesse capítulo: ao lado de transtornos devidos a 15 classes distintas de SPAs específicas (manutenção do eixo etiológico), encontram-se outros, alguns devidos a diversas classes de substâncias não psicoativas (distanciando-se do modelo de explicação etiológica) e outros chamados de "dependências comportamentais" (abandonando o eixo etiológico em favor da fisiopatologia).

A caracterização de transtornos devidos ao uso de álcool cabe perfeitamente em uma doença geral: "Os Transtornos devidos ao Uso de Álcool são caracterizados pelo padrão e pelas consequências do uso do álcool".[31] Porém, apenas as consequências para o funcionamento cognitivo, emocional ou comportamental são incluídas entre tais transtornos, como indicado a seguir:

- 6C40.0 – Episódio isolado de uso nocivo de álcool
- 6C40.1 – Padrão de uso nocivo de álcool
- 6C40.2 – Dependência de álcool
- 6C40.3 – Intoxicação por álcool
- 6C40.4 – Abstinência (síndrome) de abstinência de álcool
- 6C40.5 – *Delirium* induzido por álcool
- 6C40.6 – Transtorno psicótico induzido por álcool
- 6C40.7 – Determinados transtornos mentais ou comportamentais especificados induzidos por álcool
- 6C40.Y – Outros transtornos especificados induzidos por álcool
- 6C40.Z – Transtornos devidos ao uso de álcool, não especificados

Temos aí a introdução do diagnóstico de episódio isolado de uso nocivo de álcool (em casos de uso isolado que leva a uma hospitalização ou a outro tipo de intervenção médica).

Temos também a eliminação do "F10.6 – Síndrome amnésica", transferido para a categoria "6C40.Y – Outros transtornos especificados induzidos por álcool" ou para a categoria "6D72.10 – Síndrome amnésica devida ao uso de álcool".

Esta é a definição da dependência de álcool (sem síndrome e sem adicção): "um transtorno da regulação do uso de álcool que decorre do uso repetido ou contínuo do uso de álcool".[31] Ela consiste numa clara definição etiológica – é o beber repetido ou continuado que causa o transtorno – que se afasta de considerações moralistas e, ao mesmo tempo, de antigas proposições psicogênicas. Suas principais características clínicas indicadas são:

- forte pressão interna para usar álcool, manifestada pelo controle prejudicado desse uso;
- prioridade crescente dada ao uso de álcool em detrimento de outras atividades;
- persistência do uso apesar de consequências nocivas ou negativas.

Podem estar presentes também: (i) desejo imperioso (*craving* ou fissura) de usar álcool, (ii) sinais de tolerância fisiológica aos efeitos do álcool e (iii) sintomas de abstinência após a redução ou interrupção do uso de álcool.

É digna de nota a inclusão de danos a outrem, não apenas ao bebedor, nas definições de uso nocivo (tanto no episódio isolado quanto no padrão de uso). Uma nota de inclusão indica que esse diagnóstico se refere também ao alcoolismo crônico e à dipsomania.

Outras alterações outrora consideradas parte integrante do conceito de alcoolismo crônico (p. ex., cirrose hepática alcoólica, pancreatite alcoólica e polineuropatia alcoólica) não são mencionadas em referências cruzadas nesse capítulo. Como problema físico, apenas convulsões são mencionadas, como parte da síndrome de abstinência (6C40.42).

No que diz respeito às recém-introduzidas dependências comportamentais (*behavioural addictions*), a CID-11 distancia-se tanto da abordagem nosológica quanto da etiológica para erigir a fisiopatogenia como elemento organizador da taxonomia, propondo um suposto mecanismo bioquímico – alterações primárias de circuitos dopaminérgicos e secundárias de circuitos gabaérgicos – que afeta o centro do prazer (ver Cap. 5, "As bases neuroquímicas do álcool"). O uso extemporâneo de *addiction* acentua o caráter moralista dessa abordagem. Em certo sentido, a CID-11 rebatizou a aversão moralista a certos prazeres: em vez de chamá-los de "pecados", chamou-os de "transtornos".

Desde o século IV, a Igreja Católica considera que certos prazeres, entre os quais a gula e a luxúria, são "crimes contra Deus" (Evágrio do Ponto, 370-399, e Gregório I, 590)[32] e "pecados capitais" (Tomás de Aquino, 1485).[33] Essa conceituação foi a seguir adotada pelas Igrejas Anglicana, Luterana e Metodista, além de popularizada por Dante Alighieri em *A divina comédia*.[34,*] Em pleno século XXI, Bento XVI acrescentou o uso de drogas à lista dos pecados capitais modernos.

A CID-11 foi aprovada pela Assembleia Mundial da Saúde em 2021 e deverá entrar em vigor em cada país de acordo com condições locais. Como ainda não há previsão para sua adoção oficial no Brasil, a CID-10 permanece a classificação oficialmente vigente aqui (assim como em todos os demais países, inclusive nos Estados Unidos) para documentos de valor oficial. É o caso de atestados e relatórios médicos e hospitalares, bem como de notificações de morbidade e mortalidade – referentes não apenas aos transtornos mentais associados ao uso de bebidas alcoólicas, mas também às complicações/comorbidades decorrentes desse uso. Todavia, nesta obra cada autor teve a liberdade de optar pela classificação de sua escolha.

---

* Dante colocou os gulosos no terceiro círculo do inferno. Hoje, eles são colocados na CID-11.

CONSIDERAÇÕES FINAIS

Neste capítulo, vimos como o uso de bebidas alcoólicas foi encarado por médicos e por moralistas desde a Antiguidade, culminando no conceito de alcoolismo crônico, proposto por Magnus Huss, em 1849, como doença geral, ou seja, que afeta o organismo como um todo.[12] Gradualmente, esse conceito foi sendo desconstruído: o uso crônico de bebidas alcoólicas passou de doença geral a transtorno do caráter, firmando-se como transtorno mental até a publicação da CID-9, em 1977.

Definir o alcoolismo fundamentalmente como uma doença geral ou como um transtorno mental específico com repercussões em outros órgãos ou sistemas tem implicações não apenas para a psiquiatria, mas para a medicina como um todo. Se o considerarmos um transtorno mental específico, como consideraremos, por exemplo, a polineuropatia alcoólica ou a cirrose hepática alcoólica? Elas serão manifestações da mesma doença (ou síndrome), complicações, intercorrências ou comorbidades?

Embora inconspícuo nas classificações de doenças contemporâneas, o conceito nosológico do alcoolismo como doença geral mantém-se bastante vivo na memória da medicina e na lida clínica diária com pessoas cujas vidas sofreram e sofrem graves transformações e deteriorações devido ao uso indevido de bebidas alcoólicas. É um conceito válido e útil – ontem, hoje e amanhã.

REFERÊNCIAS

1. Liu L, Wang J, Rosemberg D, Zhao H, Lengyel G, Dani N. Fermented beverage and food storage in 13.000y-old stone mortars at Raqefet Cave, Israel: investigating natufian ritual feasting. J Archaeol Sci Rep. 2018;21:783-93.

2. Patrick CH. Alcohol, culture and society. Durham: Duke University Press; 1952.

3. Gately I. Drink: a cultural history of alcohol. New York: Gotham Books; 2008.

4. Multhauf RP. The origins of chemistry. London: Oldbourne; 1966.

5. Levey M. Chemistry and chemical technology in ancient mesopotamia. Amsterdam: Elsevier; 1959.

6. Principe LM. The secrets of alchemy. Chicago: University of Chicago Press; 2013.

7. Sournia JC. Histoire de l'Alcoolisme. Paris: Flammarion; 1992.

8. Lucia SP. A history of wine as therapy. Philadelphia: Lippincott; 1963.

9. Coxe JR. The writings of Hippocrates and Galen. Pensylvannia: Lindsay and Blakiston; 1846.

10. Jouanna J. Greek medicine from Hippocrates to Galen: selected paper. Leiden: Brill; 2012.

11. Grant MD. Dieting for an emperor: a translation of books 1 and 4 of Oribasius' medical compilations with an introduction and commentary. Leiden: Brill; 1997.

12. Huss M. Alcoholismus chronicus, eller chronisk alkoholssjukdom. Stockholm: Norstedt; 1849.

13. Todd JE. Drunkenness a vice, not a disease. Whitefish: Kessinger; 2010.

14. Trotter T, Porter R. An essay, medical, philosophical, and chemical, on drunkenness and its effects on the human body. London: Routledge; 1988.

15. Rush B. An inquiry into the effects of ardent spirits upon the human body and mind: with an account of the means of preventing, and of the remedies for curing them. Philadelphia: Thomas Dobson; 1808.

16. Levine HG. The discovery of addiction: changing conceptions of habitual drunkenness in America. J Stud Alcohol. 1978;39(1):143-74.

17. American Medical Association. Report 8 of the council on science and public health (A-08): substance use and substance use disorders [Internet]. Chicago: AMA; 2008 [capturado em 11 jul. 2022]. Disponível em: https://www.ama-assn.org/sites/ama-assn.org/files/corp/media-browser/public/about-ama/councils/Council%20Reports/council-on-science-public-health/a08-csaph-substance-use-disorders.pdf.

18. World Health Organization. History of the development of the ICD [Internet]. Geneva: WHO; 2021 [capturado em 11 jul. 2022] Disponível em: https://www.who.int/publications/m/item/history-of-the-development-of-the-icd.

19. Bertillon J. Sur une nomenclature uniforme de causes de décès (1900). Whitefish: Kessinger; 2010.

20. Bertolote JM, Sartorius N. Classifications of mental disorders: from Bertillon to ICD-10, a century of international collaboration. Actas Luso Esp Neurol Psiquiatr Cienc Afines. 1993;21(2):39-43.

21. World Health Organization. Manual of the international statistical classification of diseases, injuries, and causes of death. Geneva: WHO; 1949.

22. World Health Organization. International Classification of Diseases, Revision 6 [Internet]. Geneva: WHO; 1948 [capturado em 11 jul. 2022]. Disponível em: http://www.wolfbane.com/icd/icd6h.htm.

23. World Health Organization. Manual of the international statistical classification of diseases, injuries, and causes of death [Internet]. Geneva: WHO; 1957 [capturado em 11 jul. 2022]. Disponível em: https://apps.who.int/iris/bitstream/handle/10665/42900/ICD_10_1957_eng_v2a.pdf?sequence=2&isAllowed=y.

24. World Health Organization. Manual of the international statistical classification of diseases, injuries, and causes of death. Geneva: WHO; 1968.

25. World Health Organization. Manual of the international statistical classification of diseases, injuries, and causes of death. Geneva: WHO; 1978.

26. Edwards G, Gross MM. Alcohol dependence: provisional description of a clinical syndrome. Br Med J. 1976;1(6071):1058-61.

27. Edwards G, Gross MM, Keller M, Moser J, Room R, editors. Alcohol-related disabilities. Geneva: WHO; 1977.

28. World Health Organization. International statistical classification of diseases and related health problems. Geneva: WHO; 1992.

29. World Health Organization. The ICD-10 classification of mental and behavioural disorders: clinical descriptions and diagnostic guidelines. Geneva: WHO; 1992.

30. World Health Organization. The ICD-10 classification of mental and behavioural disorders: diagnostic criteria for research. Geneva: WHO; 1993.

31. World Health Organization. ICD-11 for mortality and morbidity statistics [Internet]. Geneva: WHO; 2022 [capturado em 11 jul. 2022]. Disponível em: https://icd.who.int/browse11/l-m/en#/http%3a%2f%2fid.who.int%2ficd%2fentity%2f1676588433.

32. Sinkewicz RE. Evagrius of pontus: the Greek ascetic corpus. Oxford: Oxford University Press; 2006.

33. Aquinas Thomas Saint. Summa theologica. New York: Benziger Brothers; 1947.

34. Alighieri D. La divina commedia. Milano: Riccardo Ricciardi; 1942.

CAPÍTULO 3

A EPIDEMIOLOGIA DO TRANSTORNO POR USO DE ÁLCOOL NO BRASIL

Raul Caetano
Marcos Zaleski

Até recentemente, poucas pessoas, mesmo entre os profissionais de saúde, sabiam o que era a epidemiologia, o que essa disciplina da saúde pública fazia e do que ela tratava. A pandemia de covid-19 mudou esse cenário. Para entender a origem da pandemia, suas consequências no presente e seu desenvolvimento futuro, a mídia sabiamente tem usado indicadores epidemiológicos que medem vários aspectos da presença, da expansão e da redução da covid-19 na população. Termos e expressões como "prevalência", "incidência", "taxa de propagação da doença" e "taxa de contágio" começaram a ser usados com mais frequência. Hoje, há mais de dois anos do início da pandemia, uma maior percentagem da população compreende melhor o que é a epidemiologia e qual é a sua importância na saúde pública.

Alguns profissionais de saúde caracterizam a epidemiologia como a ciência básica da saúde pública; outros consideram isso um exagero. Todos, porém, concordam que o conhecimento epidemiológico sobre doenças e sobre fatores de risco associados a elas é fundamental para o desenvolvimento de ações preventivas de saúde pública. Este capítulo aborda a epidemiologia do transtorno por uso de álcool (TUA) entre adultos com idade igual ou superior a 18 anos na população brasileira. O foco do capítulo são estudos epidemiológicos da população nacional ou de grandes áreas geográficas, como um ou vários Estados da Federação ou grandes áreas urbanas. Resultados de investigações epidemiológicas em outros países também serão discutidos, porque comparações internacionais frequentemente enriquecem discussões sobre epidemiologia.

A palavra "epidemiologia" é uma junção de três palavras gregas: *epi*, que significa "sobre"; *demos*, que significa "povo"; e *logos*, que significa "estudo". A epidemiologia é então o "estudo do que acontece com o povo". Aschengrau e Seage[1] definem a epidemiologia como o "estudo da distribuição dos determinantes da frequência de doenças em populações humanas e da aplicação deste estudo no controle de problemas de saúde". Assim, o estudo epidemiológico do TUA é apenas parte do foco da epidemiologia no âmbito das consequências do consumo de álcool. Outras áreas de estudo incluem, por exemplo, estudos de padrões de consumo de álcool, estudos de morbidade e mortalidade relacionadas ao álcool, estudos de problemas legais (p. ex., direção alcoolizada) e problemas sociais (p. ex., violência doméstica) e estudos de fatores de risco associados ao uso abusivo de álcool e ao TUA.

TRANSTORNO POR USO DE ÁLCOOL: DEFINIÇÃO EPIDEMIOLÓGICA

Presentemente, a definição de alcoolismo mais aceita no meio científico ocidental é a proposta pela Associação Americana de Psiquiatria (APA) na 5ª edição do *Manual diagnóstico e estatístico de transtornos mentais* (DSM-5).[2] Essa definição identifica 11 indicadores distintos do TUA, dois dos quais devem estar presentes num período de 12 meses para um diagnóstico positivo. O DSM-5 também identifica três níveis de gravidade do TUA, sendo cada nível definido pelo número de indicadores do transtorno presentes nos últimos 12 meses: leve (2 a 3 indicadores presentes), moderado (4 a 5 indicadores presentes) e grave (seis ou mais indicadores presentes).[2] É importante notar que a presença dos indicadores não precisa ser simultânea, ou seja, eles não têm de ocorrer ao mesmo tempo para que haja um diagnóstico positivo. Este é confirmado desde que um mínimo de dois indicadores tenha ocorrido em qualquer momento dos últimos 12 meses.

Ademais, alguns dos comportamentos identificados por Jellinek[3] nos alcoólatras clássicos participantes dos seus estudos nos Alcoólicos Anônimos ainda são usados como indicadores do TUA no DSM-5.[2] Esse é o caso, por exemplo, do desenvolvimento da tolerância ao álcool, da síndrome de abstinência e da fissura (*craving*) ou desejo intenso de beber.

ESTUDOS EPIDEMIOLÓGICOS DO TRANSTORNO POR USO DE ÁLCOOL NA POPULAÇÃO RESIDENCIAL

O requisito metodológico fundamental dos estudos na população residencial é que a amostra analisada tenha sido construída de tal forma que os investigadores conheçam a probabilidade de inclusão de cada um dos participantes no estudo. Tais amostras são denominadas "probabilísticas" ou "aleatórias". Uma amostra probabilística é aquela selecionada de forma que cada pessoa na população tenha uma chance de seleção e que cada indivíduo da amostra tenha uma chance conhecida de ser selecionado.[4,5] Essa metodologia proporciona uma amostra representativa, permitindo, sem viés, respostas a perguntas-chave.[6] Assim, pode-se estudar uma amostra de 10 mil pessoas e generalizar os dados para uma população de 10 milhões ou até mesmo 100 milhões de pessoas. No entanto, amostras pequenas têm erro amostral maior do que amostras maiores. É preciso, então, fazer um exercício de julgamento para definir um erro de amostra aceitável antes de iniciar o trabalho de campo de qualquer levantamento.

Até agora, existem três levantamentos nacionais com dados sobre o TUA generalizáveis para a população brasileira: *I Levantamento nacional de álcool e drogas* (I Lenad);[7] II Lenad;[8] e *III Levantamento nacional sobre o uso de drogas pela população brasileira* (III Lnud).[9] Um quarto levantamento, o II Lnud, de 2005,[10] estudou uma amostra da população brasileira de 12 a 65 anos de idade. No entanto, essa amostra foi limitada a cidades com mais de 200 mil habitantes,[10] o que significa que ela não é estritamente representativa da população brasileira entre 12 e 65 anos de idade. Ainda assim, os resultados do II Lnud[10] estão incluídos neste capítulo, o que se deve ao seu âmbito nacional e também à possibilidade de compará-los com os do III Lnud,[9] de 2015.

O I Lenad entrevistou 3.007 pessoas de 14 anos ou mais (601 adolescentes) em 2006.[7] Em 2012, o II Lenad entrevistou 3.295 adultos de 18 anos ou mais.[8] As duas amostras são representativas da população brasileira. As amostras, em ambos os levantamentos, foram multietápicas com conglomerados. As entrevistas foram feitas pessoalmente na residência do entrevistado por entrevistadores treinados da empresa Ipsos. O entrevistado foi selecionado por método probabilístico entre todos os moradores da residência elegíveis para participar do estudo. A taxa de resposta foi de 66% no I Lenad[7] e de 77% no II Lenad.[8]

O II Lnud e o III Lnud usaram amostras multietápicas com conglomerados da população residencial brasileira entre 12 e 65 anos de idade, com dados selecionados estimados para a população de 18 a 65 anos. O II Lnud teve uma amostra de 7.939 entrevistados, e o III Lnud, de 16.273 entrevistados. As taxas de resposta foram de 83,3% no II Lnud e de 73,6% no III Lnud. O II Lnud foi realizado pelo Centro Brasileiro de Informações sobre Drogas Psicotrópicas (Cebrid). O III Lnud foi feito pela Fundação Oswaldo Cruz (Fiocruz), sob contrato com a Secretaria Nacional de Drogas (Senad). Os dados foram coletados por entrevistadores treinados com um questionário estandardizado no domicílio do entrevistado.[9,10] O questionário do III Lnud[9] teve como base o utilizado pela Substance Abuse and Mental Health Services Administration (SAMHSA) na *National survey of drug use and health* (NSDUH) de 2014.

A identificação de abuso e dependência pelo DSM-IV no I Lenad e do TUA pelo DSM-5 no II Lenad foi feita com a versão brasileira da *Composite International Diagnostic Interview* (Cidi),[11,12] uma entrevista psiquiátrica estandardizada com alta confiabilidade.[12] A versão do Cidi usada permite diagnóstico baseado no DSM-IV e no DSM-5. No II Lnud, a identificação da dependência foi baseada na 3ª edição revisada do DSM (DSM-III-R).[10] Essa revisão, como o DSM-IV, exige que três indicadores da diagnóstico estejam presentes nos últimos 12 meses para uma identificação positiva. No entanto, o II Lnud[10] considerou a presença de apenas dois indicadores, o que significa que a prevalência de dependência de álcool pode ter sido exagerada.

TAXAS POR GÊNERO

A Tabela 3.1, a seguir, mostra os resultados desses quatro levantamentos sobre abuso e dependência de álcool (definidos pelo DSM-IV) e TUA (definido pelo DSM-5). As taxas variam de levantamento para levantamento,

Tabela 3.1 PREVALÊNCIA DE TUA NOS ÚLTIMOS 12 MESES EM QUATRO LEVANTAMENTOS NACIONAIS BRASILEIROS

Índices	III Lnud (2015)		II Lnud (2005)		II Lenad (2012)		I Lenad (2006)	
Critério diagnóstico	DSM-IV		DSM-III-R		DSM-IV e DSM-5		DSM-IV	
	Homem	Mulher	Homem	Mulher	Homem	Mulher	Homem	Mulher
Abuso do álcool	–	–	–	–	3,2%	0,6%	4,6%	0,6%
Dependência	2,7%	0,8%	19,5%	6,9%	10,4%	3,6%	13,6%	3,4%
TUA, DSM-5	–	–	–	–	14,2%	6,1%	20,7%	5,9%

Dados do II Lnud para a população de 12 a 65 anos de idade; dados do III Lnud para a população de 18 a 65 anos de idade; dados do I Lenad e do II Lenad para a população de 18 anos ou mais.

Fonte: Elaborada com base em Laranjeira e colaboradores,[7] Laranjeira,[8] Bastos e colaboradores[9] e Carlini e Galduróz.[10]

especialmente entre o III Lnud e os demais estudos. Essa variação pode ser um produto de diferenças entre as várias definições de dependência usadas nos levantamentos, bem como de diferenças devidas à flutuação da prevalência de dependência nos vários anos em que os levantamentos foram feitos. No III Lnud,[9] as taxas de dependência de álcool para homens são 4 a 7 vezes mais baixas do que as taxas dos outros levantamentos. É difícil explicar essa diferença, que é considerável. A taxa para as mulheres no III Lnud[9] é 4 a 8 vezes menor do que a mesma taxa nos outros levantamentos. As taxas para abuso de álcool no I Lenad e no II Lenad são similares.[7,8] As taxas baseadas na definição do DSM-5 são naturalmente mais altas do que as de abuso e dependência no DSM-IV, porque o DSM-5 combina indicadores de abuso e dependência sob a rubrica do TUA. A taxa de dependência tem uma variação maior, sendo mais alta no I Lenad do que no II Lenad. Caetano e colaboradores[13] explicam essa baixa na taxa de dependência entre o I Lenad e o II Lenad, de 2006 e 2012, associando-a a um possível sentimento de otimismo devido ao desenvolvimento econômico do Brasil naquela época e ao consequente crescimento da renda familiar.

Pode ser interessante comparar esses dados com os de outro país. Nos Estados Unidos, entre 2012 e 2013, a taxa de TUA (definido pelo DSM-5) nos últimos 12 meses para a população de 18 anos ou mais foi de 13,9%, sendo de 17,6% para homens e de 10,4% para mulheres.[14] Essas taxas são um pouco mais altas para homens e 1,7 vez mais altas para mulheres do que as do II Lenad, que foi feito aproximadamente no mesmo período. Em outro levantamento nacional dos Estados Unidos, a NSDUH de 2018, a taxa de abuso mais dependência baseada no DSM-IV foi de 5,8% para toda a população, sendo de 7,6% para os homens e de 4,1% para as mulheres.[15] Essas taxas são mais baixas do que as dos homens nos levantamentos brasileiros, com exceção do III Lnud,[9] e semelhantes às taxas de abuso mais as de dependência para mulheres do I Lenad e do II Lenad.[7,8]

TAXAS POR IDADE

Depois do gênero, o segundo maior fator sociodemográfico associado ao TUA é a idade. Os estudos epidemiológicos mostram, de maneira consistente, que as taxas do TUA são mais altas na população mais jovem, especialmente na terceira década de vida. A Tabela 3.2 mostra os dados do I Lenad e do II Lenad para abuso e dependência de álcool nos últimos 12 meses (pelo DSM-IV) na população de 18 anos de idade ou mais. Vê-se mais claramente nos dados para dependência do que nos dados para abuso que a taxa é mais alta durante a segunda década de vida e o início da terceira. O III Lnud, de 2015, tem uma análise por idade semelhante à do Lenad apresentada na Tabela 3.2, mas os resultados não mostram uma redução na taxa de dependência de álcool.[9]

A Tabela 3.2 também mostra uma acentuada redução nas taxas de abuso e dependência para a população com 18 a 24 anos de idade entre 2006 e 2012, especialmente entre os homens. Essa redução foi identificada por Caetano e colaboradores[13] entre bebedores de 19 a 29 anos de idade numa análise prévia de dados do I Lenad e do II Lenad. Os "bebedores" são as pessoas que beberam pelo menos uma dose de qualquer bebida alcoólica nos últimos 12 meses. A taxa de TUA (pelo DSM-5) caiu de 34% para 24% entre todos os homens bebedores e de 43% para 24% entre os homens bebedores de 18 a 29 anos de idade.

A redução da taxa conforme o incremento da idade é mais acentuada em outros países, como os Estados Unidos, do que no Brasil.[14,16] A redução ocorre por vários motivos. As pessoas bebem menos à medida que envelhecem, devido ao aumento de responsabilidades, como casamento, nascimento de filhos e trabalho. A redução relaciona-se tam-

Tabela 3.2 PREVALÊNCIA DE ABUSO E DEPENDÊNCIA DE ÁLCOOL NOS ÚLTIMOS 12 MESES (DSM-IV) NA POPULAÇÃO BRASILEIRA DE 18 ANOS OU MAIS (I LENAD E II LENAD)

	I Lenad (2006)		II Lenad (2012)	
Idade	Homem	Mulher	Homem	Mulher
Abuso de álcool				
18-24	5,5%	1,3%	1,3%	1,0%
25-34	5,5%	0,3%	5,7%	0,8%
35-44	4,9%	2,4%	3,7%	1,1%
45-59	3,9%	0,1%	2,7%	0,0%
60+	1,7%	0,0%	1,6%	0,0%
Total	4,6%	0,8%	3,2%	0,6%
Dependência de álcool				
18-24	24,1%	6,0%	12,3%	5,2%
25-34	12,7%	4,7%	11,2%	6,1%
35-44	11,2%	2,7%	11,9%	3,5%
45-59	10,9%	2,5%	11,4%	2,5%
60+	6,8%	0,0%	3,6%	0,3%
Total	13,6%	3,4%	10,4%	3,6%

Fonte: Elaborada com base em Laranjeira e colaboradores[7] e Laranjeira.[8]

bém com o aparecimento de doenças em populações mais idosas e com a taxa de mortalidade mais alta entre os bebedores pesados e aqueles com TUA.

O TRANSTORNO POR USO DE ÁLCOOL NA POPULAÇÃO RESIDENCIAL E NA POPULAÇÃO CLÍNICA

A maioria dos indivíduos entrevistados em estudos de população residencial não apresenta TUA. Em 2012, o II Lenad verificou que 14% dos homens e 6% das mulheres entrevistadas apresentavam esse transtorno. Ademais, quando ele estava presente, de modo geral não era grave. Por exemplo, um estudo com a população residencial dos Estados Unidos realizado entre 2012 e 2013 indicou que a percentagem de pessoas de 18 anos ou mais com TUA (pelo DSM-5) era de 13,9%. Aproximadamente a metade tinha um transtorno leve, ou seja, tinha apenas 2 ou 3 indicadores dos 11 que fazem parte do critério do DSM-5.[14]

Os gráficos da Figura 3.1 mostram a distribuição de indicadores de dependência analisada por Caetano[17] em uma população clínica e em uma população residencial. A população clínica consiste em 381 pessoas entrevistadas em nove programas residenciais de tratamento em um condado da Califórnia, com participação de 67% dos convidados. A população residencial na comunidade consiste em uma amostra probabilística de 3.069 pessoas de 18 anos de idade ou mais. Um total de 67% dos convidados aceitou participar do estudo. Em ambos os estudos, os indicadores de dependência foram identificados de acordo com o DSM-III-R.

Os gráficos da Figura 3.1 mostram que os indicadores de dependência estão distribuídos de forma radicalmente diferente nas duas populações. Na população residencial, a maioria das pessoas (homens ou mulheres) tem 1 ou 2 indicadores de dependência positivos. Na população clínica, composta em sua maioria por indivíduos com um nível de gravidade de dependência mais alto, a maioria da amostra tem cinco ou mais indicadores presentes.

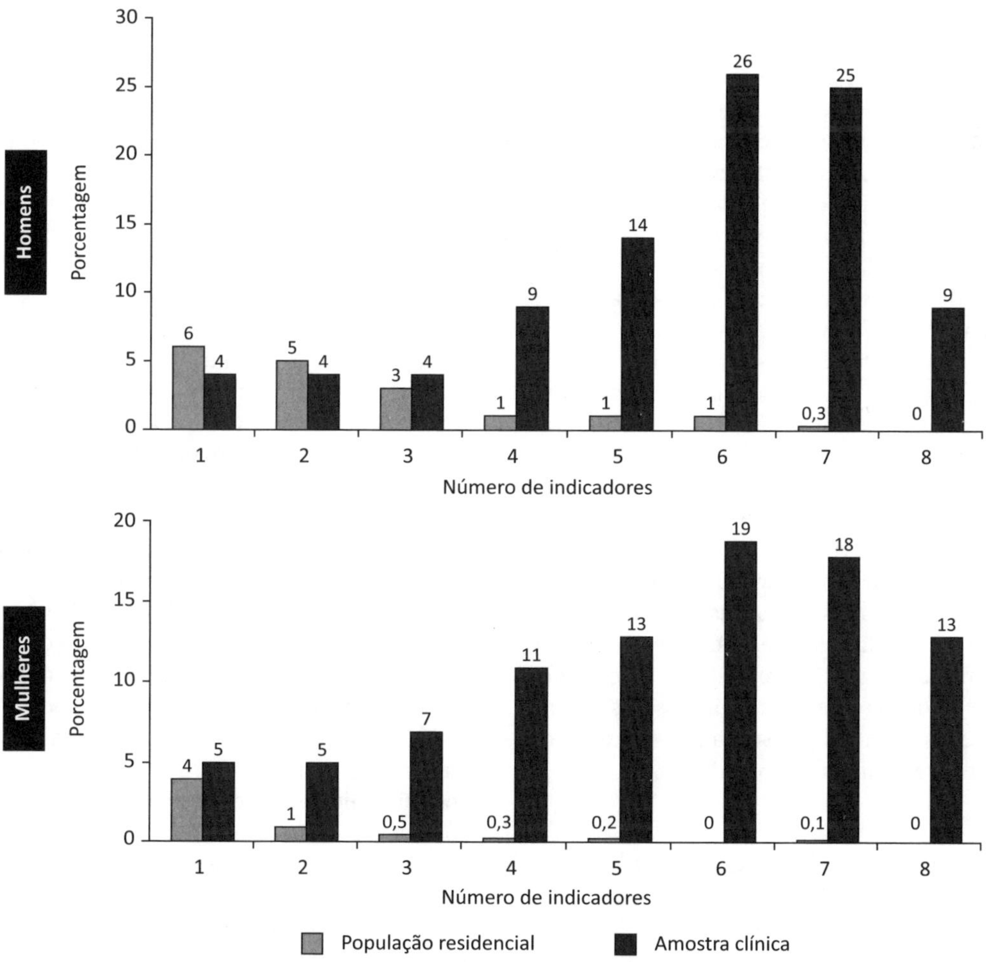

Figura 3.1 DISTRIBUIÇÃO DE INDICADORES DE DEPENDÊNCIA DE ÁLCOOL EM POPULAÇÃO RESIDENCIAL E POPULAÇÃO CLÍNICA.

Fonte: Elaborada com base em Caetano.[17]

FATORES DE RISCO DO TRANSTORNO POR USO DE ÁLCOOL

Além daqueles descritos, existem vários outros fatores sociodemográficos, de personalidade, familiares, ambientais e genéticos que aumentam o risco do TUA. O Brasil desenvolveu poucos estudos epidemiológicos capazes de identificar os vários fatores de aumento do risco de desenvolvimento de TUA. Laranjeira e colaboradores[18] mostraram que a dependência estava positivamente associada a níveis de educação e renda familiar mais baixos, estando este particularmente na faixa de R$ 1.200 a R$ 2.500. Esses autores não encontraram diferenças na taxa de dependência entre as regiões do Brasil ou entre áreas urbanas e rurais. Caetano e colaboradores[13] mostraram associações positivas entre escolaridade primária comparada a nível educacional mais alto e entre estado civil separado, divorciado ou viúvo comparado a casados com TUA.

Nos Estados Unidos, os estudos epidemiológicos mais recentes com população adulta nacional identificam fatores de risco para o TUA de acordo com critérios do DSM-5. Os resultados mostram associações positivas com gênero masculino, idade jovem, estado conjugal solteiro, viúvo, separado ou divorciado e residência urbana.[14] Resultados prévios também indicaram associações positivas com gênero masculino, idade jovem e estado conjugal solteiro, viúvo, separado ou divorciado.[19] De modo geral, esses resultados dos Estados Unidos apontam para uma boa sobreposição com os resultados do Brasil.

CONSIDERAÇÕES FINAIS

Os estudos epidemiológicos brasileiros de âmbito nacional mostram variações consideráveis na prevalência do TUA no país. As maiores diferenças são percebidas na comparação entre o III Lnud e os demais estudos: as taxas do III Lnud são 4 a 5 vezes menores do que as outras taxas. Não existe uma explicação para essas diferenças nos relatórios dos estudos. O período em que eles foram realizados não explica as diferenças. Não há uma boa justificativa, por exemplo, para aceitar como real a diferença entre a taxa de dependência de álcool em homens no Brasil no II Lenad (10,4%) e no III Lnud (2,7%), realizados com um intervalo de três anos. Deve-se, então, assumir que as diferenças metodológicas entre os dois levantamentos explicam a diferença nas taxas.

Como apontado neste capítulo, de 2005 até agora, foram feitos no Brasil quatro estudos epidemiológicos de âmbito nacional com informações sobre a extensão e os fatores associados ao TUA. O levantamento mais recente (III Lnud) foi realizado em 2015. Todos esses levantamentos foram realizados sob contrato com a Senad, do Ministério da Justiça e Segurança Pública. Com exceção desse último levantamento de 2015, os demais foram viabilizados por contratos da Senad com as unidades do sistema universitário brasileiro. Como já indicado, o III Lnud foi feito sob contrato entre a Senad e a Fiocruz.

Um fator limitante desse sistema contratual é a falta de periodicidade: os levantamentos não são feitos a intervalos regulares, de forma a manter atualizadas as informações sobre a extensão e o impacto do TUA no Brasil. Outra limitação, ainda que os levantamentos tenham muitos fatores positivos em sua metodologia, é a pouca atenção à consistência e à inovação. A consistência pode ser vista como inibidora da inovação, mas isso não é necessariamente verdade. Com os estudos epidemiológicos, é possível manter métodos consistentes e também incorporar as inovações. Por exemplo, com relação às mudanças de identificação diagnóstica, como tem sido o caso das várias definições do TUA baseadas no DSM, o sistema existente pode ser aplicado a uma subamostra, e o novo sistema, ao restante da amostra. O conhecimento dos técnicos brasileiros sobre epidemiologia é amplo, não sendo, portanto, um impedimento para a realização de um programa de vigilância epidemiológica que inclua medidas periódicas e sistemáticas do TUA, dos fatores de risco desse transtorno e de suas consequências no Brasil.

Existem outros levantamentos realizados pelo governo federal brasileiro, como o *Vigilância de fatores de risco e proteção para doenças crônicas por inquérito telefônico* (Vigitel), que tem mantido periodicidade constante desde seu início, em 2006. Infelizmente, esse levantamento só cobre dados sobre o consumo de álcool e o hábito de dirigir alcoolizado. Não há cobertura de dados para outros problemas associados ao uso de álcool, incluindo o TUA. Uma solução para preencher essa lacuna seria a inclusão no Vigitel de uma escala de avaliação breve do TUA, como o *Alcohol Use Disorder Identification Test* (Audit). A versão completa do Audit tem 10 itens e já foi usada no Brasil. Também há várias versões resumidas já utilizadas aqui, como, por exemplo, o Audit-C, o Audit-3, o Audit-PC, o Audit-4 e o Audit-QF.[20] Outra limitação do Vigitel é que a amostra não é representativa da população brasileira, já que esse levantamento é feito apenas nas capitais dos Estados e no Distrito Federal.

Finalmente, é preciso alertar os leitores a respeito da natureza limitada da revisão sobre a epidemiologia do TUA feita neste capítulo. O foco principal do texto são os estudos epidemiológicos de corte transversal na população geral adulta brasileira. Estudos com adolescentes, com outros subgrupos demográficos e sociais da população (p. ex., população indígena e grupos religiosos) e com populações clínicas, bem como estudos longitudinais e estudos de intervenções terapêuticas com o TUA, entre outros, não foram revisados.

REFERÊNCIAS

1. Aschengrau A, Seage GR, III. Essentials of epidemiology in public health. 3rd ed. Burlington: Jones & Bartlett Learning; 2014.

2. American Psychiatric Association. Diagnostic and statistical manual of mental disorders: DSM-5. 5th ed. Washington: APA; 2013.

3. Jellinek EM. The disease concept of alcoholism. New Brunswick: Hillhouse Press; 1960.

4. Kish L. Survey sampling. New York: John Wiley & Sons; 1965.

5. Cochran WG. Sampling techniques. 3rd ed. New York: John Wiley & Sons; 1977.

6. Shapiro MF, Berk ML, Berry SH, Emmons CA, Athey LA, Hsia DC, et al. National probability samples in studies of low--prevalence diseases. Part I: perspectives and lessons from the HIV cost and services utilization study. Health Serv Res. 1999;34(5 Pt 1):951-68.

7. Laranjeira R, Pinsky I, Zaleski M, Caetano R, organizadores. I levantamento nacional sobre os padrões de consumo de álcool na população brasileira. Brasília: SENAD; 2007.

8. Laranjeira R, organizador. II levantamento nacional de álcool e drogas: relatório 2012. São Paulo: INOAD; 2014.

9. Bastos FIPM, Vasconcellos MTL, De Boni RB, Reis NB, Coutinho CFS. III levantamento nacional sobre uso de drogas pela população brasileira. Rio de Janeiro: FIOCRUZ; 2017.

10. Carlini EA, Galduróz JCF, coordenadores. II levantamento domiciliar sobre o uso de drogas psicotrópicas no Brasil: estudo envolvendo as 108 maiores cidades do país: 2005. São Paulo: CEBRID; 2006.

11. Kessler RC, Üstün TB. The World Mental Health (WMH) survey initiative version of the World Health Organization (WHO) Composite International Diagnostic Interview (CIDI). Int J Methods Psychiatr Res. 2004;13(2):93-121.

12. Quintana MI, Andreoli SB, Jorge MR, Gastal FL, Miranda CT. The reliability of the Brazilian version of the Composite International Diagnostic Interview (CIDI 2.1). Braz J Med Biol Res. 2004;37(11):1739-45.

13. Caetano R, Mills B, Madruga C, Pinsky I, Laranjeira R. Discrepant trends in income, drinking, and alcohol problems in an emergent economy: Brazil 2006 to 2012. Alcohol Clin Exp Res. 2015;39(5):863-71.

14. Grant BF, Goldstein RB, Saha TD, Chou PS, Jung J, Zhang H, et al. Epidemiology of DSM-5 alcohol use disorder: results from the National Epidemiologic Survey on Alcohol and Related Conditions III. JAMA Psychiatry. 2015;72(8):757-66.

15. Substance Abuse and Mental Health Services Administration. Results from the 2018 national survey on drug use and health: detailed tables [Internet]. Rockville: SAMHSA; 2020 [capturado em 3 jul. 2022]. Disponível em: https://www.samhsa.gov/data/sites/default/files/cbhsq-reports/NSDUHDetailedTabs2018R2/NSDUHDetailedTabs2018.pdf.

16. Substance Abuse andMental Health Services Administration. Key substance use and mental health indicators in the United States: results from the 2019 National Survey on Drug Use and Health [Internet]. Rockville: SAMHSA; 2019 [capturado em 3 jul. 2022]. Disponível em: https://www.samhsa.

gov/data/sites/default/files/reports/rpt29393/2019NSDUH-FFRPDFWHTML/2019NSDUHFFR090120.htm.

17. Caetano R. Correlates of DSM-III-R alcohol dependence in treatment and general populations. Drug Alcohol Depend. 1991;28(3):225-39.

18. Laranjeira R, Pinsky I, Sanches M, Zaleski M, Caetano R. Alcohol use patterns among Brazilian adults. Braz J Psychiatry. 2010;32(3):231-41.

19. Hasin DS, Stinson FS, Ogburn E, Grant BF. Prevalence, correlates, disability, and comorbidity of DSM-IV alcohol abuse and dependence in the United States: results from the National Epidemiologic Survey on Alcohol and Related Conditions. Arch Gen Psychiatry. 2007;64(7):830-42.

20. Meneses-Gaya C, Zuardi AW, Loureiro SR, Hallak JEC, Trzesniak C, Marques JMA, et al. Is the full version of the AUDIT really necessary? Study of the validity and internal construct of its abbreviated versions. Alcohol Clin Exp Res. 2010;34(8):1417-24.

PARTE II

ETIOLOGIA

CAPÍTULO 4

GENÉTICA E TRANSTORNO POR USO DE ÁLCOOL

Maria Eduarda de Araujo Tavares
Claiton H. D. Bau

O transtorno por uso de álcool (TUA), assim como outros problemas mentais, é incluído na categoria das doenças multifatoriais quando há participação de genes e ambiente na etiologia. Também há evidências de que o TUA e outros transtornos psiquiátricos podem compartilhar entre si a influência de fatores etiológicos, de maneira consistente com a sua frequente associação, do ponto de vista clínico, nos mesmos pacientes.[1]

Nessas afecções, os fatores determinantes interagem entre si de maneira tão complexa, que não existe um agente etiológico único presente em todos os indivíduos afetados. Este capítulo aborda as duas principais fontes de informação sobre a presença de fatores genéticos e do ambiente no TUA: os estudos clássicos com famílias, gêmeos e adotados; e os estudos genéticos de associação, envolvendo análises moleculares.

ESTUDOS COM GÊMEOS, ADOTADOS E FAMÍLIAS

A prevalência do alcoolismo em parentes de primeiro grau de pessoas com TUA mostrou-se de 3 a 4 vezes aumentada quando comparada à prevalência em indivíduos da população geral.[2,3] No entanto, os dados obtidos em estudos com famílias não permitem distinguir o efeito da genética daquele atribuível ao ambiente compartilhado. Nesse sentido, estudos com adoções reforçaram o papel da genética ao mostrar que o risco é aumentado mesmo quando a criança não foi criada pelos seus pais biológicos com TUA, tendo sido adotada por uma família em que não havia o transtorno.[4] Por fim, os estudos com gêmeos indicam que as taxas de concordância de TUA são maiores em gêmeos monozigóticos do que em gêmeos dizigóticos.[5,6] Esses estudos estimam também que a herdabilidade (parcela da variação na suscetibilidade atribuível a fatores genéticos) no TUA situa-se em torno de 50%.[7]

Os estudos genéticos clássicos indicam que o componente genético é mais bem explicado pela presença de muitos genes, cada um com pequeno efeito. Além disso, embora existam fatores genéticos específicos para o TUA, também há evidências de variantes genéticas compartilhadas com a suscetibilidade a outros transtornos por uso de substâncias (TUSs).[8,9]

ESTUDOS DE ASSOCIAÇÃO POR VARREDURA GENÔMICA

A principal estratégia empregada atualmente para a identificação de variações genéticas associadas a características multifatoriais é o estudo de associação por varredura genômica (*genome-wide association study* – Gwas). Essa abordagem, sem hipótese prévia, permite a análise de centenas de milhares a milhões de variações genéticas (polimorfismos) de nucleotídeo único (*single-nucleotide polymorphisms* – SNPs), favorecendo estudos em larga escala. Uma enorme vantagem sobre os estudos anteriores de genes candidatos com base em hipóteses fisiopatológicas é que o Gwas permite identificar genes em vias que anteriormente não eram cogitadas para a etiologia. No entanto, como consequência de um número tão elevado de testes estatísticos, as varreduras genômicas necessitam de um grande esforço amostral, além de uma interpretação muito conservadora, adotando-se geralmente um limiar de significância de $P < 5 \times 10^{-8}$.

Vários Gwas já foram conduzidos na tentativa de identificar fatores genéticos associados à suscetibilidade ou a medidas quantitativas relacionadas ao alcoolismo. Selecionamos alguns estudos mais recentes[10,11] e revisões,[12-14] cujos resultados significativos são apresentados na Tabela 4.1. Vale destacar que, entre os achados, alguns corroboram hipóteses e evidências anteriores à era genômica, tal como os genes relacionados a enzimas metabolizadoras de álcool desidrogenase 1B (ADH1B) e álcool desidrogenase 1C (ADH1C). Estudos de associação por gene candidato (metodologias anteriores ao Gwas) com TUA apontaram para a relevância de variações em enzimas envolvidas no metabolismo do álcool,[15] relacionando-as também com diferenças interpopulacionais na prevalência do alcoolismo.[16] A enzima ADH metaboliza o álcool, gerando acetaldeído, que é posteriormente convertido em ácido acético pela enzima aldeído desidrogenase (ALDH). A deficiência da ALDH aumenta o nível sérico de acetaldeído (composto que apresenta toxicidade) após o consumo de álcool. Indivíduos com variações genéticas afetando a ALDH tendem a beber menos, já que o aumento do acetaldeído provoca uma reação desagradável, que inclui vasodilatação periférica, náusea, cefaleia e taquicardia. Tal fenômeno é prevalente entre populações asiáticas.[17]

Também corroboram resultados anteriores os achados significativos em Gwas envolvendo o gene do receptor de dopamina 2 (DRD2). Assim como no caso dos genes relacionados com o metabolismo do álcool, as evidências envolvendo o DRD2 vêm se tornando cada vez mais consistentes, inclusive em função da sua identificação em Gwas para outros fenótipos psiquiátricos, tais como esquizofrenia,[23] transtorno depressivo maior (TDM)[22] e neuroticismo.[21] Estes são outros exemplos de genes que se destacaram por se mostrar amplamente associados por meio de varredura genômica com fenótipos relacionados ao consumo de álcool e ao TUA: *solute carrier family 39 member 8* (SLC39A8), *glucokinase regulator* (GCKR) e *corticotropin releasing hormone receptor 1* (CRHR1).[12]

Analisando a Tabela 4.1, observa-se que existem genes associados ao consumo de álcool, ao uso problemático de álcool (UPA) e ao TUA. Alguns deles compartilham a associação entre os três fenótipos, outros entre dois deles, e outros, ainda, parecem ser exclusivos de uma dessas dimensões. Isso sugere a existência de vias comuns relacionadas ao consumo da substância e a posteriores problemas relativos ao uso, assim como de vias independentes associadas a cada um desses fatores.

Os estudos analisados sugerem também que o UPA[12] e o diagnóstico de TUA[11] seriam geneticamente correlacionados com a esquizofrenia, o TDM e o transtorno de déficit de atenção/hiperatividade (TDAH), ao passo que o consumo não o seria. O consumo elevado de álcool e as consequências problemáticas do seu uso são influenciados por diversas variantes que se sobrepõem parcialmente àquelas que influenciam o risco de desenvolver dependência da substância.[28] Entretanto, a sobreposição genética entre o consumo de

Tabela 4.1 GENES ASSOCIADOS COM FENÓTIPOS RELACIONADOS AO CONSUMO DE ÁLCOOL E AO TUA EM ESTUDOS DE VARREDURA GENÔMICA

Genes	Produto	Fenótipos relacionados ao álcool	Papel	Outros fenótipos associados
ADH1B	*alcohol dehydrogenase 1B*	TUA[a]; UPA[b]	Metabolismo do álcool	–
ADH1C	*alcohol dehydrogenase 1C*	Consumo de álcool[c]; TUA[a]; UPA[b]	Metabolismo do álcool	–
ADH4	*alcohol dehydrogenase 4*	TUA[a]	Metabolismo do álcool	Sistema imunológico[f]
ARID4A	*AT-rich interaction domain 4A*	UPA	Proliferação celular	Sistema imunológico[f]; metabolismo[g]
BDNF	*brain derived neurotrophic factor*	Consumo de álcool[d]	Sobrevivência neural	Metabolismo[g]; cronótipo[h]
CADM2	*cell adhesion molecule 2*	UPA[b]	Superfamília das imunoglobulinas	Metabolismo[g]; neuroticismo[i]
CRHR1	*corticotropin releasing hormone receptor 1*	Consumo de álcool[c]	Regulador do eixo-HPA	Sistema imunológico[f]; metabolismo[g]; neuroticismo[i]
DPP6	*dipeptidyl peptidase like 6*	UPA[b]	Alteração da expressão e das propriedades de canais de cálcio	–
DRD2	*dopamine receptor D2*	Consumo de álcool[d,e]; TUA[a]	Receptor acoplado à proteína-G	Neuroticismo[i]; TDM[j]; esquizofrenia[k]; metabolismo[g]; cronótipo[h]
FTO	*FTO alpha-ketoglutarate dependent dioxygenase*	Consumo de álcool; TUA[a]	Sistema nervoso e cardiovascular	Metabolismo[g]; cronótipo
FUT2	*fucosyltransferase 2*	Consumo de álcool	Síntese de antígenos	Sistema imunológico[f]; metabolismo[g]
GCKR	*glucokinase regulator*	Consumo de álcool; TUA[a]; UPA[b]	Funcionamento hepático	Sistema imunológico[f]; metabolismo[g]
IRS1	*insulin receptor substrate 1*	UPA[b]	Via da insulina	Metabolismo[g]

➥

Tabela 4.1 GENES ASSOCIADOS COM FENÓTIPOS RELACIONADOS AO CONSUMO DE ÁLCOOL E AO TUA EM ESTUDOS DE VARREDURA GENÔMICA

Genes	Produto	Fenótipos relacionados ao álcool	Papel	Outros fenótipos associados
IZUM01	*izumo sperm-egg fusion 1*	Consumo de álcool[d]	Espermatogênese	Sistema imunológico[f]; metabolismo[g]
JCAD	*junctional cadherin 5 associated*	Consumo de álcool[c]	Endotelial	–
KLB	*klotho beta*	Consumo de álcool; UPA[b]	–	Sistema imunológico[f]; metabolismo[g]
LINC01833	*long intergenic non-protein coding RNA 1833*	Consumo de álcool[c]	–	–
MAPT	*microtubule associated protein tau*	Consumo de álcool	Maturação neural	Neuroticismo[i]; sistema imunológico[f]; metabolismo[g]; doença de Parkinson[l]
PDE4B	*phosphodiesterase 4B*	UPA[b]	Transdução de sinal	Sistema imunológico[f]; metabolismo[g]
PENK	*proenkephalin*	UPA[b]	Função sináptica	Metabolismo[g]
SIX3	*SIX homeobox 3*	Consumo de álcool[d,e]; TUA[a]; UPA[b]	Desenvolvimento ocular	Sistema imunológico[f]; metabolismo[g]
SLC39A13	*solute carrier family 39 member 13*	UPA[b]	Transporte de zinco	Neuroticismo[i]; cognição[n]; *Pallidum*[m]
SLC39A8	*solute carrier family 39 member 8*	Consumo de álcool[c,d,e]; TUA[a]; UPA[b]	Transporte de zinco	Metabolismo[g]
SLC4A8	*solute carrier family 4 member 8*	UPA[b]	Transporte transmembrana	–
SORL1	*sortilin related receptor 1*	UPA[b]	Endocitose	Alzheimer[o]
THSD7B	*thrombospondin type 1 domain containing*	UPA[b]	–	Metabolismo[g]
TMX2	*thioredoxin related transmembrane protein 2*	UPA[b]	Organização proteica	Metabolismo[g]; neuroticismo[i]; esquizofrenia[k]

➥

Tabela 4.1 GENES ASSOCIADOS COM FENÓTIPOS RELACIONADOS AO CONSUMO DE ÁLCOOL E AO TUA EM ESTUDOS DE VARREDURA GENÔMICA

Genes	Produto	Fenótipos relacionados ao álcool	Papel	Outros fenótipos associados
TNRC6A	*trinucleotide repeat containing adaptor 6A*	UPA[b]	Silenciamento gênico	Metabolismo[g]; cognição[n]
UNC5B	*unc-5 netrin receptor B*	UPA[b]	Regulação da apoptose	–
VRK2	*VRK serine/ threonine kinase 2*	UPA[b]	Regulação da apoptose	Metabolismo[g]; esquizofrenia[k]; neuroticismo[i]

Fonte: Elaborada com base em a) Walters e colaboradores,[11] b) Zhou e colaboradores,[12] c) Sanchez-Roige e colaboradores,[14] d) Evangelou e colaboradores,[13] e) Kranzler e colaboradores,[10] f) Astle e colaboradores,[18] g) Pulit e colaboradores,[19] h) Jones e colaboradores,[20] i) Baselmans e colaboradores,[21] j) Howard e colaboradores,[22] k) Pardiñas e colaboradores,[23] l) Sanchez-Roige e colaboradores,[24] m) Zhao e colaboradores,[25] n) Lee e colaboradores,[26] o) Marioni e colaboradores.[27]

álcool (em unidades por semana) e a dependência diagnosticada por meio da 4ª edição do *Manual diagnóstico e estatístico de transtornos mentais* (DSM-IV) é moderada (rg = 0,38).[12] Isso reforça a noção de que uma medida não pode ser utilizada como *proxy* da outra,[14] por mais que possa ajudar a identificar o que seria compartilhado naqueles indivíduos que desenvolvem o transtorno.

Nota-se que o transtorno é moldado, em parte, por alterações persistentes em vias de genes coexpressos que medeiam em conjunto o consumo excessivo de álcool e outros fenótipos relacionados à sua dependência.[29] Além disso, a alta correlação genética com TDAH, tabagismo e consumo de *cannabis* poderia refletir um fator genético compartilhado para o comportamento de risco e a redução no controle de impulsos,[12] ambos comportamentos relacionados com redes cerebrais específicas.

FATORES AMBIENTAIS

Fatores como alcoolismo parental,[30,31] *status* matrimonial,[32] uso de álcool pelos pares[31,33] e abuso infantil[34,35] podem interagir com variantes genéticas e influenciar a vulnerabilidade ao TUA. Além disso, a exposição ao álcool e a outras drogas durante a gestação impacta o funcionamento do eixo HPA, relevante na resposta ao estresse. Como as alterações no eixo HPA vêm sendo cada vez mais associadas a diversos problemas psiquiátricos,[36] a predisposição ao TUA poderia ser, nesse caso, consequência de outros problemas relacionados com disfunções no eixo HPA.

Considerando os genes listados na Tabela 4.1, estudos de interação gene-ambiente mostraram que traumas na infância podem interagir com os efeitos genéticos no risco do TUA.[37,38] Esses estudos foram complementados pela evidência consistente de efeitos adversos do abuso infantil e da perda dos pais em desfechos relacionados ao álcool na vida adulta.[39] Vale destacar também, em relação ao DRD2, que um estudo realizado no Brasil foi o primeiro da literatura em genética psiquiátrica a demonstrar uma interação entre polimorfismo genético e variáveis relacionadas com o estresse na gravidade de um transtorno psiquiátrico – no caso, o TUA.[40] Os autores verificaram que indivíduos portadores de determinado alelo apresentavam maior gravidade caso também apresentassem escores mais elevados em parâmetros relacionados com estresse e ansiedade.

CONSIDERAÇÕES FINAIS

O cenário atual das informações sobre as bases genéticas do TUA confirma a participação de genes de diversos sistemas orgânicos em interação com o ambiente. Como exemplos, destacam-se variações nos sistemas nervoso, endócrino e imune, bem como no próprio metabolismo do álcool. Podemos esperar, com a sequência dos estudos e a ampliação dos esforços amostrais, a identificação de muitos outros genes e fatores ambientais, além de maior clareza sobre a forma como se dão as suas interações. A velocidade com que o acúmulo de dados tem ocorrido permite essa perspectiva otimista. Como resultado, podemos esperar também que essas informações possam contribuir para o desenvolvimento de novas estratégias de prevenção e tratamento do TUA.

REFERÊNCIAS

1. Castillo-Carniglia A, Keyes KM, Hasin DS, Cerdá M. Psychiatric comorbidities in alcohol use disorder. Lancet Psychiatry. 2019;6(12):1068-80.

2. Bierut LJ, Dinwiddie SH, Begleiter H, Crowe RR, Hesselbrock V, Nurnberger JI, et al. Familial transmission of substance dependence: alcohol, marijuana, cocaine, and habitual smoking: a report from the collaborative study on the genetics of alcoholism. Arch Gen Psychiatry. 1998;55(11):982-8.

3. Tyndale RF. Genetics of alcohol and tobacco use in humans. Annals of Medicine. Ann Med. 2003;35(2):94-121.

4. Bohman M. Some genetic aspects of alcoholism and criminality: a population of adoptees. Arch Gen Psychiatry. 1978;35(3):269-76.

5. Hrubec Z, Omenn GS. Evidence of genetic predisposition to alcoholic cirrhosis and psychosis: twin concordances for alcoholism and its biological end points by zygosity among male veterans. Alcohol Clin Exp Res. 1981;5(2):207-15.

6. Koskenvuo M, Langinvainio H, Kaprio J, Lönnqvist J, Tienari P. Psychiatric hospitalization in twins. Acta Genet Med Gemellol. 1984;33(2):321-32.

7. Verhulst B, Neale MC, Kendler KS. The heritability of alcohol use disorders: a meta-analysis of twin and adoption studies. Psychol Med. 2015;45(5):1061-72.

8. Agrawal A, Lynskey MT. Are there genetic influences on addiction: evidence from family, adoption and twin studies. Addiction. 2008;103(7):1069-81.

9. Palmer RHC, Button TM, Rhee SH, Corley RP, Young SE, Stallings MC, et al. Genetic etiology of the common liability to drug dependence: evidence of common and specific mechanisms for DSM-IV dependence symptoms. Drug Alcohol Depend. 2012;123 suppl. 1:S24-32.

10. Kranzler HR, Zhou H, Kember RL, Smith RV, Justice AC, Damrauer S, et al. Genome-wide association study of alcohol consumption and use disorder in 274,424 individuals from multiple populations. Nat Commun. 2019;10(1):1499.

11. Walters RK, Polimanti R, Johnson EC, McClintick JN, Adams MJ, Adkins AE, et al. Transancestral GWAS of alcohol dependence reveals common genetic underpinnings with psychiatric disorders. Nat Neurosci. 2018;21(12):1656-69.

12. Zhou H, Sealock JM, Sanchez-Roige S, Clarke TK, Levey DF, Cheng Z, et al. Genome-wide meta-analysis of problematic alcohol use in 435,563 individuals yields insights into biology and relationships with other traits. Nat Neurosci. 2020;23(7):809-18.

13. Evangelou E, Gao H, Chu C, Ntritsos G, Blakeley P, Butts AR, et al. New alcohol-related genes suggest shared genetic mechanisms with neuropsychiatric disorders. Nat Hum Behav. 2019;3(9):950-61.

14. Sanchez-Roige S, Palmer AA, Fontanillas P, Elson SL, Adams MJ, Howard DM, et al. Genome-wide association study meta-analysis of the alcohol use disorders identification test (AUDIT) in two population-based cohorts. Am J Psychiatry. 2019;176(2):107-18.

15. Edenberg HJ. The genetics of alcohol metabolism: role of alcohol dehydrogenase and aldehyde dehydrogenase variants. Alcohol Res Health. 2007;30(1):5-13.

16. Stamatoyannopoulos G, Chen SH, Fukui M. Liver alcohol dehydrogenase in Japanese: high population frequency of atypical form and its possible role in alcohol sensitivity. Am J Hum Genet. 1975;27(6):789-96.

17. Luczak SE, Glatt SJ, Wall TJ. Meta-analyses of ALDH2 and ADH1B with alcohol dependence in asians. Psychol Bull. 2006;132(4):607-21.

18. Astle WJ, Elding H, Jiang T, Allen D, Ruklisa D, Mann AL, et al. The allelic landscape of human blood cell trait variation and links to common complex disease. Cell. 2016;167(5):1415-29.e19.

19. Pulit SL, Stoneman C, Morris AP, Wood AR, Glastonbury CA, Tyrrell J, et al. Meta-analysis of genome-wide association studies for body fat distribution in 694 649 individuals of European ancestry. Hum Mol Genet. 2019;28(1):166-74.

20. Jones SE, Lane JM, Wood AR, van Hees VT, Tyrrell J, Beaumont RN, et al. Genome-wide association analyses of chronotype in 697,828 individuals provides insights into circadian rhythms. Nat Commun. 2019;10(1):343.

21. Baselmans BML, Jansen R, Ip HF, van Dongen J, Abdellaoui A, van de Weijer MP, et al. Multivariate genome--wide analyses of the well-being spectrum. Nat Genet. 2019;51(3):445-51.

22. Howard DM, Adams MJ, Shirali M, Clarke TK, Marioni RE, Davies G, et al. Genome-wide association study of depression phenotypes in UK Biobank identifies variants in excitatory synaptic pathways. Nat Commun. 2018;9:1470.

23. Pardiñas AF, Holmans P, Pocklington AJ, Escott-Price V, Ripke S, Carrera N, et al. Common schizophrenia alleles are enriched in mutation-intolerant genes and in regions under strong background selection. Nat Genet. 2018;50(3):381-9.

24. Sanchez-Roige S, Palmer AA, Fontanillas P, Elson SL. Genome-wide association study meta-analysis of the alcohol use disorders identification test (AUDIT) in two population--based cohorts. Am J Psychiatry. 2019;176(2):107-18.

25. Zhao B, Zhang J, Ibrahim JG, Luo T, Santelli RC, Li Y, et al. Large-scale GWAS reveals genetic architecture of brain white matter microstructure and genetic overlap with cognitive and mental health traits (n = 17,706). Mol Psychiatry. 2021;26(8):3943-55.

26. Lee PH, Anttila V, Won H, Feng YCA, Rosenthal J, Zhu Z, et al. Genomic relationships, novel loci, and pleiotropic mechanisms across eight psychiatric disorders. Cell. 2019;179(7):1469-82.

27. Marioni RE, Harris SE, Zhang Q, McRae AF, Hagenaars SP, Hill WD, et al. GWAS on family history of Alzheimer's disease. Transl Psychiatry. 2018;8(1):99.

28. Pollock JD, Lossie AC. Phenotype and environment matter: discovering the genetic and epigenetic architecture of alcohol use disorders. Am J Psychiatry. 2019;176(2):92-5.

29. Kapoor M, Wang JC, Farris SP, Liu Y, McClintick J, Gupta I, et al. Analysis of whole genome-transcriptomic organization in brain to identify genes associated with alcoholism. Transl Psychiatry. 2019;9(1):89.

30. Vaske J, Beaver KM, Wright JP, Boisvert D, Schnupp R. An interaction between DAT1 and having an alcoholic father predicts serious alcohol problems in a sample of males. Drug Alcohol Depend. 2009;104(1-2):17-22.

31. Irons DE, Iacono WG, Oetting WS, Mcgue M. Developmental trajectory and environmental moderation of the effect of ALDH2 polymorphism on alcohol use. Alcohol Clin Exp Res. 2012;36(11):1882-91.

32. Dick DM, Agrawal A, Schuckit MA, Bierut L, Hinrichs A, Fox L, et al. Marital status, alcohol dependence, and GABRA2: evidence for gene-environment correlation and interaction. J Stud Alcohol. 2006;67(2):185-94.

33. Olfson E, Edenberg HJ, Nurnberger J, Agrawal A, Bucholz KK, Almasy LA, et al. An ADH1B variant and peer drinking in progression to adolescent drinking milestones: evidence of a gene-by-environment interaction. Alcohol Clin Exp Res. 2014;38(10):2541-9.

34. Ducci F, Enoch MA, Hodgkinson C, Xu K, Catena M, Robin RW, et al. Interaction between a functional MAOA locus and childhood sexual abuse predicts alcoholism and antisocial personality disorder in adult women. Mol Psychiatry. 2008;13(3):334-47.

35. Kaufman J, Yang BZ, Douglas-Palumberi H, Crouse--Artus M, Lipschitz D, Krystal JH, et al. Genetic and environmental predictors of early alcohol use. Biol Psychiatry. 2007;61(11):1228-34.

36. Müller D, Grevet EH, Silva BS, Charão MF, Rovaris DL, Bau CHD. The neuroendocrine modulation of global DNA methylation in neuropsychiatric disorders. Mol Psychiatry. 2021;26(1):66-9.

37. Meyers JL, Shmulewitz D, Wall MM, Keyes KM, Aharonovich E, Spivak B, et al. Childhood adversity moderates the effect of ADH1B on risk for alcohol-related phenotypes in Jewish Israeli drinkers. Addict Biol. 2015;20(1):205-14.

38. Sartor CE, Wang Z, Xu K, Kranzler HR, Gelernter J. The joint effects of ADH1B variants and childhood adversity on alcohol related phenotypes in African-American and European-American women and men. Alcohol Clin Exp Res. 2014;38(12):2907-14.

39. Chartier KG, Karriker-Jaffe KJ, Cummings CR, Kendler KS. Review: environmental influences on alcohol use: informing research on the joint effects of genes and the environment in diverse U.S. populations. Am J Addict. 2017;26(5):446-60.

40. Bau CHD, Almeida S, Hutz MH. The TaqI A1 allele of the dopamine D2 receptor gene and alcoholism in Brazil: association and interaction with stress and harm avoidance on severity prediction. Am J Med Genet. 2000;96(3):302-6.

CAPÍTULO 5

AS BASES NEUROQUÍMICAS DO ÁLCOOL

Ana Cecilia Petta Roselli Marques
Fernanda de Paula Ramos

Substâncias de abuso (SAs) são aquelas que provocam modificações agudas ou crônicas no sistema nervoso central (SNC), em especial no sistema de recompensa ou mesolímbico, geralmente desencadeando uma resposta positiva (*high*). Esse sistema é formado pela área tegmental ventral (ATV), um aglomerado de milhões de corpos neuronais no centro do encéfalo; pelo núcleo *accumbens*, a interface límbico-motora; e pelo córtex pré-frontal.[1,2] A ativação do sistema de recompensa se dá, independentemente do tipo de SA, pelo disparo de um neurônio dopaminérgico que, em cada área que o integra, recebe dopamina (DA) e responde liberando mais DA e neuropeptídeos opioides, além de ácido gama-aminobutírico (Gaba), serotonina, acetilcolina e endocanabinoides. Ao término do processo, todos atuam no resgate da homeostase.[3]

O álcool é classificado como uma SA depressora do SNC na maioria de suas ações. Ele gera modificações em diversas vias de neurotransmissão, ativando, inibindo ou modulando de diferentes formas as sinapses nos neurônios pré e pós, por meio dos ligantes de canais iônicos ou de receptores mediados pela proteína G. Além disso, ele interfere nas proteínas transportadoras de neurotransmissores e nas sinalizadoras intracelulares. Grande parte de suas ações depende da ativação de receptores gabaérgicos inibitórios e da inibição de receptores glutamatérgicos excitatórios.[5] O álcool é um "reforçador duplo", isto é, ele ativa o sistema de recompensa que medeia o "prazer" e diminui a atividade dos sistemas que medeiam emoções negativas, como estresse, ansiedade e dor crônica.[6]

EXPOSIÇÃO AGUDA AO ÁLCOOL E AS MONOAMINAS

O álcool estimula os receptores D2, liberando a DA na ATV, o que produz uma estimulação locomotora que, por sua vez, interfere em outras vias de neurotransmissão, como a via noradrenérgica[7] e, indiretamente, a serotoninérgica, por meio dos receptores 5-HT3.[2,4] Níveis baixos de serotonina no cérebro podem ser um fator de risco para o desenvolvimento do transtorno por uso de álcool (TUA).[8] A serotonina e as endorfinas contribuem para a sensação de bem-estar e a elevação do humor, observadas também no início da intoxicação pelo álcool.[9]

EXPOSIÇÃO AGUDA AO ÁLCOOL E OS AMINOÁCIDOS INIBITÓRIOS E EXCITATÓRIOS

A transmissão gabaérgica, principal via inibitória do SNC, sob ação do etanol, que inibe os receptores pré e pós-sinápticos (Gaba A e glicina), produz alterações motoras no cerebelo e sedação, mediante ação na amígdala central, no hipotálamo e no tálamo.[10]

Dependendo da concentração de álcool utilizada, a liberação do Gaba inibe a transmissão glutamatérgica, principal neurotransmissor excitatório, alterando os receptores N-metil-D-aspartato (NMDA), amino-3-hidroxi-5-metil-4-isoxazolproprionato (AMPA) e kainato (KA) distribuídos em diferentes áreas do SNC.[11] A inibição dos receptores glutamatérgicos no hipocampo tem como resposta as alterações cognitivas observadas no usuário durante a intoxicação, como dificuldades na aprendizagem e na memória, podendo desencadear a tolerância.[12] As alterações prosseguem em cadeia, isto é, depois da inibição glutamatérgica, ocorre a liberação do Gaba, bloqueando os receptores Gaba-B pré-sinápticos e atuando nos receptores Gaba-A pós-sinápticos (subtipo delta)[5,9] (Figura 5.1).

EXPOSIÇÃO AGUDA AO ÁLCOOL E OS CANAIS DE CÁLCIO

Os canais de cálcio desempenham importante papel na despolarização e na repolarização celular na área de coordenação motora no cerebelo. Sob a ação do etanol, o influxo se reduz nos canais do tipo L e, consequentemente, a neurotransmissão diminui. O resultado é a falta de coordenação motora, atenção e regulação do despertar.[11]

EXPOSIÇÃO AGUDA AO ÁLCOOL E OS NEUROPEPTÍDEOS OPIOIDES

Os opioides endógenos atuam de forma direta ou indireta no sistema dopaminérgico de recompensa. A via direta está associada à desativação de interneurônios inibitórios na ATV. Já a via indireta ativa os receptores *mu* (MOR), resultando no aumento da sinalização no núcleo *accumbens*, que libera DA, o que desencadeia um efeito positivo.[9] Em seguida, ela inibe a transmissão gabaérgica, mantendo a DA por mais tempo na sinapse.[14] O núcleo arqueado, a amígdala, o *locus ceruleus* e a área cinzenta periaquedutal dorsal são sedes dessa neuromodulação, relacionada à neuroplasticidade, ao aprendizado associativo, ao processamento emocional, à dor e ao apetite.[1]

ÁLCOOL E O EIXO HIPOTÁLAMO-HIPÓFISE-ADRENAL

O eixo hipotálamo-hipófise-adrenal (HHA) controla a resposta ao estresse e faz parte de um dos sistemas mais sensíveis aos efeitos do álcool.[8] O etanol estimula os neurônios do núcleo paraventricular do hipotálamo, aumentando a liberação do hormônio liberador de corticotrofina (CRH), que, por sua vez, estimula a liberação do hormônio adrenocorticotrófico (ACTH). O ACTH estimula as células da glândula adrenal a produzir e liberar cortisol, que, quando aumentado, gera um *feedback* negativo, inibindo a liberação de CRH e ACTH (Figura 5.2).[8]

ÁLCOOL E SISTEMA ENDOCANABINOIDE

O etanol e os canabinoides compartilham grande parte de seus efeitos: em baixas doses, geram sensação de euforia e relaxamento; em doses mais elevadas, podem causar prejuí-

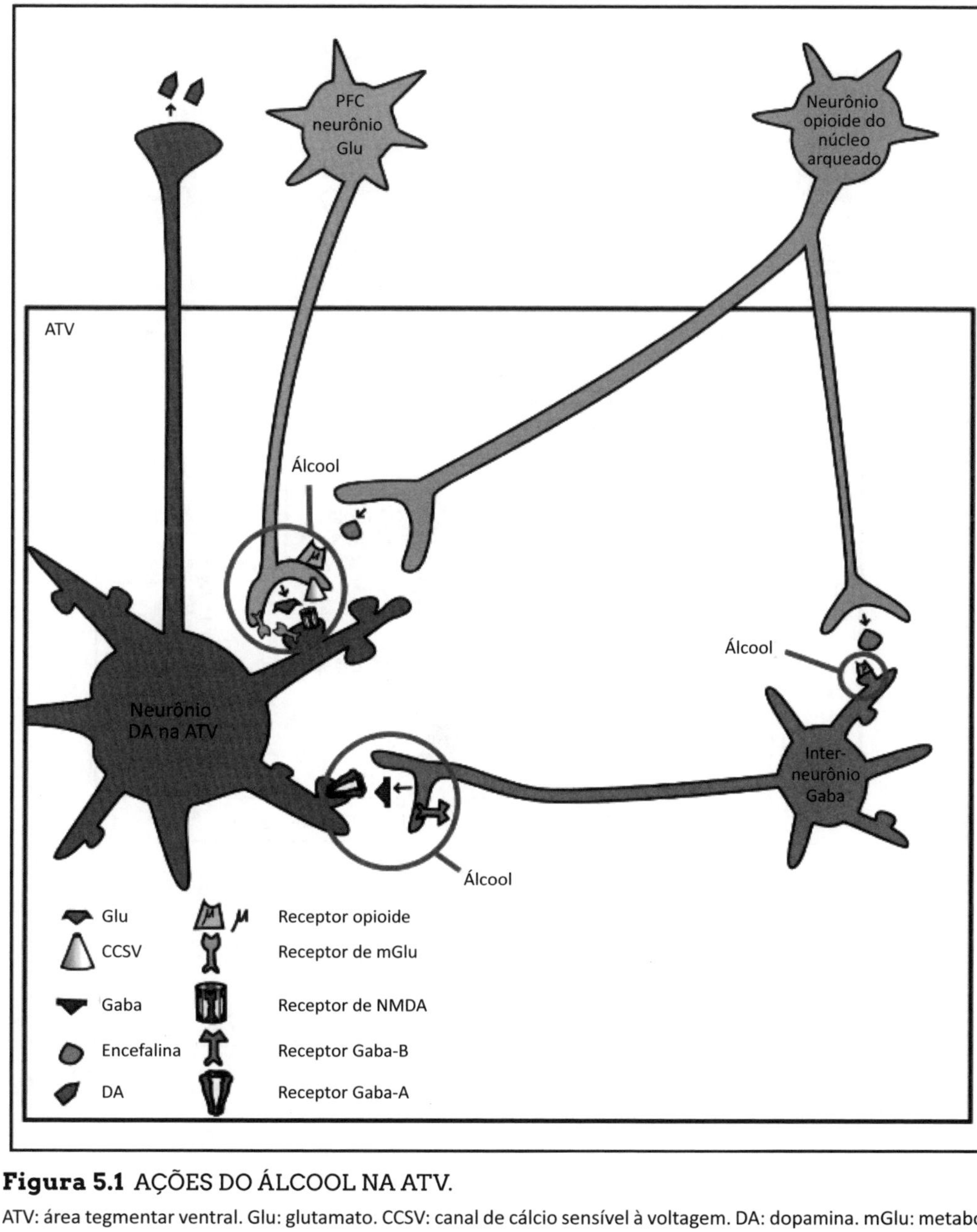

Figura 5.1 AÇÕES DO ÁLCOOL NA ATV.

ATV: área tegmentar ventral. Glu: glutamato. CCSV: canal de cálcio sensível à voltagem. DA: dopamina. mGlu: metabotrópico de glutamato. NMDA: N-metil-D-aspartato. Gaba: ácido gama-aminobutírico.

Fonte: Adaptada de Stahl e Grady.[13]

zos motores e cognitivos, além de hipotermia. Acredita-se que as duas drogas ajam de maneira inespecífica, alterando a fluidez das membranas neuronais. O sistema endocanabinoide parece modular os efeitos do etanol no sistema de recompensa cerebral, inibindo

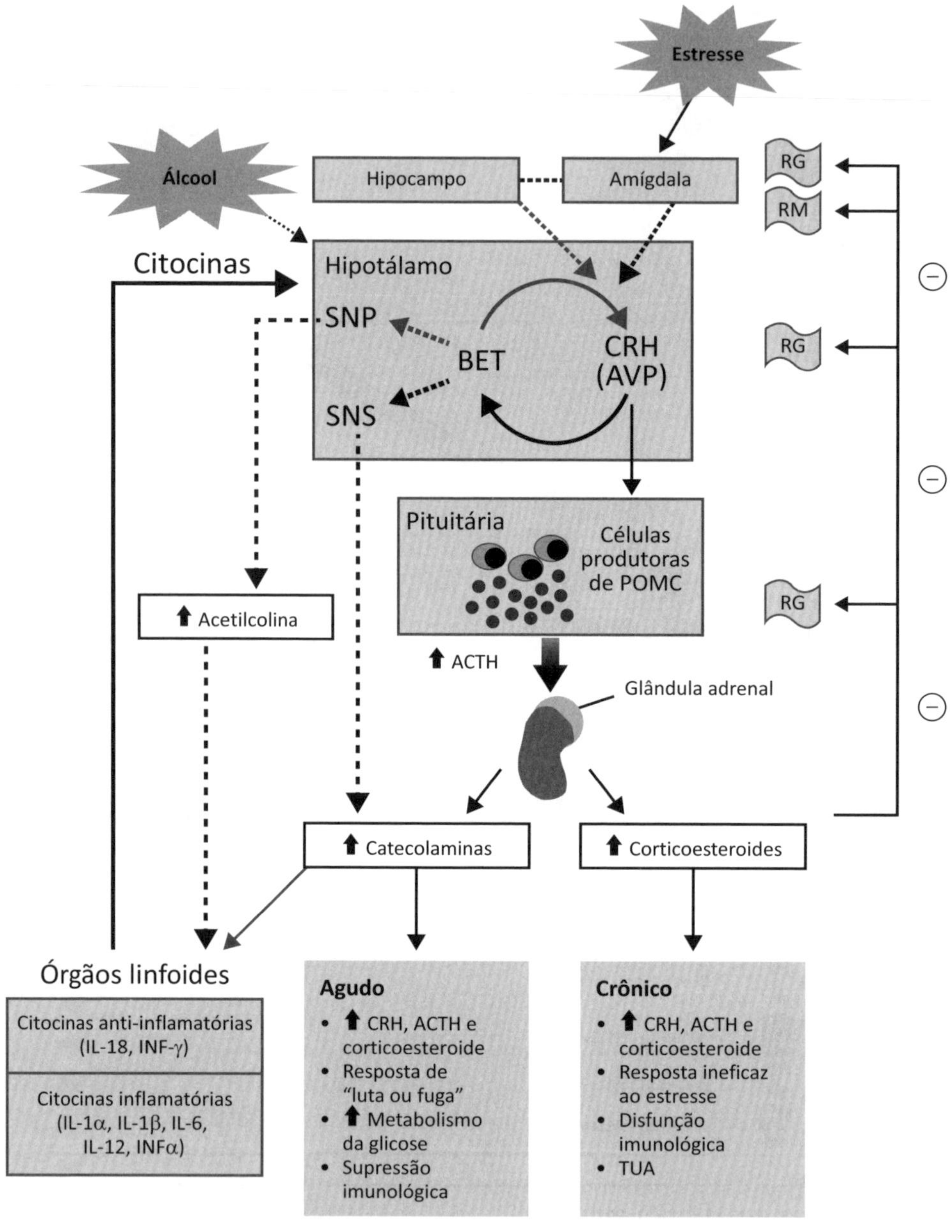

Figura 5.2 EFEITO DO ÁLCOOL NO EIXO HHA.

CRH: hormônio liberador de corticotrofina. AVP: arginina vassopressiva. POMC: pró-opiomelanocortina. BET: betaendorfina. SNS: sistema nervoso simpático. SNP: sistema nervoso parassimpático. RG: receptores de glicocorticoides. RM: receptores de mineralocorticoides.

Fonte: Adaptada de Rachdaoui e Sarkar.[8]

a liberação de DA no núcleo *accumbens* e diminuindo, assim, a sensação de bem-estar.[15]

EXPOSIÇÃO CRÔNICA AO ÁLCOOL

O uso crônico de álcool parece gerar a *down-regulation* da sinalização dopaminérgica no sistema de recompensa mesocorticolímbico, a hiperatividade da sinalização glutamatérgica (*up-regulation* dos receptores NMDA) e a desregulação do sistema de estresse cerebral. A *up-regulation* nos receptores NMDA aumenta o influxo de cálcio intracelular, o que diminui a plasticidade neuronal.[16] O processo que se instala é uma degeneração ou morte neuronal (excitotoxicidade) em regiões específicas do SNC, como hipocampo, córtex e estriado.[17]

O consumo crônico também aumenta a transmissão basal gabaérgica (Gaba A e B).[5] A ação nos receptores Gaba contribui para os efeitos agudos e crônicos do etanol, como sedação, tolerância e abstinência.[9] O TUA pode estar relacionado à diminuição da atividade dos receptores Gaba A.[2]

A ingestão crônica gera, ainda, alterações no eixo HHA, isto é, ele deixa de realizar o controle do *feedback* negativo e aumenta as citocinas inflamatórias, que levam à intolerância ao estresse, à disfunção imunológica e ao TUA.[8] Indivíduos com histórico familiar de TUA apresentam hiper-responsividade da resposta ao estresse, mediada pelo eixo HHA.[8]

Sob efeito do uso crônico de álcool, o sistema opioide aumenta a transmissão mediada pelos MOR, cuja ligação com as endorfinas endógenas produz reforço positivo, o que aumenta a motivação para beber e recair. A naltrexona (antagonista dos MOR e agonista parcial do receptor *kappa* de opioide – KOR) reduz a fissura por álcool e as recaídas em indivíduos com TUA.[18]

Por fim, o uso crônico de álcool diminui a expressão dos receptores CB1 em diversas áreas cerebrais, além de prejudicar a transdução do sinal, porque diminui a afinidade desses receptores com a proteína G. A inibição do CB1 reduz o consumo e a preferência pelo álcool.[3]

REFERÊNCIAS

1. Volkow ND, Morales M. The brain on drugs: from reward to addiction. Cell. 2015;162(4):712-25.

2. Mitchell JM, O'Neil JP, Janabi M, Marks SM, Jagust WJ, Fields HL. Alcohol consumption induces endogenous opioid release in the human orbitofrontal cortex and nucleus accumbens. Sci Transl Med. 2012;4(116):116ra6.

3. Calabresi P, Picconi B, Tozzi A, Di Filippo M. Dopamine-mediated regulation of corticostriatal synaptic plasticity. Trends Neurosci. 2007;30(5):211-9.

4. Marty VN, Spigelman I. Effects of alcohol on the membrane excitability and synaptic transmission of medium spiny neurons in the nucleus accumbens. Alcohol. 2012;46(4):317-27.

5. Roberto M, Gilpin NW, Siggins GR. The central amygdala and alcohol: role of γ-aminobutyric acid, glutamate, and neuropeptides. Cold Spring Harb Perspect Med. 2012;2(12):a012195.

6. Thompson T, Oram C, Correll CU, Tsermentseli S, Stubbs B. Analgesic effects of alcohol: a systematic review and meta-analysis of controlled experimental studies in healthy participants. J Pain. 2017;18(5):499-510.

7. Lovinger DM, Roberto M. Synaptic effects induced by alcohol. Curr Top Behav Neurosci. 2013;13:31-86.

8. Rachdaoui N, Sarkar DK. Pathophysiology of the effects of alcohol abuse on the endocrine system. Alcohol Res. 2017;38(2):255-76.

9. Domi E, Domi A, Adermark L, Heilig M, Augier E. Neurobiology of alcohol seeking behavior. J Neurochem. 2021;57(5):1585-614.

10. Vengeliene V, Bilbao A, Molander A, Spanagel R. Neuropharmacology of alcohol addiction. Br J Pharmacol. 2008;154(2):299-315.

11. Wang J, Carnicella S, Phamluong K, Jeanblanc J, Ronesi JA, Chaudhri N, et al. Ethanol induces long-term facilitation of NR2B-NMDA receptor activity in the dorsal striatum: implications for alcohol drinking behavior. J Neurosci. 2007;27(13):3593-602.

12. Featherstone DE. Intercellular glutamate signaling in the nervous system and beyond. ACS Chem Neurosci. 2010;1(1):4-12.

13. Stahl SM, Grady MM. Álcool. In: Stahl SM, Grady MM, organizadores. Transtornos relacionados a substâncias e do controle de impulsos ilustrados. Porto Alegre: Artmed; 2016. p. 45-70.

14. Kash TL, Matthews RT, Winder DG. Alcohol inhibits NR2B-containing NMDA receptors in the ventral bed nucleus of the stria terminalis. Neuropsychopharmacology. 2008;33(6):1379-90.

15. Yin HH, Park BS, Adermark L, Lovinger DM. Ethanol reverses the direction of long-term synaptic plasticity in the dorsomedial striatum. Eur J Neurosci 2007;25(11):3226-32.

16. Lack AK, Diaz MR, Chappell A, DuBois DW, McCool BA. Chronic ethanol and withdrawal differentially modulate pre and postsynaptic function at glutamatergic synapses in rat basolateral amygdala. J Neurophysiol. 2007;98(6):3185-96.

17. Fujii S, Yamazaki Y, Sugihara T, Wakabayashi I. Acute and chronic ethanol exposure differentially affect induction of hippocampal LTP. Brain Res. 2008;1211:13-21.

18. Zhou Y, Kreek MJ. Kappa opioid receptors and Mu opioid receptors as combined targets for medication development for alcoholism. Biol Psychiatry. 2019;86(11):809-10.

CAPÍTULO 6

FATORES DE RISCO E PROTEÇÃO RELACIONADOS AO USO DE ÁLCOOL NA INFÂNCIA E NA ADOLESCÊNCIA

Ana Cecilia Petta Roselli Marques

Fatores de risco (FRs) são condições vivenciadas na infância e na adolescência que se associam a uma alta probabilidade de ocorrência de resultados negativos ou indesejáveis durante a vida, afetando o equilíbrio biológico e psicossocial.[1] Eles podem ser classificados como:

- fixos (gênero e contexto perinatal) ou variáveis (amigos e acesso);
- individuais (genéticos e congênitos) e epigenéticos (cuidados parentais, uso precoce e influência de familiares, amigos e mídia);
- diretos (causais) ou indiretos (moduladores);
- predisponentes (timidez), precipitantes (amigos, deficiência na aprendizagem) e perpetuantes (cultura de tolerância, pais omissos);
- intrínsecos e extrínsecos.

Na maioria dos casos, o que se observa no desenvolvimento dos transtornos relacionados ao uso de álcool (TRAs) e do transtorno por uso de álcool (TUA) na adolescência é um determinismo produzido pela interação de múltiplos fatores, muitos deles já presentes na infância.[2]

Os FRs mais estudados são: (1) transtornos mentais não detectados e não tratados na infância e na adolescência; (2) prejuízo das funções parentais, sendo a negligência o mais relevante; (3) qualquer tipo de abuso na infância; (4) exposição fetal a substâncias de abuso (SAs); (5) ambientes familiar e social com usuários e permissivos para o uso; (6) genética; (7) uso precoce de álcool e/ou tabaco; e (8) participação em grupo de usuários.[3,4]

FATORES DE RISCO NA INFÂNCIA

Resguardadas dos FRs por um maior número de fatores de proteção (FPs), as crianças por muito tempo não desenvolveram comportamento de uso de SAs, diferentemente do que é observado hoje. Crianças portadoras de determinados transtornos biológicos, mentais ou comportamentais submetidas a um ambiente estressor, isto é, com eventos que gerem insegurança, medo ou outro tipo de sofrimento, têm maior probabilidade de alterar seu desenvolvimento e desapegar-se dos âmbitos acadêmico e social quando comparadas com crianças que não estiveram em tal contexto.[5,6]

A relação entre o TUA e outros transtornos psiquiátricos é complexa. Copeland e colaboradores[7] constataram que qualquer diagnóstico psiquiátrico na infância ou na adolescência aumenta em cinco vezes o risco de uma criança se envolver com SAs (em comparação aos controles). Transtornos externalizantes, como o transtorno do controle de impulsos, o transtorno de déficit de atenção/hiperatividade (TDAH) e o transtorno de oposição desafiante (disruptivo), se não tratados, mostram uma associação altamente prevalente com o transtorno por uso de substâncias (TUS).[8,9]

Um dos mais importantes FRs relacionados à família são os maus-tratos (abuso ou negligência), pois produzem um déficit nas habilidades da criança de regular afeto e comportamento, com prejuízo crescente ao longo da vida.[10] A expectativa dos filhos em relação às atitudes dos pais modula seus próprios comportamentos, além de alterar a saúde física, mental e social transgeracionalmente.[11]

O papel dos pais e de outros membros do ambiente familiar, seguido das funções do professor e da comunidade, marca o desenvolvimento da criança e do adolescente. Conflitos familiares, práticas parentais ineficazes, depressão parental e desorganização ou perda do vínculo com uma das figuras parentais podem desencadear um comportamento agressivo na criança, bem como aumentar o risco de um adolescente cometer atos infracionais e usar SAs.[12]

Existem outros FRs relacionados à família:

a distribuição desigual de autoridade e poder;
b falta de diferenciação de papéis, levando ao "apagamento" de limites entre os membros;
c diálogo difícil e agressivo, produzindo estresse crônico;
d isolamento social;
e falta de afetividade manifesta entre o casal parental e entre o casal e seus filhos;
f crises conjugais com separação conflituosa, crise por desemprego, morte, doença grave, entre outras causas.[13,14]

A exposição a estresse crônico na gestação, assim como a SAs (mesmo em baixas doses), dificulta a adaptação da criança aos diferentes ambientes e aumenta o risco de uso de SA na adolescência.[15,16] Por sua vez, a presença de genes de expressão imediata e intensa (*immediate early genes* – IEGs) determina áreas hipersensíveis em circuitos cerebrais envolvidos no TUS e pode explicar a maior vulnerabilidade entre seus portadores,[17] vulnerabilidade que também existe naqueles que têm familiar de primeiro grau com TUA.[18]

No Brasil, até os 10 anos, as crianças não fumam e não prospectam o uso do tabaco, diferentemente do que acontece com a bebida alcoólica: elas dizem que "em algum momento na vida, antes dos 18 anos, vão beber".[19]

O Quadro 6.1, a seguir, elenca os principais FRs e FPs na infância.

FATORES DE RISCO NA ADOLESCÊNCIA

As especificidades existenciais da adolescência, como o comportamento de desafio às regras e a crença na própria onipotência, ou ainda as alterações neuroquímicas relacionadas ao amadurecimento cerebral, desestabilizam áreas de autocontrole e podem levar a episódios disruptivos, como o uso de SAs.[20]

Achados do final da década de 1990 já mostravam que experimentar álcool, tabaco e maconha precocemente aumenta a chance de adolescentes usarem outras SAs.[21] Se fumantes, eles são nove vezes mais suscetíveis a receber diagnóstico de abuso e TUA e 13 vezes mais suscetíveis a diagnóstico de abuso e TUS (quando comparados com adolescentes que não fumam).[22] Um relatório da Organização Mundial da Saúde (OMS) sobre jo-

Quadro 6.1 RESUMO DOS FRS E FPS NA INFÂNCIA

Fatores de risco	Domínios	Fatores de proteção
Agressividade Falta de autocontrole Temperamento difícil	Individual	Resiliência Autocontrole Empatia
Desapego Negligência Contexto permissivo e com usuários Pobreza e violência	Familiar	Apego intenso Supervisão e envolvimento Limites e regras Respeito a normas
Relacionamento pobre Falha acadêmica	Escolar	Apego Competência acadêmica
Relacionamento pobre Contexto permissivo e com usuários Violência	Comunitário	Interação e clareza de papéis Apego e coalizão intersetorial Acolhimento e oportunidades

vens e álcool ressaltou que o abuso de álcool se associa a insucesso acadêmico, acidentes, violência, uso de tabaco e tabagismo, uso de substâncias ilícitas e sexo desprotegido.[23] No Brasil, entre jovens que bebem regularmente, 21,8% já se embriagaram.[24] Intoxicar-se triplica a chance de atividade sexual sem proteção, o que se associa a doenças infecciosas, gravidez indesejada e violência sexual.[25] Dados nacionais mostram que o uso de álcool e maconha antecipa a atividade sexual de risco, sem preservativos, e a prostituição.[26]

Na adolescência, natural e processualmente, o jovem se afasta da família e adere ao seu grupo. Se o grupo experimenta SAs, o jovem vulnerável terá mais chance de usá-las (por pressão), com mais ou menos riscos. Se a experimentação for com álcool e maconha e ocorrer antes dos 13 anos, a chance de o jovem ter TUA e/ou se envolver com outras SAs é maior.[27] Brook e Brook[28] descreveram o efeito *loops*, que consiste na maior chance de o usuário fazer amigos que também são usuários, o que mantém ou intensifica essa relação.

As normas familiares e sociais têm o poder de influenciar significativamente a iniciação.[29] Um estilo de vida não convencional, a busca por novas sensações, a rebeldia, o comportamento desviante e a baixa escolaridade do adolescente e de seus familiares tolerantes a esses comportamentos são preditores importantes.[30] Falta de suporte parental, pais e irmãos usuários, atitudes permissivas dos pais perante o uso e sua incapacidade de controlar os filhos por meio de regras predispõem à iniciação precoce e, em seguida, a uma "carreira de usuário", que pode levar ao TUA e a outros transtornos mentais.[31] Gestantes usuárias de álcool têm mais chance de ter um filho adolescente usuário, o que afeta a todos na família.[32,33]

Entre todos os FRs que desencadeiam o uso de SAs na adolescência, um dos mais importantes é o enfrentamento de emoções negativas, isto é, do sofrimento psíquico decorrente de transtornos de humor e ansiedade, sentimentos de culpa e baixa autoestima, desconforto físico e dor sem causa.[34] Cerullo e Strakowski[35] verificaram que 40% dos portadores de transtorno afetivo bipolar apresentam TUS. Entre os pacientes com TUS, estima-se que 30 a 80% tenham outra comorbidade, sendo os transtornos de ansiedade, de conduta, de humor unipolar e o TDAH os mais frequentes.[36]

Existem duas hipóteses sobre o uso de qualquer SA associado a transtornos mentais na adolescência: aquela que considera a existência de vulnerabilidade mental primária (depressão e/ou ansiedade, TDAH), uso pesado (consumo de mais de cinco doses por ocasião) ou *binge drinking* (quatro doses de consumo compulsivo para menina e cinco para menino em duas horas), que mais tarde configura um transtorno mental; e outra que considera uso precoce, *binge drinking* ou uso pesado de álcool, responsável por modificações neuroquímicas e neurobiológicas, alterando estruturas cerebrais, cognição e comportamento e vulnerabilizando o adolescente para TUA e outros transtornos (uso de nicotina e outras SAs, conduta e ideação suicida), sexo sem proteção e direção imprudente.[37-39] Genética, TDAH, ansiedade, ambiente disruptivo e uso precoce de SAs compõem uma "fórmula" com alta probabilidade de evoluir para TUA.

A sociedade adota atitudes paradoxais diante do fenômeno: de um lado, condena o abuso entre jovens; de outro, aceita propagandas que mostram uma visão positiva do consumidor, induzem os jovens a perceber o consumo de álcool como algo onipresente (o que culmina na expectativa de consumir álcool na vida adulta) e influenciam o seu uso frequente.[40] A aceitação do comportamento diminui a percepção de risco e aumenta o consumo.[41]

O Quadro 6.2, a seguir, sintetiza os FRs e os FPs relacionados a transtornos mentais e TUS na adolescência.

Quadro 6.2 FRS E FPS PARA TRANSTORNOS MENTAIS E TUS NA ADOLESCÊNCIA

	Fatores de risco	Domínios	Fatores de proteção
D D D D D D D D D A A AS AS AS AS E E TC	• Apego inseguro • Instabilidade emocional na infância • Timidez • Sexo feminino • Puberdade precoce • Temperamento difícil • Baixa autoestima • Ansiedade • Distimia • Manejo social pobre, timidez • Necessidade de aprovação social, baixa autoestima • Agressividade ao contestar • Atitudes favoráveis ao uso de drogas • Uso precoce de SA • Comportamento antissocial • Dano mental • Uso precoce de *Cannabis* • Exposição a mercúrio na infância (neurotoxinas)	Individual	• Desenvolvimento físico, acadêmico e intelectual normal • Autoestima positiva • Autorregulação emocional • Autocontrole • Resiliência • Manejo social e habilidade de resolver problemas • Apego a pelo menos dois grupos (escola, amigos, esportes, atletismo, religião, trabalho, cultura)
D D	• Depressão parental • Conflitos entre pais e filhos desde a infância	Familiar	• Estrutura, limites, regras, supervisão e planejamento do futuro providos pela família

➥

Quadro 6.2 FRS E FPS PARA TRANSTORNOS MENTAIS E TUS NA ADOLESCÊNCIA

	Fatores de risco	Domínios	Fatores de proteção
D	• Pais negligentes		• Suporte social provido pela família
D	• Ambiente familiar conflituoso (até por AS)		• Expectativas de comportamentos, ética e outros valores morais
D	• Abuso e maus-tratos na infância		
D	• Mãe solteira (meninas)		
D	• Divórcio		
D	• Conflito entre o casal		
D	• Conflito na família		
D	• Pais com ansiedade		
A	• Conflito parental/casamento		
A	• Conflito familiar (entre pais e filhos, entre filhos)		
A	• Pais que abusam de substâncias		
A	• Pais desempregados		
AS	• Falta de supervisão dos pais		
AS	• Apego pobre com os pais		
AS	• Disfunção familiar		
E	• Familiar com esquizofrenia		
E	• Supervisão parental pobre		
TC	• Depressão parental		
TC	• Abuso sexual		
D	• Pobreza	Escolar Comunitário	• Presença de mentores para desenvolver manejo e atingir os interesses
D	• Desenvolvimento acadêmico pobre		• Oportunidades de engajamento na escola e na comunidade
D	• Rejeição pelo grupo		• Apego a grupos homogêneos quanto ao padrão socioeconômico, cultural e espiritual
D	• Estresse crônico na comunidade e na escola		• Normas positivas
D	• Violência na comunidade e na escola		• Expectativas claras quanto ao futuro
D	• Eventos traumáticos frequentes		• Segurança física, emocional e social
D	• Abandono escolar		
A	• Falta de apego à escola		
A	• Ausência de expectativas para o ensino superior		
A	• Agressividade contra o grupo		
A	• Associação com grupos de usuários		
A	• Normas sociais e comunitárias de uso		
E	• Ambiente urbano		
E	• Pobreza		
TC	• Associação com grupos desviantes		
TC	• Perda de relacionamento com amigos próximos		

D: depressão; A: ansiedade; AS: abuso de substância; E: esquizofrenia; TC: transtorno de conduta.

Fonte: Adaptado de O'Connell e colaboradores.[21]

FATORES DE PROTEÇÃO: FAMÍLIA E SOCIEDADE

Os FPs são classificados nas três categorias a seguir:[42-44]

a atributos disposicionais da criança ou do adolescente (autonomia, autoestima, resiliência e orientação social positiva);
b características da família (apego, coesão, afetividade e ausência de conflitos);
c apoio institucional para todos (grupos sociais, suporte cultural, atendimento médico ou psicológico e instituições religiosas).

Temperamento positivo, inteligência acima da média e competência social (sucesso acadêmico, participação em atividades diversas, socialização fácil, autoestima adequada e senso de eficácia) protegem desde a infância. Crianças com sensibilidade às mudanças ambientais, com capacidade de pedir ajuda e despertar atenção positiva, com habilidades para resolver problemas e que se acreditam capazes de promover transformações com eficiência estão protegidas. Estudos com crianças resilientes de 5 anos ou mais mostraram que, mesmo diante de adversidades (pobreza, transtorno mental parental, prematuridade, baixo peso, necessidade de viver em abrigo, pais divorciados em conflito), se há suporte social e mãe com saúde mental, as crianças são capazes de definir objetivos na vida e realizar seus sonhos.[45]

A criança não é simplesmente um recipiente passivo das influências familiares; ela participa das interações. Se positiva, a interação familiar – isto é, o modo como a família garante segurança e saúde (vacinação e nutrição) – reduz comportamentos de risco na adolescência.[46] A influência dos pares é determinante para o início de comportamentos de risco nessa etapa (uso de SAs e atos delinquentes), mas a preocupação dos jovens com a desaprovação dos pais muda o resultado da interação.[47]

A oportunidade de interagir com qualidade fora da família, o maior grau de escolaridade da mãe, o estilo parental positivo, a ausência de transtornos de humor e uma rede social estabelecida podem diminuir a expectativa de consequências negativas ao longo da vida. Cuidados desenvolvidos pela escola e pela comunidade, como o acolhimento afetivo com um cuidador alternativo (avós, irmãos, amigos e professores) que mantém a disciplina, diminuem o risco de uso, mesmo com genética positiva.[44]

Outros FPs estudados são:[48]

a relacionamento positivo com ao menos um adulto significativo (parente ou não);
b existência de uma "âncora" religiosa ou espiritual (fornece senso de significado);
c inteligência emocional;
d habilidade para manejar o estresse.

A comunidade influencia a criança e o jovem de forma complexa, mas é sempre mediada pelo comportamento parental. Quando existem medidas de controle da oferta em funcionamento na comunidade, o modelo de proteção é mais eficaz, pois há riscos que não são tangíveis.

COMO APLICAR O MODELO DE PROTEÇÃO E RISCO NA AVALIAÇÃO DOS USUÁRIOS DE ÁLCOOL NA PRÁTICA CLÍNICA?

Na fase inicial da adolescência, dos 12 aos 15 anos, 50% dos jovens já experimentaram SAs (principalmente álcool) e tendem a desenvolver um perfil de experimentador de múltiplas substâncias com padrão de abuso no mundo. Desse total, 20 a 30% apresentam alguma consequência relacionada e não preenchem critérios de tolerância e TUS. Portanto, esse é um momento importante para investigar, detalhadamente, FRs e FPs a fim de prevenir mais problemas e a incidência de transtornos. Se o adolescente já desenvolveu o TUA – uma doença do cérebro adquirida, crônica, multicausal e grave –, a intervenção terapêutica deve ser imediata.

A entrevista inicial é realizada com o adolescente e complementada pelos pais ou responsáveis na forma de uma "linha da vida", uma biografia com sintomas e sinais biológicos físicos e mentais, eventos importantes, antecedentes familiares, entre outros dados. Ela serve de base para a construção do diagnóstico situacional e de um projeto terapêutico individualizado, rumo à estabilização e ao plano de vida.

CASO CLÍNICO

GA, 16 anos, segunda filha, cursa o ensino médio e costumava ter um bom desempenho acadêmico, mas atualmente está alterada: tem insônia e irritabilidade, chora à toa, menciona desânimo e desmaia eventualmente. Há dois anos, quando os pais a levaram a um neurologista, recebeu diagnóstico de epilepsia e tratamento com fenobarbital, ácido valproico, carbonato de lítio e venlafaxina, mas não houve melhora até o momento. Os pais cuidam de uma propriedade rural, e sua irmã mais velha mora sozinha em outra cidade. GA mora com a avó materna, as tias maternas e uma prima de 4 anos na cidade, a fim de estudar.

O exame físico está normal, assim como todos os complementares. No exame psiquiátrico, a paciente resiste ao contato, responde com frases curtas, de cabeça baixa e por insistência. Ela relata que não se sente bem na escola, que sofre *bullying*, que está desatenta (não consegue se concentrar) e que chora e se corta com estilete nos braços e nas coxas, pois se acha muito burra, feia e desajeitada. Pensa e planeja sua morte frequentemente, pois sua vida não tem sentido. A Figura 6.1 apresenta os FRs e os FPs na linha do tempo da paciente.

Sobre os fatores de risco

O controle dos FRs com vistas à construção de um modelo de proteção para a paciente deveria ter começado na infância, pois ela já apresentava sintomas e sinais de desregulação emocional, como medos frequentes, insônia, falta de autocontrole, impulsividade e irritabilidade. Os pais não buscaram orientação; além disso, nem a família, nem a escola percebeu ou valorizou seu sofrimento. GA se desenvolve sem resiliência e sem autocontrole. Os pais não impõem limites nem desenvolvem apego suficiente para que ela se sinta segura; ademais, eles são permissivos.

Posteriormente, GA passa a sofrer estresse ainda maior (*bullying*) no convívio com familiares e colegas. Assim, a "balança" de equilíbrio e qualidade de vida pesa para o lado dos FRs: GA produz lesões, pensa em se suicidar e entra para um grupo de usuários de SAs, antecipando a atividade sexual com promiscuidade. Sem melhora, começa a usar SAs.

REFERÊNCIAS

1. Mota NR, Ramos SP, Campana AAM, BAU CHD. Infância e vulnerabilidades. In: Garcia F, Costa MR, Guimarães LP, Neves MCL, organizadores. Vulnerabilidades e o uso de drogas. Belo Horizonte: CRR; 2016.

2. Kramer JR, Chan G, Dick DM, Kuperman S, Bucholz KK, Edenberg HJ, et al. Multiple-domain predictors of problematic alcohol use in young adulthood. J Stud Alcohol Drugs. 2008;69(5):649-59.

3. Maggs JL, Patrick ME, Feinstein L. Childhood and adolescent predictors of alcohol use and problems in adolescence and adulthood in the National Child Development Study. Addiction. 2008;103 Suppl 1:7-22.

4. Blair C, Raver CC. Poverty, stress, and brain development: new directions for prevention and intervention. Acad Pediatr. 2016;16(3 Suppl):S30-6.

5. Otten R, Mun CJ, Shaw DS, Wilson MN, Dishion TJ. A developmental cascade model for early adolescent-onset substance use: the role of early childhood stress. Addiction. 2019;114(2):326-34.

6. Moustafa AA, Parkes D, Fitzgerald L, Underhill D, Garami J, Levy-Gigi E, et al. The relationship between childhood trauma, early-life stress, and alcohol and drug use, abuse, and addiction: an integrative review. Curr Psychol. 2021;40:579-84.

7. Copeland WE, Wolke D, Shanahan L, Costello EJ. Adult functional outcomes of common childhood psychiatric problems: a prospective, longitudinal study. JAMA Psychiatry. 2015;72(9):892-9.

8. Charach A, Yeung E, Climans T, Lillie E. Childhood attention-deficit/hyperactivity disorder and future substance use

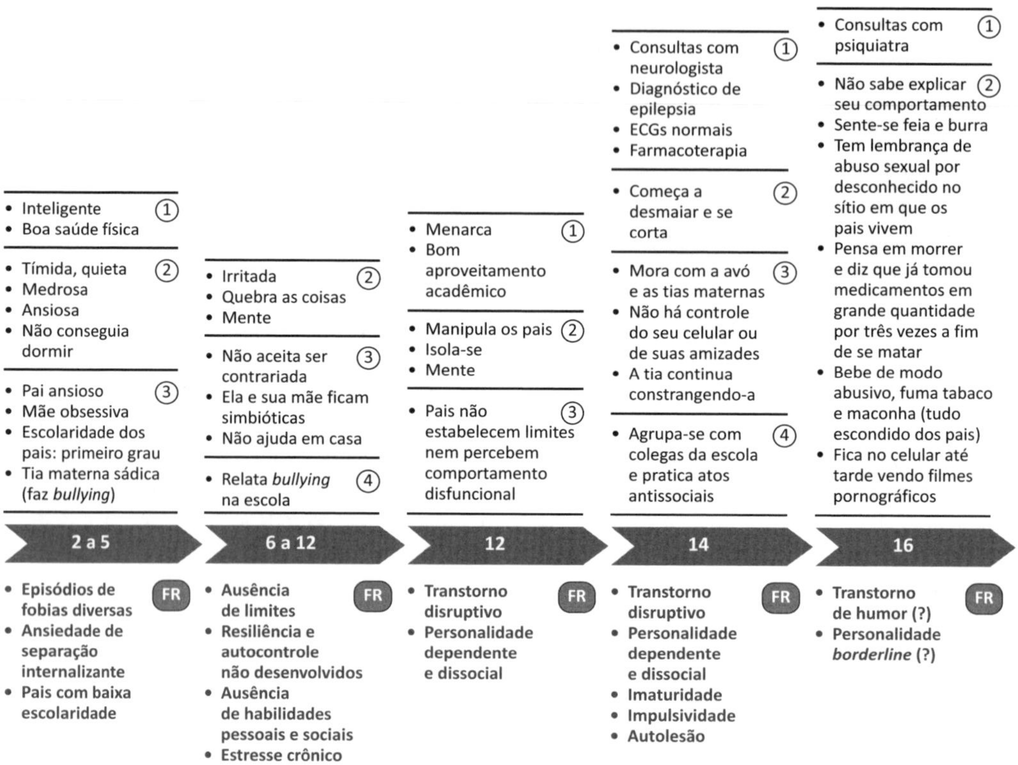

① FP biológico na primeira e na segunda infâncias + FP relacionado a bom desempenho acadêmico e desenvolvimento biológico adequado na adolescência

② FR intrínseco na primeira e na segunda infâncias e na primeira e na segunda fases da adolescência

③ FR relacionado à família na primeira e na segunda infâncias, bem como na primeira e na segunda fases da adolescência

④ FR ambiental relacionado a grupo de amigos e falta de controle da oferta de drogas

Somatória do quadro atual: FR >>>> FP

Figura 6.1 FRS E FPS NA LINHA DO TEMPO DA PACIENTE.

disorders: comparative meta-analyses. J Am Acad Child Adolesc Psychiatry. 2011;50(1):9-21.

9. Oshri A, Kogan SM, Kwon JA, Wickrama KAS, Vanderbroek L, Palmer A, et al. Impulsivity as a mechanism linking child abuse and neglect with substance use in adolescence and adulthood. Dev Psychopathol. 2018;30(2):417-35.

10. Raitasalo K, Holmila M. Parental substance abuse and risks to children's safety, health and psychological development. Drugs Educ Prev Policy. 2017;24(1):17-22.

11. Meulewaeter F, Schauwer E, Pauw SSW, Vanderplasschen W. I grew up amidst alcohol and drugs: a qualitative study on the lived experiences of parental substance use among adults who developed substance use disorders themselves. Front. Psychiatry. 2022;13:768802.

12. Buu A, Dipiazza C, Wang J, Puttler LI, Fitzgerald HE, Zucker RA. Parent, family, and neighborhood effects on the development of child substance use and other psychopathology from preschool to the start of adulthood. J Stud Alcohol Drugs. 2009;70(4):489-98.

13. Haugland SH, Carvalho B, Stea TH, Strandheim A, Vederhus JK. Associations between parental alcohol problems in childhood and adversities during childhood and later adulthood: a cross-sectional study of 28047 adults from the general population. Subst Abuse Treat Prev Policy. 2021;16(1):47.

14. Khemiri L, Larsson H, Kuja-Halkola R, D'Onofrio BM, Lichtenstein P, Jayaram-Lindström N, et al. Association of parental substance use disorder with offspring cognition: a population family-based study. Addiction. 2020;115(2):326-36.

15. Nomura Y, Zhang W, Hurd YL. Stress in pregnancy: clinical and adaptive behavior of offspring following Superstorm Sandy. Dev Psychopathol. 2021;1-11.

16. Mamluk L, Edwards HB, Savović J, Leach V, Jones T, Moore THM, et al. Low alcohol consumption and pregnancy and childhood outcomes: time to change guidelines indicating apparently "safe" levels of alcohol during pregnancy? A systematic review and meta-analyses. BMJ Open. 2017;7(7):e015410.

17. Reilly MT, Noronha A, Goldman D, Koob GF. Genetic studies of alcohol dependence in the context of the addiction cycle. Neuropharmacology. 2017;122:3-21.

18. Verhulst B, Nealem MC, Kender KS. The heritability of alcohol use disorders: a meta-analysis of twin and adoption studies. Psychol Med. 2015;45(5):1061-72.

19. Pinsky I, Silva MT. A frequency and content analysis of alcohol advertising on Brazilian television. J Stud Alcohol. 1999;60(3):394-9.

20. Nigg JT, Wong MM, Martel MM, Jester JM, Puttler LI, Glass JM, et al. Poor response inhibition as a predictor of problem drinking and illicit drug use in adolescents at risk for alcoholism and other substance use disorders. J Am Acad Child Adolesc Psychiatry. 2006;45(4):468-75.

21. O'Connell ME, Boat T, Warner KE, editors. Preventing mental, emotional, and behavioral disorders among young people: progress and possibilities. Washington: National Academies Press; 2009.

22. Merline A, Jager J, Schulenberg JE. Adolescent risk factors for adult alcohol use and abuse: stability and change of predictive value across early and middle adulthood. Addiction. 2008;103 Suppl 1:84-99.

23. World Health Organization. Global status report on alcohol and health 2018 [Internet]. Geneva: WHO; 2018 [capturado em 11 jul. 2022]. Disponível em: https://www.who.int/publications/i/item/9789241565639.

24. Instituto Brasileiro de Geografia e Estatística. Pesquisa Nacional de Saúde Escolar 2019. Rio de Janeiro: IBGE; 2021.

25. Abbey A. Alcohol-related sexual assault: a common problem among college students. J Stud Alcohol Suppl. 2002;(14):118-28.

26. Scivoletto S, Tsuji RK, Abdo CHN, Queiróz S, Andrade AG, Gattaz WF. Relação entre consumo de drogas e comportamento sexual de estudantes de segundo-grau de São Paulo. Rev Bras Psiquiatr. 1999;21(2):87-94

27. Zhang S, Wu S, Wu Q, Durkin DW, Marsiglia FF. Adolescent drug use initiation and transition into other drugs: a retrospective longitudinal examination across race/ethnicity, Addict Behav. 2021;113:106679.

28. Brook JS, Brook DW. Risk and protective factors for drug use. In: Mcoy CB, Metsch LK, Inciardi JA, editors. Intervening with drug-involved youth. Los Angeles: Sage; 1996. p. 23-43.

29. Kapetanovic S, Skoog T, Bohlin M, Gerdner A. Does one size fit all? Linking parenting with adolescent substance use and adolescent temperament. J Res Adolescence. 2020;30 Suppl 2:443-57.

30. Van Ryzin MJ, Fosco GM, Dishion TJ. Family and peer predictors of substance use from early adolescence to early adulthood: an 11-year prospective analysis. Addict Behav. 2012;37(12):1314-24.

31. Branstetter SA, Low S, Furman W. The influence of parents and friends on adolescent substance use: a multidimensional approach. J Subst Use. 2011;16(2):150-60.

32. Pfinder M, Liebig S, Feldmann R. Adolescents' use of alcohol, tobacco and illicit drugs in relation to prenatal alcohol exposure: modifications by gender and ethnicity Alcohol Alcohol. 2014;49(2):143-53.

33. Johnson AK, Fulco CJ, Augustyn MB. Intergenerational continuity in alcohol misuse: maternal alcohol use disorder and the sequelae of maternal and family functioning. Psychol Addict Behav. 2019;33(5):442-56.

34. Kuo PC, Huang JH, Wu SC, Chen WJ. Associations of parental and peer cross-substance use with 12–17-year-old adolescents' problematic alcohol use: a parent-child dyadic gender analysis. Drug Alcohol Depend. 2021;221:108611.

35. Cerullo MA, Strakowski SM. The prevalence and significance of substance use disorders in bipolar type I and II disorder. Subst Abuse Treat Prev Policy. 2007;2:29

36. Ruiz MA, Pincus AL, Schinka JA. Externalizing pathology and the five-factor model: a meta-analysis of personality traits associated with antissocial personality disorder, substance use disorders, and their co-occurrence. J Pers Disord. 2008;22(4):365-88.

37. Pei L, Wang Y, Wu Q, McCarthy KS, Wu S. The roles of neighborhood social cohesion, peer substance use, and adolescent depression in adolescent substance use. Child Youth Serv Rev. 2020;112:104931.

38. Kozak K, Lucatch AM, Lowe DJ, Balodis IM, MacKillop J, George TP. The neurobiology of impulsivity and substance use disorders: implications for treatment. Ann N Y Acad Sci. 2019;1451(1):71-91.

39. Ruan H, Zhou Y, Luo Q, Robert GH, Desrivières S, Quinlan EB, et al. Adolescent binge drinking disrupts normal trajectories of brain functional organization and personality maturation. Neuroimage Clin. 2019;22:101804

40. Saffer H. Alcohol advertising bans and alcohol abuse: an international perspective. J Health Econ. 1991;10(1):65-79.

41. García del Castillo JA, Cordeiro A. Percepção de risco associado ao consumo de álcool, tabaco e drogas. Salud y Drogas. 2009;9(1):57-78

42. Wen M. Social capital and adolescent substance use: the role of family, school, and neighborhood contexts. J Res Adolescence. 2017;27(2):362-78.

43. Cadet JL. Epigenetics of stress, addiction, and resilience: therapeutic implications. Mol Neurobiol. 2016;53(1):545-60.

44. Haggerty KP, Carlini BH. Understanding the intergenerational transmission of substance use and problem behavior:

implications for future research and preventive interventions. Psychol Addict Behav. 2020;34(8):894-7.

45. Martz ME, Zucker RA, Schulenberg JE, Heitzeg MM. Psychosocial and neural indicators of resilience among youth with a family history of substance use disorder. Drug Alcohol Depend. 2018;185:19820-6.

46. Ryan SM, Jorn AF, Lubman DI. Parenting factors associated with reduced adolescent alcohol use: a systematic review of longitudinal studies. Aust N Z J Psychiatry. 2010;44(9):774-83.

47. Grummitt L, Kelly E, Barrett E, Keyes K, Newton N. Targets for intervention to prevent substance use in young people exposed to childhood adversity: a systematic review. PLoS One. 2021;16(16):e0252815.

48. Stannis JJ, Andersen SL. Reducing substance use during adolescence: a translational framework for prevention. Psychopharmacology. 2014;231(8):1437-53.

PARTE III

QUADRO CLÍNICO

CAPÍTULO 7

AVALIAÇÃO INICIAL DO USUÁRIO DE ÁLCOOL NO SISTEMA DE SAÚDE

Ana Cecilia Petta Roselli Marques
Marcos Zaleski

O uso de substâncias de abuso (SAs) é um fenômeno bastante antigo, e o álcool, particularmente, se tornou um grave problema de saúde global. Tal consumo consiste em uma das principais causas de diversas doenças incapacitantes e é responsável por altas taxas de mortalidade precoce em vários países.[1] O perfil dos usuários hoje é de abusadores de múltiplas substâncias que, independentemente de gênero e classe socioeconômica, iniciam o consumo em idade precoce (aos 13 anos em média), o que causa ainda mais impacto na saúde e na vida, atingindo várias gerações.[2]

A Organização Mundial da Saúde (OMS), na 11ª edição da *Classificação internacional de doenças* (CID-11), classifica o usuário de álcool na seção de transtornos devidos ao uso de substâncias e comportamentos aditivos. Nessa seção, de acordo com o padrão, a CID-11 define o uso arriscado (como fator de risco à saúde) e o uso dependente.[3]

Para a Associação Psiquiátrica Americana (APA), existem dois tipos de adultos usuários de álcool: aquele que consome a substância e apresenta algum problema associado, mas cujo uso não tem relevância (transtorno relacionado ao uso de álcool – TRA); e aquele que tem necessidade de consumir mais doses em uma mesma situação, mantendo o consumo apesar dos problemas decorrentes (transtorno por uso do álcool – TUA). O TUA é uma síndrome formada por um conjunto de sintomas e sinais, de acordo com um *continuum* de comportamentos e consequências.[4]

Em torno de um quinto dos pacientes em atendimento na atenção primária à saúde bebe num nível considerado de alto risco.[5] O TUA é encarado como um dos problemas de saúde mais mal diagnosticados e manejados na medicina.[6] Os médicos não diagnosticam nem tratam o uso prejudicial ou o TUA com a mesma frequência e precisão que dedicam a outras doenças crônicas; as complicações clínicas ou psiquiátricas é que são observadas e diagnosticadas.[6,7] A demora em iniciar um tratamento e o tratamento inadequado pioram o prognóstico e mantêm a crença disfuncional de que os pacientes dependentes raramente se recuperam.[8]

Toda avaliação em saúde deve incluir uma investigação mínima sobre o uso de SA, pois em torno de 50% daqueles que iniciam o uso de álcool na primeira fase da adolescência apresentarão interações diversas com a bebida alcoólica até a idade adulta e, se houver detecção precoce, a intervenção poderá impedir o desenvolvimento do TUA.[9]

O Sistema Único de Saúde (SUS), principal modelo de assistência do país, que atende aproximadamente 76% da população brasileira, ilustra com o caso clínico a seguir a importância da avaliação inicial.[10]

CASO CLÍNICO

Paulo é um homem de 54 anos que atua como contador. Ele é casado há 20 anos, tem dois filhos e trabalha em um escritório de contabilidade há cinco anos. Vive em uma casa alugada, e sua esposa trabalha em uma escola como secretária.

- **Queixa**: irritabilidade, ansiedade e agitação psicomotora ao acordar, que culminaram em forte dor de cabeça, náuseas e piora do estado geral.
- **História da moléstia atual (HMA)**: após um final de semana de comemorações familiares, aniversários da mãe e da irmã, Paulo apresentou, na segunda-feira logo cedo, agitação psicomotora e irritabilidade, o que se agravou no final do dia com forte dor de cabeça, náuseas e diarreia. Ele buscou o pronto-socorro, e o médico que o atendeu diagnosticou sua primeira crise hipertensiva a esclarecer; após estabilizado, o paciente recebeu alta com um encaminhamento para a unidade básica de saúde (UBS) de referência. Por insistência da esposa, que o acompanhou, na terça pela manhã Paulo buscou atendimento. Na triagem da enfermagem, ele relatou que essa foi a primeira vez que apresentou o quadro. Para o médico generalista, relatou que há mais ou menos seis meses tem apresentado insônia, desânimo, cãibras e episódios de ansiedade. O relacionamento conjugal e sexual está comprometido, pois ele mudou seus horários de sono: acorda muito cedo e bastante irritado. Paulo relata que a esposa tem reclamado de sua mudança de humor, mas que ele mesmo não sabe o motivo de tal alteração.
- **Antecedentes pessoais**: considera-se tímido. Nunca teve problemas escolares, mas na adolescência isolou-se dos amigos. Considera-se, até hoje, mais ansioso do que sua irmã e seus pais. Atualmente está impaciente e desmotivado. Nunca teve problemas físicos nem psicológicos.
- **Genograma**: pai e mãe hipertensos; o pai era usuário social de bebidas alcoólicas, e a mãe não bebe. O pai faleceu aos 65 anos; era comerciante aposentado, abusava do álcool, tinha problemas hepáticos e também era ansioso. A mãe tem 75 anos, é dona de casa, hipertensa, obesa e ansiosa. A irmã tem 50 anos, é casada, tem um filho, é professora e fumante.
- **Rotina e hábitos**: pratica exercícios físicos de 2 a 3 vezes por semana, gosta de ler, mas não tem feito isso com regularidade. Alimenta-se bem, tem uma dieta saudável e às sextas-feiras, ao chegar do trabalho, toma vinho antes, durante e depois do jantar; o consumo de vinho também ocorre sábado, no almoço e no jantar, e domingo, no almoço. Na adolescência, experimentou cigarros de tabaco e maconha, mas os abandonou rápido.
- **Padrão de uso**: há cinco anos vem aumentando o número de doses; muitas vezes perde o controle, não lembrando o quanto bebeu, e não gosta disso. Conta que a esposa não bebe e que ela diz a ele, no dia seguinte, que não deve mais beber, pois preocupa a todos. Ele não associa as queixas atuais, ou a hipertensão arterial, ao hábito de beber descrito, pois aprendeu que o vinho melhora o sistema cardiovascular; além disso, nada tem alterado sua produtividade no trabalho ou na rotina de esportes. Os pais eram hipertensos, e ele acredita que tenha apresentado a crise devido a essa herança genética. O Quadro 7.1, a seguir, apresenta o curso e o padrão de uso da SA pelo paciente.

PADRÃO DE CONSUMO

Como mencionado, a investigação sobre o padrão de consumo de bebidas alcoólicas é muito relevante. Se o paciente utilizar cinco doses ou mais por situação e se o consumo for frequente, a chance de ele desenvolver tolerância e TUA aumenta; se o familiar confirmar, ela aumenta ainda mais.[11]

A variabilidade da terminologia utilizada para definir os diferentes padrões de consumo de álcool no mundo, bem como a importância de adotar um padrão para estabelecer o critério de gravidade do transtorno (impacto na vida) e para determinar as suas consequências, fez com que, em 2005, a United States Preventive Services Task Force (USPSTF), uma força-tarefa americana, adotasse a expressão "uso não saudável de álcool" para definir um espectro de comportamentos que engloba desde o consumo de risco até o TUA.[12] O uso arriscado ou perigoso significaria "beber mais do que o considerado de menor risco em relação às quantidades diárias, semanais ou por ocasião";[12] tal consumo impacta a saúde, mas não preenche os critérios para TUA.[12]

De acordo com a USPSTF, o National Institute on Alcohol Abuse and Alcoholism (NIAAA) define como uso de risco o consumo de mais de quatro doses por dia (56 g/dia, com base no padrão nacional) ou 14 doses por semana (196 g/semana) para homens adultos saudáveis (de 21 a 64 anos). Já para as mulheres adultas de qualquer idade e os homens a partir dos 65 anos, o uso de risco consiste no consumo de três doses por dia ou sete por semana (42 g/dia ou 98 g/semana). A dose padrão é definida como 340 g de cerveja (5% de álcool), 141 g de vinho (12% de álcool) ou 42,5 g de licor (40% de álcool).[13] Já a American Society of Addiction Medicine (ASAM) define como perigoso o uso que aumenta o risco de futuras consequências negativas para a saúde.[14]

A Tabela 7.1, a seguir, resume o trabalho da equipe da USPSTF com os parâmetros utilizados pelas diferentes instituições para conceituar os usuários com base no padrão de consumo e nos transtornos relacionados.

Existem três níveis de avaliação inicial relacionada ao uso de álcool nos diferentes ambientes de saúde:[15]

- Primeiro nível: a avaliação ocorre na UBS para rotina ou no serviço de pronto atendimento ou emergência. Nessa triagem, detecta-se a necessidade de uma nova avaliação, pois há suspeita de uso de SA.
- Segundo nível: o paciente é encaminhado por outro serviço para aprofundar a avaliação quanto ao uso de SA. Aplica-se uma entrevista motivacional para mantê-lo em seguimento até o diagnóstico.
- Terceiro nível: avaliação aprofundada por especialista em serviço especializado.

Quadro 7.1 CURSO E PADRÃO DE USO DA SA NA VIDA

TAB/BA	BA		BA+					BA+++	BA+++++
15	18	20	25	30		40	45	50	54

Experimentou BA e TAB em casa, pois o pai usava ambos.
Não seguiu fumando, mas aumentou a frequência de BA com os amigos.
Uso pesado: cinco ou mais doses em uma situação.
Uso frequente de BA: quatro eventos por semana.
Contexto atual: beber pesado, frequente e com várias complicações.

BA = bebida alcoólica; BA+ = aumento das doses e da frequência; TAB = tabaco.

Tabela 7.1 TERMINOLOGIA E CONCEITUAÇÃO DO PADRÃO DE USO DE ÁLCOOL (ORGANIZADA PELA USPSTF)

Termo	Fonte	Definição
Uso de baixo/ menor risco	ASAM	Consumo abaixo da quantidade considerada perigosa em situações não perigosas.
Uso de risco	NIAAA	Consumo acima das quantidades consideradas como de menor risco no dia, na semana ou por ocasião, mas não atendendo aos critérios para TUA. Para mulheres e para homens com 65 anos ou mais: não mais de três doses/dia e não mais de sete doses/semana. Para homens (21 a 64 anos): não mais de quatro doses/dia e não mais de 14 doses/semana. Uso zero: adolescentes; mulheres gestantes ou planejando engravidar; adultos que planejam dirigir um veículo ou operar máquinas; pessoas sob tratamento com fármacos que interagem com o álcool ou pessoas com condição médica que pode ser agravada pelo álcool. Para adolescentes: o NIAAA define o uso de risco moderado e alto com base nos dias de uso do ano anterior à entrevista, por faixa etária. Risco moderado: 12 a 15 anos: 1 dia 16 a 17 anos: 6 dias 18 anos: 12 dias Risco alto: 11 anos: 1 dia 12 a 15 anos: 6 dias 16 anos: 12 dias 17 anos: 24 dias 18 anos: 52 dias
Uso não saudável	ASAM	Qualquer uso que aumente o risco ou a probabilidade de consequências para a saúde (uso perigoso [abaixo]) ou que já tenha causado consequências para a saúde (uso prejudicial [abaixo]).
Uso perigoso	OMS	Padrão de uso que aumenta o risco de consequências prejudiciais. Em contraste com o uso prejudicial, o uso perigoso se refere a padrões de uso significativos para a saúde pública apesar da ausência de TUA.
	ASAM	Uso que aumenta o risco de consequências para a saúde; não inclui o uso que já gerou consequências para a saúde antes.
Uso prejudicial	OMS	Padrão de consumo que já causa danos à saúde – físicos (ao fígado) ou mentais (episódios depressivos secundários ao uso).
	ASAM	Consumo que resulta em consequências para a saúde, sem dependência.

➥

Tabela 7.1 TERMINOLOGIA E CONCEITUAÇÃO DO PADRÃO DE USO DE ÁLCOOL (ORGANIZADA PELA USPSTF)

Termo	Fonte	Definição
TUA	DSM-5	Padrão mal-adaptativo de uso que leva a prejuízo ou sofrimento clinicamente significativo, manifestado por dois (ou mais) dos seguintes sintomas em 12 meses: • consumiu mais do que o pretendido em eventos; • mais de uma vez quis cessar o consumo e não conseguiu; • gasta muito tempo para usar ou se recuperar de uma consequência; • atribui muita relevância ao desejo de usar (como se não existisse mais nada além disso); • vê evidência de que o uso ou a consequência cancela sua responsabilidade doméstica, social ou laboral; • continua a usar mesmo diante de problemas com amigos ou familiares; • desistiu de atividades importantes para usar; • mais de uma vez se envolveu em situações de risco relacionadas ao uso (nadar, dirigir); • continua a usar mesmo com depressão ou ansiedade, amnésia, problemas de saúde; • percebe que usa mais do que usava para obter o efeito desejado; • experimenta sintomas de abstinência após os efeitos do uso cessarem (como insônia, tremores, inquietação, náusea, sudorese, taquicardia ou convulsão). A gravidade é determinada com base no número de sintomas presentes. • Leve: 2 a 3 sintomas • Moderado: 4 a 5 sintomas • Grave: ≥ 6 sintomas
Episódios de bebedeira/ consumo excessivo de álcool*	NIAAA	Padrão de consumo que eleva os níveis de concentração de álcool no sangue para 0,08 g/dl, o que normalmente ocorre após quatro doses para mulheres e cinco doses para homens (em cerca de duas horas).
Uso frequente	SAMHSA	≥ 5 doses na mesma ocasião em pelo menos um dia nos últimos 30 dias.
Beber pesado		≥ 5 doses na mesma ocasião todo dia em ≥ 5 dias nos últimos 30 dias.
Dependência de álcool	OMS/ CID-10	≥ 3 dos seguintes em algum momento durante o ano anterior. **1.** Desejo ou sensação intensa de compulsão para tomar a substância. **2.** Dificuldades para controlar o comportamento de consumo de substâncias em termos de início, término ou nível de uso.

Tabela 7.1 TERMINOLOGIA E CONCEITUAÇÃO DO PADRÃO DE USO DE ÁLCOOL (ORGANIZADA PELA USPSTF)

Termo	Fonte	Definição
		3. Estado de abstinência fisiológica quando o uso da substância cessa ou é reduzido, conforme evidenciado pela síndrome de abstinência característica da substância; ou uso da substância (ou de uma substância intimamente relacionada) com a intenção de aliviar ou evitar os sintomas de abstinência. **4.** Evidência de tolerância, de tal forma que são necessárias doses aumentadas da substância psicoativa para atingir os efeitos originalmente produzidos por doses mais baixas (exemplos claros disso são encontrados em indivíduos dependentes de álcool e opiáceos que podem tomar doses diárias suficientes para incapacitar ou matar usuários não tolerantes). **5.** Negligência progressiva de prazeres ou interesses alternativos devido ao uso da substância psicoativa; mais tempo necessário para obter ou tomar a substância, ou para se recuperar de seus efeitos. **6.** Persistência no uso de substâncias apesar das evidências claras de consequências abertamente prejudiciais, como danos ao fígado devido ao consumo excessivo de álcool, estados de humor depressivos decorrentes de períodos de uso pesado de substâncias ou comprometimento do funcionamento cognitivo relacionado a drogas. Esforços devem ser feitos para determinar se o usuário estava realmente (ou se se poderia esperar que estivesse) ciente da natureza e da extensão do dano.
Uso nocivo	OMS/ CID-11	Uso que já causou danos à saúde física ou mental de um indivíduo ou que resultou em comportamento danoso à saúde de terceiros. Existem muitos padrões diferentes de consumo e danos.
Uso arriscado		Esse padrão aumenta consideravelmente o risco para a saúde do indivíduo e de terceiros (pelo aumento da frequência, da quantidade e de comportamentos). Um aconselhamento deve ser realizado.
Dependência		Distúrbio de regulação decorrente do uso repetido ou contínuo, com forte impulso interno, que impede o controle, aumenta a prioridade dada ao álcool e a persistência do uso (apesar das consequências negativas) em 12 meses. Porém, o diagnóstico pode ser feito se o uso for contínuo, diário ou quase, por pelo menos um mês. Apenas dois critérios são necessários para o diagnóstico: a neuroadaptação e uma consequência.

ASAM – American Society of Addiction Medicine, 2013; APA – American Psychiatric Association. DSM-5 – *Diagnostic and Statistical Manual of Mental Disorders*, 5th ed, 2013; NIAAA – National Institute on Alcohol Abuse and Alcoholism, 2005; SAMHSA – Substance Abuse and Mental Health Services Administration. 2006; WHO – World Health Organization ICD-10 *International Classification of Diseases*, 10th revision. 1992; WHO – World Health Organization ICD-11 *International Classification of Diseases*, 11th revision. 2019

* De acordo com a ASAM, a denominação mais indicada é "episódio de consumo pesado" (*heavy drinking episode*).

Fonte: Elaborada com base em U.S. Preventive Services Task Force.[8]

São objetivos da avaliação inicial relacionados ao uso do álcool em qualquer nível de atenção à saúde: detecção precoce do uso e do padrão; existência de complicações físicas, psicológicas, mentais e sociais; estágio de motivação sobre o uso e sua relação com os problemas; e estabelecimento de vínculo.

Se o usuário for diagnosticado com TRA, o quadro é classificado em intoxicação ou abstinência, descritas a seguir.[3,4]

Intoxicação

A intoxicação consiste em (a) uso recente e em maior quantidade do que o organismo pode suportar, (b) resultando em sintomas e/ou sinais físicos e/ou psíquicos. Nesse caso, (c) a situação não é explicada por nenhuma condição médica ou outro transtorno mental (agudo ou crônico). Os sintomas e sinais transitórios associados são: distúrbio do sono; humor instável, depressão; ansiedade, irritabilidade excessiva; alterações da memória e da percepção da realidade; faltas frequentes a compromissos (escola, trabalho, compromissos sociais); alterações cardiovasculares (taquicardia, hipertensão arterial); problemas gastrointestinais (gastrites, esofagites, colites, hepatite, diarreia); trauma e acidentes frequentes; disfunção sexual; tremor; irritação nasal e conjuntival; hepatomegalia; odor característico.[3,4]

A intensidade da sintomatologia da intoxicação tem relação direta com a alcoolemia: até 50 mg%, verifica-se euforia e excitação, alterações leves da atenção e incoordenação motora discreta, com alteração de humor, personalidade e comportamento. Nesses casos, assim como na intoxicação até 100 mg% – em que ocorre incoordenação motora com ataxia, diminuição da concentração e piora dos reflexos sensitivos e do humor –, deve-se apenas manter um ambiente calmo, monitorando as vias aéreas e observando o risco de aspiração do vômito. Já a partir de 150 mg%, com piora da ataxia, náuseas e vômitos, deve-se intervir e encaminhar a um pronto atendimento para internação, pois intoxicações maiores podem provocar coma e morte.[15]

Abstinência

A abstinência envolve (a) sintomas e sinais que se instalam na cessação (diversos para cada substância); (b) ela causa sofrimento e (c) não está relacionada a qualquer outra condição médica. Os usuários crônicos, ao interromper ou reduzir o uso, apresentam hiperatividade do sistema nervoso autônomo, com tremores, insônia, náuseas, vômitos, alucinações, ansiedade, agitação psicomotora e episódios de hipertensão, entre outros sintomas.[3,4]

CONTINUAÇÃO DO CASO CLÍNICO

- **Questionário CAGE**: positivo para uso prejudicial.
- **AUDIT**: 15 (provável dependência).
- **Exame físico**: palidez cutânea.
- **Exame psíquico**: boa aparência, colaborativo, informa sobre hábitos com clareza, mas não relaciona suas queixas ao seu padrão de consumo de álcool nos últimos cinco anos.

ESCALAS, ESTÁGIOS E ABORDAGENS

Escalas simples e rápidas realizam uma triagem mínima e podem ser aplicadas por qualquer membro da equipe de saúde ou em outros contextos, desde que exista treinamento e planejamento para sua realização. No caso de adultos jovens, independentemente do gênero, dois questionários são indicados para triagem de uso prejudicial. O CAGE (sigla formada pelas iniciais das palavras *cut down, annoyed, guilty* e *eye-opener*) é composto por quatro questões, sendo necessárias duas ou mais afirmativas (Anexo 7.1). Já o *Alcohol Use Disor-*

ders Identification Test (AUDIT) é mais abrangente e permite a vinculação do escore obtido com uma indicação terapêutica mais específica (Anexo 7.2); ele também tem uma versão para adolescentes. O AUDIT é composto por 10 questões e inclui quantidade e frequência do uso regular ou eventual, identificando quatro diferentes padrões de consumo: uso de baixo risco (provavelmente não levará a problemas), uso de risco (poderá levar a problemas), uso nocivo (já há problemas) e uso dependente. Ambos os testes já foram validados no Brasil.[16-18]

Por sua vez, o *Alcohol, Smoking and Substance Involvement Screening Test* (ASSIST) é um questionário estruturado com oito questões sobre o uso de nove classes de substâncias (tabaco, álcool, maconha, cocaína, estimulantes, sedativos, inalantes, alucinógenos e opiáceos).[19] As questões abordam: frequência de uso na vida e nos últimos três meses; problemas relacionados ao uso; preocupação a respeito do uso por parte de pessoas próximas ao usuário; prejuízo na execução de tarefas esperadas; tentativas malsucedidas de cessar ou reduzir o uso; sentimento de compulsão; e uso por via injetável. Cada resposta corresponde a um escore (de 0 a 4), e a soma total pode variar de 0 a 20. Um escore de 0 a 3 é considerado uso ocasional; de 4 a 15, abuso; maior de 16, sugestivo de dependência.

O *Michigan Alcoholism Screening Test-Geriatric Version* (MAST-G) é um instrumento utilizado para detectar uso prejudicial e provável TUA em idosos. Ele consiste em 24 questões com respostas dicotômicas ("sim" ou "não"), sendo cada "sim" um ponto. A nota 5 é tomada como provável abuso do álcool.[20]

A relação do usuário com o álcool não é uma condição imutável, da qual o indivíduo estará para sempre refém, mas a sua motivação para a mudança é flutuante. De acordo com o estágio motivacional, escolhe-se a abordagem[21] (Quadro 7.2).

Quadro 7.2 ESTÁGIOS DE PRONTIDÃO PARA MUDANÇA

	Estágio do paciente	Postura do profissional	Frequência e seguimento
Pré-contemplação	Não tem ideia sobre o problema nem planos.	Flexibilizar a evidência de dependência.	Visitas periódicas para avaliação
Contemplação	Percebe um problema, mas está ambivalente para promover mudanças.	Fazer triagem e avaliação. O paciente deve ser sensibilizado objetivamente.	Agendamento de outras visitas, no máximo a cada três meses, e sugestão de entrevista familiar
Determinação	Percebe que tem um problema e que precisa promover mudanças.	Oferecer soluções e retirar barreiras; negociar um plano de abordagem.	Consultas frequentes, no máximo a cada duas semanas, e seguimento
Ação	Está pronto para começar as mudanças.	Prover suporte; definir a assistência; convidar a família; considerar farmacoterapia e outros recursos.	Semanal (por meses)

Quadro 7.2 ESTÁGIOS DE PRONTIDÃO PARA MUDANÇA

	Estágio do paciente	Postura do profissional	Frequência e seguimento
Manutenção	Incorpora as mudanças na sua rotina de vida.	Reforçar o sucesso; encaminhar para grupos de autoajuda; reavaliar a farmacoterapia; aplicar a prevenção de recaída e avaliar situações de risco; fazer avaliação bioquímica.	Inicialmente mensal (antecipar se necessário)
Recaída	Volta para a contemplação ou pré-contemplação.	Ter otimismo; incentivar o paciente a retomar e continuar o tratamento; solicitar a participação da família.	Inicialmente mais frequente e retorno à fase anterior

As complicações clínicas definem um critério objetivo de gravidade para o TUA, e na maioria das vezes são esses quadros que levam o usuário a uma avaliação em saúde.[22] Mesmo não aceitando que o dano seja causado pelo álcool, eles aceitam se tratar e se manter em abstinência.[23]

Estima-se que 30 a 80% dos TUAs tenham uma comorbidade psiquiátrica, o que aumenta a busca pelo atendimento clínico, a hospitalização, o abandono do tratamento medicamentoso e o suicídio.[24,25] O transtorno mental primário pode ser preditor do uso e, se ocorrer uso, agrava-se o prognóstico de ambos.[26]

CONTINUAÇÃO DO CASO CLÍNICO

Quanto à conduta, diante dos indícios de que o paciente desenvolveu TUA, um aconselhamento foi realizado, com foco nas complicações e na necessidade de investigação e seguimento mais detalhados (a serem realizados por equipe multidisciplinar). Outro aspecto muito importante na vida de Paulo é a família; portanto, a participação deve ser reforçada. Como ele é um homem jovem, sua esposa se mostrou bastante preocupada com sua doença e precisa de orientações para auxiliá-lo a aderir ao tratamento que será iniciado a seguir. Os filhos sofrem a influência do modelo e da mudança na sua interação com o pai e a mãe, que já é afetada pelo problema. O papel da família é fundamental nesse caso. Visto que o lazer é bastante limitado, o paciente consome álcool em casa e não tem amigos.

O aconselhamento pode ser aplicado, pois é efetivo na redução do consumo por até 12 meses, quando comparado ao grupo que não o recebeu.[27] A intervenção breve é uma técnica mais estruturada do que a anterior e também pode ser utilizada.[28]

Embora não haja análises bioquímicas específicas para o uso de álcool, a dosagem das enzimas hepáticas pode contribuir para o diagnóstico.[29] Exames bioquímicos no sangue, como volume corpuscular médio (VCM), gGT e transferrina deficiente em carboidratos (TDC), apresentam uma correlação positiva mas pequena com a pontuação do *Short-Form Alcohol Dependence Data Questionnaire* (SADD), caracterizando a gravidade do transtorno. Elas corroboram as consequências e motivam o usuário para o tratamento. Quando há indícios de TUA, o encaminhamento para o serviço especializado deve ser imediato.

MULHERES E GESTAÇÃO

O impacto do uso de álcool na mulher tem sido muito estudado, pois é mais precoce e mais grave.[30] Evitar a exposição do feto ao álcool é imprescindível, pois os estudos mostram que muitas alterações graves no neurodesenvolvimento podem ser evitadas.[31] Perguntas sobre o uso de álcool na triagem devem ser incorporadas à avaliação na saúde.

IDOSOS

Apesar de o álcool ser a SA mais consumida entre os idosos, a negação do consumo e a dificuldade dos profissionais para associar os sintomas a essa substância, e não ao envelhecimento, dificultam o diagnóstico e o tratamento.[32] Todos os idosos devem ser rastreados para TUA com ferramentas padronizadas e encaminhamento imediato a um especialista.[33]

ADOLESCENTES

A avaliação inicial em adolescentes e adultos jovens deve ser aplicada sem preconceito e com uma postura flexível, motivando os pacientes para a mudança do comportamento: cessação para o adolescente e, no mínimo, redução para o adulto jovem (meninos e meninas).

De acordo com a American Academy of Pediatrics (AAP), seis estágios podem ser observados no envolvimento do adolescente com as SAs: abstinência, uso experimental/recreacional (em geral limitado ao álcool ou tabaco), abuso inicial, abuso, dependência e recuperação.[34] Apesar dos diversos riscos decorrentes do consumo, a maioria dos indivíduos que experimentam uma SA não se torna usuário regular.

O perfil do adolescente usuário mudou: antes o consumo se restringia ao álcool e ao tabaco, mas agora essas substâncias são acompanhadas por maconha e sedativos (ou outras combinações). Portanto, os adolescentes são usuários precoces de múltiplas substâncias, inclusive no Brasil.[35] Quanto mais cedo o adolescente inicia o consumo de SAs, maior é a chance de ele desenvolver o TUA, com graves consequências.[36] Os adolescentes tendem a consumir de forma pesada: são comuns o beber pesado episódico (BPE), quando mais de cinco doses são consumidas por situação, e os episódios de *binge drinking* (BD), quando 4 ou 5 doses são consumidas em duas horas (meninos e meninas).[37,38]

Universitários apresentam um padrão de BPE, e 50% dos jovens que bebem regularmente apontam como principal consequência negativa o fato de terem se comportado de forma imprópria durante ou após o consumo. Além disso, 33% queixam-se de prejuízo no pensamento e 20% descrevem o ato de dirigir alcoolizado como um dos problemas decorrentes (principal causa de morte nessa faixa etária).[39] Tais padrões associam-se a maior sensibilidade a doses mais baixas de álcool, que são percebidas como positivas e gratificantes (ativação comportamental), e menor sensibilidade a doses mais altas de álcool, percebidas como aversivas (alterações motoras). Os universitários também têm maior risco de desenvolver TUA precoce.[39]

O levantamento norte-americano *Monitorando o futuro*, realizado em 2019 com estudantes do 12º ano (último ano do ensino básico nos Estados Unidos), observou, entre aqueles que haviam usado bebidas alcoólicas nas últimas duas semanas, um consumo BD (4 a 7 doses para o sexo feminino e 5 a 9 doses para o sexo masculino) e BPE (8+ e 10+ doses, respectivamente para mulheres e homens). Para essa população, a pressão social, o incentivo ao consumo de álcool e o uso de cigarros sob a forma de vaporização de nicotina são fatores de risco. No caso do BPE, tiveram mais influência aspectos como: frequência à faculdade; emprego; uso de estratégias comportamentais de redução de danos; histórico familiar com bebida; qualquer cigarro ou uso de outras drogas além da maconha; problemas; e sintomas depressivos.[40] Em qualquer nível de avaliação, a abordagem do jovem deve levar em conta esses achados.

Entre muitas outras características dos adolescentes, deve-se considerar que eles dificilmente procuram ajuda por conta própria quando estão em dificuldades, minimizando ou negando as consequências do uso de bebidas alcoólicas. Logo, é importante incluir os familiares ou acompanhantes ao final da consulta. Intervenções para evitar e cessar o uso, prevenir o abuso e não desenvolver o TUA são recomendadas e devem ser aplicadas em todos os níveis da atenção à saúde, pois não existe uso seguro de álcool, muito menos na adolescência.

MANEJO IMEDIATO

O aconselhamento ou a intervenção breve na atenção primária oferecida a adultos de 18 anos ou mais, incluindo mulheres grávidas, têm benefício moderado, mas em adolescentes não foram observados efeitos benéficos[12] (Quadro 7.3).

RECOMENDAÇÕES

Os profissionais de saúde de forma geral têm dificuldade para identificar e abordar o fenômeno, detectando somente complicações. O treinamento das equipes e a inclusão de uma investigação mínima sobre o uso de SAs durante a entrevista, em todos os níveis de atenção, evitariam tantos problemas. Considerar a faixa etária, o gênero e a presença de comorbidades psiquiátricas é importante, e a orientação sobre conceitos (tolerância, de-

Quadro 7.3 TRIAGEM E INTERVENÇÕES DE ACONSELHAMENTO PARA REDUZIR O USO DE ÁLCOOL NÃO SAUDÁVEL EM ADOLESCENTES E ADULTOS: RESUMO CLÍNICO DA RECOMENDAÇÃO DA USPSTF

População	Adultos, incluindo mulheres grávidas	Adolescentes
Recomendações	Rastreie o uso não saudável de álcool e forneça intervenções breves de aconselhamento comportamental às pessoas envolvidas em consumo de risco. Grau: B	Sem recomendação. Grau: I (evidência insuficiente)
Testes de *screening*	Inúmeros instrumentos de triagem breve podem detectar o uso não saudável de álcool com sensibilidade e especificidade aceitáveis em ambientes de atenção primária. Instrumentos de triagem com 1 a 3 itens têm a melhor precisão para avaliar o uso não saudável de álcool em adultos com 18 anos ou mais. Esses instrumentos incluem o AUDIT e o *Single Alcohol Screening Questionnaire* (SASQ).	
Tratamentos e intervenções	Concluiu-se que intervenções breves de aconselhamento comportamental reduzem o uso não saudável de álcool em adultos de 18 anos ou mais, incluindo mulheres grávidas. As intervenções eficazes de aconselhamento comportamental variam em termos de componentes específicos, administração, duração e número de interações. A USPSTF não foi capaz de identificar características ou componentes de intervenção específicos claramente associados a melhores resultados.	

Fonte: Elaborado com base em U.S. Preventive Services Task Force.[8]

pendência, abstinência, fissura e tratamento) é necessária. Já as técnicas de confronto devem ser evitadas. Outro ponto importante é que investigar o consumo em indivíduos com transtornos mentais pode melhorar o desfecho do tratamento.

A avaliação inicial de usuários de álcool consiste na obtenção de três perfis básicos:

1. o padrão de consumo e a presença de critérios de TRA e TUA;
2. a gravidade do padrão de consumo, isto é, o impacto em outras áreas da vida;
3. a motivação para a mudança.

Não existe consumo seguro de álcool, e, quanto mais tarde for feito o diagnóstico, pior será o prognóstico. Intervenções psicossociais breves, como entrevista motivacional, podem ser eficazes. Caso o profissional não esteja apto a intervir, deve encaminhar o paciente a um especialista.

ANEXO 7.1

QUESTIONÁRIO CAGE

C (*cut down*) – Alguma vez você sentiu que deveria diminuir a quantidade de bebida consumida ou parar de beber?

☐ Não [0]
☐ Sim [1]

A (*annoyed*) – As pessoas o aborrecem porque criticam o seu modo de beber?

☐ Não [0]
☐ Sim [1]

G (*guilty*) – Você se sente culpado pela maneira como costuma beber?

☐ Não [0]
☐ Sim [1]

E (*eye opened*) – Você costuma beber pela manhã (ao acordar) para diminuir o nervosismo ou a ressaca?

☐ Não [0]
☐ Sim [1]

Resultado: se duas ou mais questões foram respondidas afirmativamente, procure um profissional de saúde para conversar sobre seu modo de consumo.

ANEXO 7.2

AUDIT

Teste para identificação de problemas relacionados ao uso de álcool

Nome: ______________________________ Data: __/__/__

Orientações para a realização do teste

O uso de álcool pode afetar sua saúde e interferir nos efeitos de algumas medicações e tratamentos. Por isso é importante que você responda às questões a seguir sobre o seu uso de álcool. Suas respostas permanecerão confidenciais. Por favor, responda com toda a sinceridade.

Assinale com X a alternativa que melhor descreve sua resposta para cada questão.

Um drinque ou uma dose = 150 ml de vinho, 350 ml de cerveja, 40 ml de destilado (uísque, vodca, pinga) ou um coquetel

---

1. Com que frequência (quantas vezes por semana) você consome bebidas alcoólicas?

☐ Nunca [0]
☐ Uma vez por mês ou menos [1]
☐ Duas a quatro vezes por mês [2]
☐ Duas a três vezes por semana [3]
☐ Quatro vezes por semana ou mais [4]
☐ Oito vezes por semana ou mais [4]

2. Quantas doses de álcool você consome num dia normal?

☐ 0 ou 1 [0]
☐ 2 ou 3 [1]
☐ 4 ou 5 [2]
☐ 6 ou 7 [3]
☐ 8 ou mais [4]

3. Com que frequência (quantas vezes por semana) você consome cinco ou mais doses em uma única ocasião?

☐ Nunca [0]
☐ Menos de uma vez por mês [1]
☐ Uma vez por mês [2]
☐ Uma vez por semana [3]
☐ Quase todos os dias [4]

4. Quantas vezes ao longo dos últimos 12 meses você achou que não conseguiria parar de beber uma vez tendo começado?

☐ Nunca [0]
☐ Menos de uma vez por mês [1]
☐ Uma vez por mês [2]
☐ Uma vez por semana [3]
☐ Quase todos os dias [4]

5. Quantas vezes ao longo dos últimos 12 meses você não conseguiu fazer o que era esperado de você por causa do álcool?

☐ Nunca [0]
☐ Menos de uma vez por mês [1]
☐ Uma vez por mês [2]
☐ Uma vez por semana [3]
☐ Quase todos os dias [4]

6. Quantas vezes ao longo dos últimos 12 meses você precisou beber pela manhã para poder se sentir bem ao longo do dia após ter bebido bastante no dia anterior?

☐ Nunca [0]
☐ Menos de uma vez por mês [1]
☐ Uma vez por mês [2]
☐ Uma vez por semana [3]
☐ Quase todos os dias [4]

7. Quantas vezes ao longo dos últimos 12 meses você se sentiu culpado ou com remorso após ter bebido?

☐ Nunca [0]
☐ Menos de uma vez por mês [1]
☐ Uma vez por mês [2]
☐ Uma vez por semana [3]
☐ Quase todos os dias [4]

8. Quantas vezes ao longo dos últimos 12 meses você foi incapaz de lembrar o que aconteceu devido à bebida?

☐ Nunca [0]
☐ Menos de uma vez por mês [1]
☐ Uma vez por mês [2]
☐ Uma vez por semana [3]
☐ Quase todos os dias [4]

9. Você já causou ferimentos ou prejuízos a você mesmo ou a outra pessoa após ter bebido?

☐ Não [0]
☐ Sim, mas não no último ano [2]
☐ Sim, durante o último ano [4]

10. Alguém (como um parente, amigo ou médico) já se preocupou com o fato de você beber ou sugeriu que você parasse?

☐ Não [0]
☐ Sim, mas não no último ano [2]
☐ Sim, durante o último ano [4]

Nome do responsável pela aplicação do teste: ______________________________

Consumo de baixo risco ou abstêmios = 0 a 7 pontos
Consumo de risco = 8 a 15 pontos
Uso nocivo ou consumo de alto risco = 15 a 19 pontos
Provável dependência = 20 ou mais pontos (máximo = 40 pontos)

REFERÊNCIAS

1. Abat C, Roussel Y, Chaudet H, Raoult D. Alcohol and the global burden of disease. Lancet. 2019;393(10189):2390-1.

2. World Health Organization. Global status report on alcohol and health 2018 [Internet]. Geneva: WHO; 2018 [capturado em 11 jul. 2022]. Disponível em: https://www.who.int/publications/i/item/9789241565639.

3. World Health Organization. ICD-11 for mortality and morbidity statistics [Internet]. Geneva: WHO; 2022 [capturado em 11 jul. 2022]. Disponível em: https://icd.who.int/browse11/l-m/en#/http%3a%2f%2fid.who.int%2ficd%2fentity%2f1676588433.

4. American Psychiatric Association. Diagnostic and statistical manual of mental disorders: DSM-5. 5th ed. Arlington: APA; 2013.

5. Rose GL, Guth SE, Badger GJ, Plante DA, Fazzino TL, Helzer JE. Brief intervention for heavy drinking in primary care: role of patient initiation. J Addict Med. 2015;9(5):368-75.

6. National Institute on Alcohol Abuse and Alcoholism. Alcohol screening and brief intervention for youth: a practitioner's guide. Rockville: NIAAA; 2011.

7. Dickinson WE, Mayo-Smith MF, Eickelberg SJ. Management of sedative-hypnotic intoxication and withdrawal. In: Graham AW, Schultz TK, Mayo-Smith MF, Ries RK, Wilford BB, editors. Principles of addiction medicine. 3rd ed. Chevy Chase: ASAM; 2003; p. 633-49.

8. U.S. Preventive Services Task Force. Screening and behavioral counseling interventions in primary care to reduce alcohol misuse: recommendation statement. Ann Intern Med. 2004;140(7):554-6.

9. O'Connor EA, Perdue LA, Senger CA, Rushkin M, Patnode CD, Bean SI, et al. Screening and behavioral counseling interventions in primary care to reduce unhealthy alcohol use in adolescents and adults: updated systematic review for the U.S. Preventive Services Task Force. Rockville: Agency for Healthcare Research and Quality; 2018.

10. Instituto Brasileiro de Geografia e Estatística. Pesquisa Nacional de Saúde Escolar 2019. Rio de Janeiro: IBGE; 2021.

11. Tripodi SJ, Bender K, Litschge C, Vaughn MG. Interventions for reducing adolescent alcohol abuse: a meta-analytic review. Arch Pediatr Adolesc Med. 2010;164(1):85-91.

12. Moyer VA. Screening and behavioral counseling interventions in primary care to reduce alcohol misuse: US preventive services task force recommendation statement. Ann Intern Med. 2013;159(3):210-8.

13. National Institute on Alcohol Abuse and Alcoholism. Helping patients who drink too much: a clinician's guide [Internet]. Washington: NIAAA; 2005 [capturado em 11 jul. 2022]. Disponível em: http://pubs.niaaa.nih.gov/publications/Practitioner/CliniciansGuide2005/guide.pdf.

14. American Society of Addiction Medicine. Terminology related to the spectrum of unhealthy substance use [Internet]. Rockville: ASAM; 2013 [capturado em 11 jul. 2022]. Disponível em: https://www.asam.org/advocacy/public-policy-statements/details/public-policy-statements/2021/08/09/terminology-related-to-the-spectrum-of-unhealthy-substance-use.

15. The ASAM clinical practice guideline on alcohol withdrawal management. J Addict Med. 2020;14(3S Suppl 1):1-72.

16. Williams N. The CAGE questionnaire. Occup Med. 2014;64(6):473-4.

17. Williams N. The AUDIT questionnaire. Occup Med. 2014;64(4):308.

18. Liskola J, Haravuori H, Lindberg N, Niemelä S, Karlsson L, Kiviriusu O, Marttunem M. AUDIT and AUDIT-C screening instrument for alcohol use in adolescente. Drug Alcohol Depend. 2018;188:266-73.

19. WHO ASSIST Working Group. The alcohol, smoking and substance involvement screening test (ASSIST): development, reliability and feasibility. Addiction. 2002;97(9):1183-94.

20. Blow F. Michigan alcoholism screening test: geriatric version (MAST-G). Ann Arbor: University of Michigan; 1991.

21. VanBuskirk KA, Wetherell JL. Motivational interviewing with primary care populations: a systematic review and meta-analysis. J Behav Med. 2014;37(4):768-80.

22. Shield KD, Parry C, Rehm J. Chronic diseases and conditions related to alcohol use. Alcohol Res. 2013;35(2):155-73.

23. Sterling AS, Palzes VA, Lu Y, Kline-Simon AH, Parthasarathy S, Ross T, et al. Associations between medical conditions and alcohol consumption levels in an adult primary care population. JAMA Netw Open. 2020;3(5):e204687.

24. Castillo-Carniglia A, Keyes KM, Hasin DS, Cerdá M. Psychiatric comorbidities in alcohol use disorder. Lancet Psychiatry. 2019;6(12):1068-80.

25. Dyer ML, Easey KE, Heron J, Hickman M, Munafò MR. Associations of child and adolescent anxiety with later alcohol use and disorders: a systematic review and meta-analysis of prospective cohort studies. Addiction. 2019;114(6):968-82.

26. Parast L, Meredith LS, Stein BD, Shadel WG, D'Amico EJ. Identifying adolescents with alcohol use disorder: optimal screening using the National Institute on Alcohol Abuse and Alcoholism screening guide. Psychol Addict Behav. 2018;32(5):508-16.

27. Kaner EF, Beyer F, Muirhead C, Campbell F, Pienaar ED, Bertholet N, et al. Effectiveness of brief alcohol interventions in primary care populations. Cochrane Database Syst Rev. 2018;2(2):CD004148.

28. Humeniuk R, Henry-Edwards S, Ali R, Poznyak V, Monteiro M. Brief intervention: the ASSIST-linked brief intervention for hazardous and harmful substance use: manual for use in primary care. Geneva: WHO; 2010.

29. Niemelä O. Biomarker-based approaches for assessing alcohol use disorders. Int J Environ Res Public Health. 2016;13(2):166.

30. Erol A, Karpyak VM. Sex and gender-related differences in alcohol use and its consequences: contemporary knowled-

ge and future research considerations. Drug Alcohol Depend. 2015;1;156:1-13.

31. Sundermann AC, Zhao S, Young CL, Lam L, Jones SH, Velez Edwards DR, et al. Alcohol use in pregnancy and miscarriage: a systematic review and meta-analysis. Alcohol Clin Exp Res. 2019;43(8):1606-16.

32. Kelly S, Olanrewaju O, Cowan A, Brayne C, Lafortune L. Alcohol and older people: a systematic review of barriers, facilitators and context of drinking in older people and implications for intervention design. PLoS One. 2018;13(1):e0191189.

33. Joshi P, Duong KT, Trevisan LA, Wilkins KM. Evaluation and management of alcohol use disorder among older adults. Curr Geriatr Rep. 2021;10(3):82-90.

34. Hagan JF, Shaw JS, Duncan PM, editors. Bright futures: guidelines for health supervision of infants, children, and adolescents. 4th ed. Elk Grove Village: American Academy of Pediatrics; 2017.

35. Madruga CS, Laranjeira R, Caetano R, Pinsky I, Zaleski M, Ferri CP. Use of licit and illicit substances among adolescents in Brazil: a national survey. Addict Behav. 2012;37(10):1171-5.

36. Udom BS, Udongwo GE. A critical assessment of adolescence, the characteristics and developmental tasks of adolescent in the contemporary world. EJLSS. 2022;(2660-9630):33-40.

37. Patrick ME, Schulenberg JE. Alcohol use and heavy episodic drinking prevalence and predictors among national samples of American eighth-and tenth-grade students. J Stud Alcohol Drugs. 2010;71(1):41-5.

38. Dir AL, Bell RL, Adams ZW, Hulvershorn LA. Gender differences in risk factors for adolescent binge drinking and implications for intervention and prevention. Front Psychiatry. 2017;8:289.

39. Chung T, Creswell KG, Bachrach R, Clark DB, Martin CS. Adolescent binge drinking. Alcohol Res. 2018;39(1):5-15.

40. Johnston LD, Miech RA, O'Malley PM, Bachman JG, Schulenberg JE, Patrick ME. Monitoring the future national survey results on drug use 1975-2020: overview, key findings on adolescent drug use. Ann Arbor: Institute for Social Research; 2021.

CAPÍTULO 8

HISTÓRIA NATURAL DO ALCOOLISMO

Carlos Alberto Iglesias Salgado
Carla Bicca

A ampla disponibilidade e aceitação social do álcool é um aspecto ambiental e cultural que interage com a constituição ou genética individual, facilitando o surgimento do alcoolismo em dado indivíduo.[1,2] A grande variabilidade individual na história clínica do alcoolismo atesta a complexidade das interações envolvidas e desafia a precisão diagnóstica, em especial nos primeiros tempos de evolução da doença.[3] A relevância das medidas preventivas é imensa, mas também é enorme a dificuldade em delimitar e implantar medidas efetivas. A atenção ao ambiente e à cultura, em especial à modelação do público consumidor por meio da promoção das bebidas alcoólicas, confere especial valor aos esforços de delineamento da história natural ou de descrição longitudinal do fenômeno em amostras prospectivas. Assim, tanto para medidas preventivas quanto para a condução clínica de casos específicos, a história natural do alcoolismo é tema que merece ser revisitado também ao longo da história natural da prática clínica.

O estudo da história natural do alcoolismo conduzido por Vaillant e Hiller-Sturmhöfel[4] esclarece algumas dúvidas relevantes para o entendimento do curso da doença em cada paciente da prática clínica. Tal estudo demonstra que a ansiedade e a depressão são mais propriamente associadas ao alcoolismo como consequências do que como elementos determinantes. A história do alcoolismo, embora não seja necessariamente irreversível ou progressiva, costuma evoluir em indivíduos dependentes, resultando em continuidade, abstinência ou instabilidade, ou seja, períodos de consumo controlado que reconduzem ao uso patológico.[5]

O histórico familiar de alcoolismo, mais do que o ambiente familiar, aumenta o risco de desenvolver essa doença.[6] Contudo, indivíduos com transtorno de conduta que crescem em ambientes pouco continentes podem expressar mais frequentemente o alcoolismo, em especial em padrão de crises de ingestão associadas a atitudes agressivas e transgressoras. Por outro lado, a ingestão sistemática do alcoolista pode produzir alterações graves de conduta que remitem na abstinência, diferentemente do que se passa com indivíduos com transtorno de conduta prévio.[7]

Merecem especial consideração, com vistas ao entendimento da história natural do alcoolismo, a tolerância constitucionalmente elevada e a frequência de episódios de intoxicação. Adolescentes com elevada tolerância primária e intoxicações frequentes, condições muitas vezes associadas, estão mais propensos a problemas com substâncias na vida adulta, ou seja, a tolerância elevada é preditora de progresso para alcoolismo.[8,9]

A evolução do alcoolismo segue um roteiro flutuante e enganoso no que diz respeito ao retorno ao consumo controlado, em geral instável.[5] Os elementos clínicos listados anteriormente – obtidos dos dois grupos de seguimento de seis décadas, um de indivíduos adolescentes originalmente saudáveis e outro de jovens adultos também saudáveis na base e provindos de ambiente universitário – compõem raras amostras de seguimento por período tão amplo. Tais achados se diferenciam de outros tantos obtidos em investigação retrospectiva, sujeita a vieses de memória e mudanças em valores e crenças associados ao alcoolismo e à sua evolução.

Dos esforços de tratamento, pouco se pode esperar com relação à reconquista da saúde. Uma exceção é a participação em grupos do Alcoólicos Anônimos (AA). Ela é capaz de mudar o estilo de vida e garantir períodos seguros de abstinência. Indivíduos que mantêm adesão ao AA e abstinência por seis anos ou mais têm prognóstico bem mais favorável do que os demais.[10] Neste capítulo, são examinados elementos de casos clínicos levando-se em consideração a linha de vida, na qual fica plasmada a relação patológica com o álcool.

ILUSTRAÇÕES CLÍNICAS

A descrição e os comentários sobre casos clínicos – tomando como inspiração a história natural do alcoolismo e seus preditores – permitem ilustrar os vários desafios clínicos impostos pela natureza cambiante e multifacetada da doença. Os relatos apresentados a seguir são divulgados com a anuência dos pacientes, apesar de alterações os tornarem, por um lado, irreconhecíveis e, por outro, compatíveis com os casos de inúmeros pacientes de cada estilo ou evolução documentada. Isso se confirma quando pacientes se reconhecem em aspectos de cada um deles.

CASO 1

XXA, 46 anos, é divorciada, tem um filho púbere e trabalha como engenheira elétrica e executiva industrial. Ela teve três longos empregos em ambiente masculino na carreira precoce e tem histórico familiar de alcoolismo de ambos os pais. Começou a beber com 13 anos, tendo elevada tolerância desde logo, maior do que a dos meninos seus contemporâneos. Ela tem o hábito de levar amigos e amigas para casa, mesmo depois de beber muito; além disso, bebe em crises de ingestão com intuito de embriaguez. É afetuosa, boêmia e alegra os amigos em encontros sociais.

Pressionada por amigos e familiares depois de perder seu emprego mais apreciado, buscou atendimento para demonstrar a todos que seu consumo de álcool não é um problema, já que ela para de beber sempre que deseja. Isso tem sido fato, mas por curtos períodos, pois retorna facilmente ao consumo pesado. Recentemente, ela vinha negligenciando atenção ao filho, um menino púbere, adultizado e preocupado mais com a mãe do que consigo mesmo.

Autonômica, acha difícil encontrar um homem que tolere seu alto desempenho profissional e financeiro. Ela parece não perceber que impõe seu estilo de beber e que isso afasta muitos candidatos inicialmente encantados com seu carisma. Prefere homens que bebam pouco ou não bebam. Nunca havia pensado no porquê de desejar ascendência sobre eles.

Um acidente de trabalho a tirou do emprego: estava de ressaca e desatenta ao procedimento de risco sob seu comando. Sob orientação de um assessor de recolocação profissional, resolveu afastar-se do mercado e buscar tratamento. Ficou 90 dias abstinente, voltou a beber e, em pouco tempo, apresentava crises de ingestão.

Refletiu sobre negligências graves nos cuidados com o filho e resolveu parar definitivamente. Perdeu a resistência aos grupos do AA e passou a frequentá-los com regularidade. Eventualmente, usa dissulfiram para encontros sociais com grande pressão para beber. Acredita que seu estilo determinado e resolutivo vai ajudá-la a manter o propósito de não beber.

Comentários ao Caso 1

O histórico familiar com ambos os pais alcoolistas, sugerindo suscetibilidade genética, é aqui muito significativo para se prever o desfecho de alcoolismo. Devem ser considerados os fatores biológicos peculiares do sexo feminino,[11] que aumentam a vulnerabilidade aos efeitos do álcool, independentemente da percepção individual. Já aos 13 anos, o destaque vai para a elevada tolerância constitucional, característica admirada na puberdade. Tal aspecto é preditor significativo do desfecho desse caso, pois a tolerância elevada é sintoma relevante do alcoolismo.[8]

Apesar de o ambiente familiar parecer menos importante, considerando-se a licenciosidade da família, perdeu-se a oportunidade de fazer uma intervenção que poderia mudar o rumo da relação com o álcool. Ela poderia ter ocorrido por meio de terapia de família focada em adições.[12]

Como visto nos estudos de longo prazo, a participação em grupos de mútua ajuda, como o AA, é determinante e relevante para o melhor desfecho. A psicoterapia é um fraco preditor de desfecho saudável, mas para XXA foi capaz de propiciar a motivação para a procura e a adesão aos grupos. O uso de aversivo, fármaco de grande valor clínico, quando integrado a recursos psicossociais, mostra resultados favoráveis significativos.[13]

Apesar de a paciente acreditar nisto, o que merece respeito do clínico, não há perfil de personalidade (estilo determinado e resolutivo) que seja um preditor consistente do desfecho da evolução de um indivíduo alcoolista. Talvez a exceção esteja nos transtornos do espectro da conduta.[7] A determinação é importante para motivar a interrupção do consumo, mas deve ser acompanhada de múltiplas estratégias terapêuticas para a manutenção da abstinência e a mudança do estilo de vida.

CASO 2

XYA, 59 anos, é empresário e está em seu segundo casamento; sua atual esposa tem 32 anos. Seus filhos estão assumindo a empresa da família, e ele critica seus métodos de maneira agressiva. Bebe regularmente desde os 23 anos, desenvolvendo tolerância lentamente. Seu primeiro casamento terminou devido à sua embriaguez frequente e intensa, associada a sintomas de ciúmes descabidos e desconfiança despropositada. Jamais havia interrompido a ingestão de bebidas alcóolicas por mais de duas semanas.

Sob pressão dos filhos, aceitou a avaliação psiquiátrica e acatou a proposta de abstinência de uma semana para seguir a avaliação. Ficou cinco meses abstinente, sentindo-se muito melhor em várias áreas, como sono, humor, irritabilidade, sobrepeso e disposição cognitiva e motora. Foi possível firmar o diagnóstico de transtorno do humor bipolar do tipo II, e o paciente ficou muito confortável com o uso de carbonato de lítio. Após o início da medicação, chamou-lhe a atenção a cessação da respiração estertorosa ao dormir. A mudança do humor evitou o afastamento dos filhos da gestão da empresa.

Contra a vontade da nova esposa, passou a beber vinho novamente. Propunha-se a ter como limite duas taças, duas vezes por semana. Na segunda semana, mudou o plano para uma garrafa de vinho por episódio. Questionado sobre o que faria se abrisse a segunda garrafa, ele apenas sorria.

Não vê problemas em beber, apesar de já haver admitido o impacto do consumo de álcool em sua vida. Ele simplesmente diz que agora será diferente, pois sente que pode se controlar. Os filhos começam a se afastar, e ele se queixa, sem admitir a relação com a bebida, pois afirma jamais beber diante deles. Rapidamente volta a ter aumento de peso e gordura abdominal. Ao preencher a balança decisional,[14] cotejando vantagens e desvantagens do consumo de álcool, mostra-se perplexo com o resultado óbvio em prol da abstinência.

Comentários ao Caso 2

Apesar da tolerância restrita, da pouca disponibilidade no ambiente familiar e da ausência de histórico familiar consistente, o paciente evoluiu para o alcoolismo. Ademais, o início tardio de uso, fator relevante nas melhores políticas de prevenção ao alcoolismo, não impediu a evolução do paciente para um quadro significativo da doença.[2]

Cabe lembrar que os transtornos do humor parecem mais consequentes do que propiciadores do consumo abusivo e da dependência do álcool.[5] Nesse caso, ao garantir-se um período de três meses de abstinência, pôde-se confirmar o diagnóstico de transtorno do humor bipolar. Introduzido o carbonato de lítio – pouco capaz de, por si só, reduzir o abuso de álcool[15] e, portanto, de proteger o paciente da retomada da história natural do alcoolismo –, parece que a estabilidade de seu humor tem permitido que ele se mantenha em psicoterapia e considere a cada dia mais provável testar o AA.

Como neste paciente o álcool intensifica o transtorno de conduta e de humor com ideação paranoide, de natureza ciumenta, os filhos se afastam. Sua sensibilidade ao rechaço dos filhos pode, por um lado, ser motivadora de mudança e, por outro, justificar o abandono de medidas de contenção. Evidencia-se, assim, a relevância dos vínculos familiares, que influenciam o progresso ou a falência de motivação para a mudança no consumo de álcool.[12]

CASO 3

VH, 68 anos, é contador, está em seu terceiro casamento e tem três filhos do primeiro casamento. Há histórico de alcoolismo em três gerações de sua família, mas não entre seus filhos. Ele bebe com grande tolerância desde o início da adolescência e fuma desde os 18 anos; nega uso de outras drogas.

O paciente tem histórico de tratamentos psicológicos por longos períodos, sem alteração significativa da história do alcoolismo. Ele nunca esteve em grupos do AA e se mostra resistente. Seu recorde de abstinência é de três anos, há 15 anos. Recentemente, depois de grave quadro clínico, com evidência de cardiopatia alcoólica, motiva-se para abstinência, mas recai com destilado, conseguindo esconder a recaída de familiares por algum tempo.[16] Com a intensificação do consumo e o descontrole reinstalado, necessitou procurar tratamento com especialista.

No relato de sua história, relaciona a perda dos pais em acidente como determinante possível de insegurança e acentuação de ansiedade, aspectos que tenta tratar com o álcool. Conta que é ansioso desde muito jovem e percebe agora que o álcool agrava seu quadro.

Maneja a ansiedade fugindo dos estressores sociais ou, se exposto a estresses, usando o álcool. Ele consegue curtos períodos de consumo controlado e limitado, sempre renovando a esperança de sustentá-los. Tem dificuldade de relacionar o álcool com perdas sociofamiliares e laborais. Tende a minimizar as perdas e maximizar sua habilidade para lidar com a bebida.

Comentários ao Caso 3

Novamente, esse caso documenta a relevância da história transgeracional do alcoolismo, que insere a variável "predisposição genética".[6,12] Também está presente na equação etiológica do caso a tolerância precoce, óbvio facilitador do hábito de beber pesadamente e sem ressacas. Jovem, bebia com os amigos e, no dia seguinte, estava bem-disposto para o trabalho, ao passo que os outros estavam com ressaca.

Frequentemente objeto de admiração no meio social, o indivíduo jovem tolerante ao álcool é, na verdade, presa fácil do alcoolismo.[9] A curva do desenvolvimento da tolerância tende a evidenciar a agressão ao cérebro, que vai alterando a neuroplasticidade ao longo da vida. As dificuldades cognitivas surgem de modo gradativo, eventualmente associadas a problemas clínicos, como dano hepático e pancreático – coincidentemente, fatores presentes nesse caso.

O uso continuado de álcool atinge a vida sexual, que empobrece progressivamente. As alterações cerebrais e clínicas costumam ser motivadores frequentes de confronto conduzido pelo clínico e por familiares. Sem adequada motivação para a mudança e sem efetiva desintoxicação, o conjunto de perdas pode mais motivar a entrega do indivíduo à história natural do alcoolismo do que sua resistência, isto é, sua adesão a intervenções capazes de mudar o curso da doença.

Esse paciente, depois de mais de 30 anos de evolução de seu quadro, começa a se sensibilizar pelo AA, modelo de tratamento que se destaca como o único com evidências de poder mudar o curso natural da doença.[10]

INTEGRAÇÃO DO CONHECIMENTO DA HISTÓRIA NATURAL DO ALCOOLISMO COM OS ELEMENTOS PRINCIPAIS DOS CASOS

A história da família, mais do que o ambiente familiar, é um preditor poderoso que explica o fato de o alcoolismo ser um fenômeno transgeracional, sendo muitas vezes uma verdadeira saga familiar. Por si só, a história familiar deve fazer parte de políticas de prevenção ao alcoolismo.[12] A educação das famílias para reconhecer a recorrência de casos de alcoolismo ao longo de várias gerações pode inibir as primeiras experiências precoces de consumo, reduzindo o risco de novos casos intrafamiliares. A perspectiva de treinamento para moderação – que não protege os experimentadores, pois desconhecem que têm uma disponibilidade herdada geneticamente para o alcoolismo – poderia dar lugar à franca evitação de qualquer uso, especialmente entre jovens.[3,6] A experimentação do álcool depois do pleno desenvolvimento biológico (corporal e cerebral), que ocorre após o início da idade adulta, encontra um indivíduo com mais condições físicas e mentais para tal experiência.

Contudo, o ambiente familiar licencioso facilita o acesso precoce a bebidas e viabiliza a expressão da interação gene-ambiente que compõe as possíveis histórias naturais da doença de cada indivíduo. Sustentar uma nova atitude em famílias com tradição ampla de consumo ritualizado e prestigiado, apesar dos casos repetidos de alcoolismo, segue um desafio para o clínico e para as políticas públicas de prevenção.[6]

O início precoce com tolerância elevada associa-se ao consumo em crises de ingestão, tanto em mulheres quanto em homens, e prediz alcoolismo na plenitude da vida adulta.[11] A tolerância elevada precoce é facilmente detectada em famílias informadas do risco de alcoolismo. Como potencial preditor do desfecho, é também evidência para a disposição de medidas preventivas ao alcoolismo.[9]

Transtornos de conduta precoces nunca devem ser encarados como benignos, mesmo que haja história familiar semelhante com remissão espontânea. Ou seja, a experiência relativamente benigna de alterações de conduta em familiares quando jovens pode ter expressão bem diversa nas novas gerações, com desfecho clínico significativo. Indivíduos com transtorno de conduta parecem significativamente mais tendentes ao abuso de álcool precoce e grave.[7]

A embriaguez de púberes e adolescentes deve ser encarada do mesmo modo que os transtornos de conduta. Experiências de familiares que não evoluíram para o alcoolismo frequentemente alimentam a percepção de benignidade de eventos semelhantes aos quais se expõem os jovens. Contudo, tais experiências não garantem absolutamente nada na nova geração com relação ao prognóstico de uso de álcool. Pelo contrário: fazem parte da história natural do alcoolismo em muitos indivíduos.[9]

A Figura 8.1 lista fenômenos frequentemente presentes na biografia de alcoolistas. Há grande variabilidade na evolução da doença, resultado de combinações de presença e intensidade de cada variável apresentada. A complexidade, contudo, não obscurece o eixo principal que caracteriza o fenômeno longitudinal, acompanhando o desenvolvimento humano e sua modulação cultural.

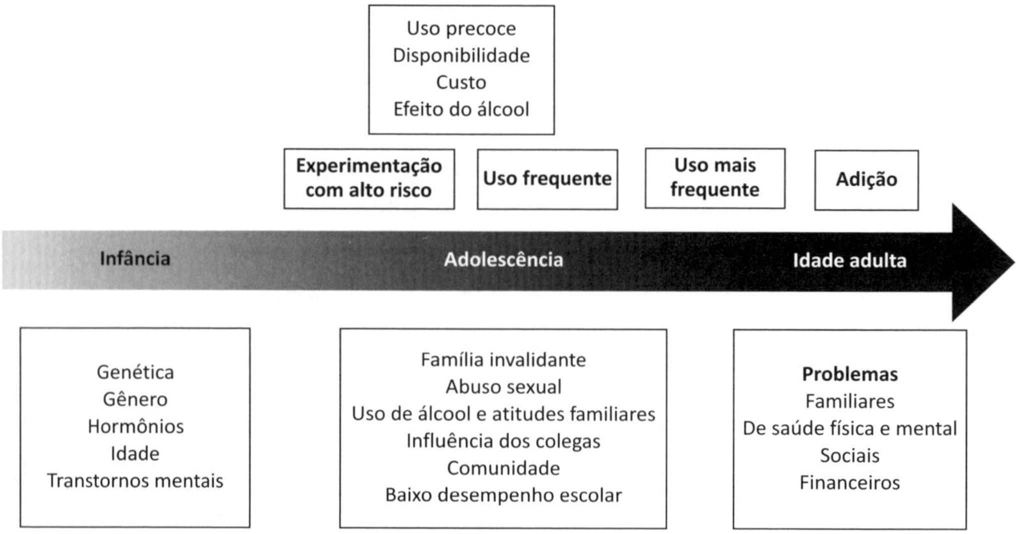

Figura 8.1 LINHA DE VIDA NO ALCOOLISMO.

REFERÊNCIAS

1. Zhu E, Soundy TJ, Hu Y. Genetics of alcoholism. S D Med. 2017;70(5):225-7.

2. Karriker-Jaffe KJ, Ohlsson H, Kendler KS, Cook WK, Sundquist K. Alcohol availability and onset and recurrence of alcohol use disorder: examination in a longitudinal cohort with cosibling analysis. Alcohol Clin Exp Res. 2018;42(6):1105-12.

3. Schuckit MA, Clarke DF, Smith TL, Mendoza LA, Schoen L. The search for contributors to low rates of recognition of paternal alcohol use disorders in offspring from the san diego prospective study. Alcohol Clin Exp Res. 2020;44(8):1551-60.

4. Vaillant GE, Hiller-Sturmhöfel S. The natural history of alcoholism. Alcohol Health Res World. 1996;20(3):152-61.

5. Vaillant GE. A 60-year follow-up of alcoholic men. Addiction. 2003;98(8):1043-51.

6. Tschorn M, Lorenz RC, O'Reilly PF, Reichenberg A, Banaschewski T, Bokde ALW, et al. Differential predictors for alcohol use in adolescents as a function of familial risk. Transl Psychiatry. 2021;11:157.

7. Papachristou E, Flouri E. Distinct developmental trajectories of internalising and externalising symptoms in childhood: links with mental health and risky behaviours in early adolescence. J Affect Disord. 2020;276:1052-60.

8. Corbin W, Scott C, Leeman R, Fucito L, Toll B, O'Malley S. Early subjective response and acquired tolerance as predictors of alcohol use and related problems in a clinical sample. Alcohol Clin Exp Res. 2013;37(3):490-7.

9. Sarala M, Miettunen J, Koskela J, Mustonen A, Rose RJ, Hurtig T, et al. Frequent intoxication and alcohol tolerance in adolescence: associations with psychiatric disorders in young adulthood. Addiction. 2020;115(5):888-900.

10. Pagano ME, White WL, Kelly JF, Stout RL, Tonigan JS. The 10-year course of alcoholics anonymous participation and long-term outcomes: a follow-up study of outpatient subjects in Project MATCH. Subst Abus. 2013;34(1):51-9.

11. Foster KT, Hicks BM, Iacono WG, McGue M. Gender differences in the structure of risk for alcohol use di-

sorder in adolescence and young adulthood. Psychol Med. 2015;45(14):3047-58.

12. Tambling RR, Russell B, D'Aniello C. Where is the family in young adult substance use treatment? The case for systemic family therapy for young adults with substance use disorders. Int J Ment Health Addict. 2022;20(3):1659-70.

13. Skinner MD, Lahmek P, Pham H, Aubin HJ. Disulfiram efficacy in the treatment of alcohol dependence: a meta-analysis. PloS One. 2014;9(2):e87366.

14. Diclemente C, Bellino L, Neavins T. Motivation for change in alcoholism treatment. Alcohol Res Health. 1999;23(2):86-92.

15. Yatham LN, Kennedy SH, Parikh SV, Schaffer A, Bond DJ, Frey BN, et al. Canadian Network for Mood and Anxiety Treatments (CANMAT) and International Society for Bipolar Disorders (ISBD) 2018 guidelines for the management of patients with bipolar disorder. Bipolar Disord. 2018;20(2):97-170.

16. Witkiewitz K, Kranzler HR, Hallgren KA, Hasin DS, Aldridge AP, Zarkin GA, et al. Stability of drinking reductions and long-term functioning among patients with alcohol use disorder. J Gen Int Med. 2021;36(2):404-12.

CAPÍTULO 9

A MAGNITUDE DOS PROBLEMAS CLÍNICOS

Mauro Soibelman
Gustavo Soibelman
Júlia Castro Martins

O hábito de consumir bebidas alcoólicas é antigo e varia muito entre indivíduos e culturas, o que também acontece com seus impactos na saúde (ver Cap. 3, "A epidemiologia do transtorno por uso de álcool no Brasil"). Uma proporção significativa das pessoas que consomem álcool apresenta complicações médicas decorrentes desse consumo. Mais de 200 doenças incluídas na 10ª edição da *Classificação internacional de doenças* (CID-10) são relacionadas ao uso nocivo de álcool, com impacto direto em vários alvos de saúde das *Metas de desenvolvimento sustentável: agenda de 2030*, da Organização Mundial da Saúde (OMS), abrangendo saúde materna e infantil, doenças infecciosas, doenças não transmissíveis, saúde mental, trauma e intoxicações.[1] Além disso, o uso nocivo do álcool está associado a incapacidades e excesso de mortes.[1,2]

Uma evidência dessa associação é a alta prevalência de pessoas com padrões de consumo de álcool não saudáveis – do consumo excessivo ao transtorno pelo uso de álcool (TUA) – entre pacientes atendidos em serviços de saúde, em todos os diferentes níveis de atenção.[3] Entretanto, alguns profissionais da saúde não reconhecem a possível associação entre problemas clínicos comuns (p. ex., diarreia e azia) e o uso excessivo de bebidas alcoólicas. Mesmo complicações orgânicas bem-estabelecidas (p. ex., pancreatite) costumam ser tratadas sem a abordagem do problema de base – a própria ingestão alcoólica – de modo claro e eficiente.[4] Dessa forma, são desperdiçadas oportunidades para interferir favoravelmente no curso da doença.

Vários fatores contribuem para a ocorrência dessas condutas, observadas em diferentes países e culturas. É o caso de conceitos históricos equivocados sobre o baixo potencial tóxico do etanol, da compreensão do alcoolismo como problema de ordem moral e da crença na ineficiência de seu tratamento. Conhecer os impactos do consumo de álcool é indispensável para aprimorar estratégias de promoção da saúde e rastreamento de problemas clínicos associados, permitindo abordagem precoce e desfechos mais favoráveis.

Sem a pretensão de esgotar o tema, que é complexo e extenso, este capítulo apresenta uma visão geral e resumida dos impactos clínicos mais relevantes do consumo de álcool. Outras complicações (p.ex., psiquiátricas e sociais) são abordadas em capítulos específicos.

A ABORDAGEM PELO MÉDICO CLÍNICO

Os termos utilizados para descrever diferentes níveis de consumo de bebidas alcoólicas e problemas associados evoluem continuamente, acompanhando o conhecimento científico, que se atualiza e se amplia (ver Cap. 2, "Alcoolismo: revisão histórica do conceito"). O médico clínico deve estar familiarizado com a terminologia básica para analisar adequadamente as associações de seu interesse e prestar um atendimento eficiente.

O uso não saudável (*unhealthy*)[5] engloba todo o espectro de consumo de álcool que pode resultar em prejuízos à saúde, incluindo: (1) o uso de quantidades que aumentam o risco de consequências indesejadas (também referido como uso excessivo ou uso de risco); (2) o uso que já resultou em danos, embora sem alcançar os critérios para diagnóstico de transtorno (por vezes referido como uso problemático, abuso ou uso nocivo); e (3) o padrão de consumo associado a características do TUA, conforme estabelecido na 5ª edição do *Manual diagnóstico e estatístico de transtornos mentais* (DSM-5).[6]

A avaliação dos efeitos do consumo de quantidades limitadas de bebidas alcoólicas na saúde humana tem sido um desafio metodológico, permitindo interpretações enganosas sobre consumo seguro e possíveis efeitos benéficos. Médicos, pesquisadores e profissionais dedicados à elaboração de políticas públicas devem levar em conta a população-alvo, o contexto de consumo de álcool e os desfechos, utilizando preferencialmente uma abordagem abrangente e composta.[7] Mesmo limitadas, algumas diretrizes mostram-se úteis para diferenciar o consumo moderado ou de baixo risco do consumo não saudável, podendo ser aplicadas na prática clínica e em novas pesquisas. Uma das mais utilizadas é a americana (*The 2015 to 2020 Dietary Guidelines for Americans*), que define consumo moderado como até um drinque padrão por dia (14 g de álcool) para mulheres e até dois drinques padrão por dia para homens, não devendo ser considerada a média do consumo de vários dias.[8]

METABOLISMO DO ETANOL

Por apresentar baixo peso molecular e ser hidrossolúvel, o etanol (tipo de álcool presente nas bebidas alcoólicas) se distribui e penetra em quase todos os tecidos do corpo humano, podendo ocasionar efeitos em qualquer órgão ou sistema. O álcool ingerido é absorvido inalterado pelo estômago (20%) e pelo intestino (80%), sendo detectado no sangue 5 a 10 minutos depois. A concentração sanguínea máxima é alcançada após 30 a 90 minutos. A absorção do álcool é facilitada, entre outros fatores, pela ausência de alimentos no trato digestivo e pelo esvaziamento rápido do estômago.

Quase a totalidade do etanol ingerido sofre oxidação a aldeído acético e, subsequentemente, a dióxido de carbono (CO_2) e água. Até 10% do total absorvido pode ser eliminado sem transformações metabólicas por meio da respiração (pulmões), pelo suor e, em menor quantidade, pela urina (rins). A oxidação do etanol ocorre principalmente no fígado (95%), pela ação da enzima álcool-desidrogenase (ADH). O processo ocorre em uma velocidade constante, geneticamente determinada para cada pessoa, permitindo eliminar de 7 a 14 g de álcool por hora, independentemente da quantidade de bebida ingerida.

Nas mulheres, o etanol parece provocar efeitos danosos de maior magnitude e em menor tempo do que nos homens. A diferença é atribuída a menores quantidades da enzima ADH no estômago e à maior proporção de gordura em relação à quantidade de água corporal. Isso resulta na maior concentração sanguínea de etanol para doses equivalentes ingeridas, corrigidas pelo peso, além de variações metabólicas relacionadas ao ciclo menstrual.[9]

MANIFESTAÇÕES CLÍNICAS

Algumas evidências sugerem que o consumo limitado de álcool por pessoas apropriadamente selecionadas – sem contraindicações estabelecidas, como gestação, doença alcoólica hepática ou pancreática e história pessoal ou familiar de TUA – não aumenta significativamente o risco geral à saúde. Por outro lado, o consumo de quantidades que excedem as recomendações (uso não saudável) mostra associação do tipo dose-resposta solidamente documentada, com aumento da mortalidade e da incidência de variados problemas médicos.[10,11]

Mesmo que o profissional responsável pelo cuidado não perceba prontamente a relação com o quadro de apresentação, manifestações comportamentais, psiquiátricas, clínicas e sociais do uso não saudável de álcool são frequentes em pacientes atendidos nos serviços de saúde, podendo incluir:

- crises de ansiedade, depressão e tentativas de suicídio;
- variadas formas de trauma e violência interpessoal;
- hipertensão arterial e manifestações associadas;
- sintomas e doenças gastrointestinais;
- sintomas e doenças cardiológicas;
- sintomas e doenças neurológicas (periféricas e centrais);
- distúrbios eletrolíticos;
- distúrbios do sono;
- neoplasias (p. ex., mama e esôfago);
- anormalidades laboratoriais (p. ex., enzimas hepáticas e gama-glutamil transferase – GGT – elevadas e macrocitose);
- sinais e sintomas de intoxicação alcoólica aguda;
- sinais e sintomas de síndrome de abstinência do álcool;
- problemas sociais e legais.

Os efeitos do consumo de bebidas alcoólicas – riscos e eventuais benefícios – vêm sendo extensivamente estudados, inclusive em investigações sobre sua associação com várias doenças específicas que acometem os mais diferentes órgãos e sistemas. Uma abordagem abrangente e detalhada das evidências disponíveis ultrapassa o escopo deste capítulo. A seguir, são apresentados alguns tópicos selecionados.

Doença hepática alcoólica

A doença hepática é geralmente um dos primeiros tipos de problema que vêm à mente quando se trata de consumo de álcool. Ela é mais rara em bebedores de quantidades pequenas, mas estimativas apontam que 10 a 15% dos bebedores pesados vão desenvolver cirrose, sendo o álcool de fato uma das causas mais comuns das doenças do fígado.[12,13] A doença hepática alcoólica (DHA) é responsável por importante carga de doença e mortalidade em diversas regiões do mundo, incluindo o Brasil.[11,14]

A evidência mais consistente de que o álcool pode causar doença hepática provém de estudos epidemiológicos, e não de estudos bioquímicos ou clínicos. Exemplos clássicos são a constatação da significativa redução das mortes relacionadas a doenças hepáticas no período seguinte à proibição da venda de bebidas alcoólicas nos Estados Unidos, ocorrida em 1916. Ainda há estudos sugerindo que o risco para essas doenças relacionadas ao consumo de álcool depende da quantidade e da duração do uso – uma associação tipo dose-resposta.[15] Comparadas a não bebedores, pessoas que consumiram cronicamente mesmo quantidades diárias de álcool consideradas moderadas (12 a 24 g por dia, o que corresponde a aproximadamente 1 a 2 taças de vinho) mostraram risco aumentado de cirrose. Um limite "seguro", na realidade, pode ser baixo e difícil de precisar.[16]

Embora muitos avanços no conhecimento tenham se acumulado, especialmente nos últimos anos, os complexos mecanismos patogênicos da doença hepática associada ao consumo de álcool ainda não são inteiramente compreendidos, e a sua abordagem detalhada foge ao objetivo deste capítulo. Por outro lado, o padrão de progressão da DHA é bem estabelecido. Considerando-se o consumo sustentado (meses a anos) maior que 40 g de álcool por dia, a alteração inicial, que ocorre em mais de 90% dessas pessoas, é o fígado gorduroso alcoólico ou a esteatose hepática, caracterizada por acúmulo de triglicerídeos nos hepatócitos. Algumas pessoas (10 a 35%) experimentam progressão da doença e desenvolvem inflamação hepática, com dano nos hepatócitos e degeneração em balão (ou balonamento). Do ponto de vista histológico, tais alterações caracterizam a esteato-hepatite alcoólica, que pode progredir lentamente, mantendo dano hepático continuado e inflamação. Em alguns casos, isso conduz à fibrose progressiva e à cirrose (8 a 20%), podendo culminar com carcinoma hepatocelular. Além dessa forma de progressão crônica e lenta, portadores de DHA com esteato-hepatite rapidamente progressiva, mesmo sem cirrose, podem apresentar uma síndrome clínica aguda (hepatite alcoólica aguda) com icterícia e falência hepática associada com prognóstico desfavorável. Dos que sobrevivem, 70% desenvolvem cirrose. Em contraste, 40% dos pacientes com cirrose hepática alcoólica podem desenvolver um quadro sobreposto de hepatite alcoólica aguda (doença aguda sobre doença crônica), com altas taxas de mortalidade.[20]

A alteração inicial é o fígado gorduroso alcoólico ou a esteatose hepática, caracterizada por acúmulo de triglicerídeos nos hepatócitos. Algumas pessoas enfrentam a progressão da doença e desenvolvem inflamação hepática, com dano nos hepatócitos e degeneração em balão (ou balonamento). Do ponto de vista histológico, tais alterações caracterizam a esteato-hepatite alcoólica, que pode progredir lentamente, mantendo dano hepático continuado e inflamação. Em alguns casos, isso conduz à fibrose progressiva e à cirrose, podendo culminar em carcinoma hepatocelular.

Além dessa forma de progressão crônica e lenta, portadores de DHA com esteato-hepatite rapidamente progressiva, mesmo sem cirrose, podem apresentar uma síndrome clínica aguda (hepatite alcoólica aguda) com icterícia e falência hepática associada a prognóstico desfavorável. Dos que sobrevivem, 70% desenvolvem cirrose. Em contraste, 40% dos pacientes com cirrose hepática alcoólica podem desenvolver um quadro sobreposto de hepatite alcoólica aguda (doença aguda sobre doença crônica), com altas taxas de mortalidade.[17]

A prevenção e o tratamento adequados da DHA demandam atendimento multidisciplinar especializado para abordar o TUA subjacente, assim como abordagem clínica, farmacológica, nutricional e até mesmo cirúrgica, quando um transplante hepático pode ser a melhor alternativa.

Outras doenças do sistema digestivo

Colelitíase: aumento do risco associado a consumo elevado de álcool, com possível redução associada a consumo moderado.

Pancreatite: risco aumentado de pancreatite aguda e crônica pelo uso excessivo de álcool.

Doenças cardiovasculares

O consumo de quantidades excessivas de álcool é fator de risco reconhecido para o desenvolvimento de vários distúrbios cardiovasculares, como doença cardíaca hipertensiva e cardiomiopatia.[11] Por outro lado, estudos observacionais sugeriram que o consumo crônico de quantidades limitadas de álcool – vinho, especialmente, e cerveja –, quando comparado com abstinência e com beber pesado, pode trazer algum efeito cardioprotetor para determinadas pessoas, com redução da mortalidade por desfechos cardiovasculares específicos.[14,18] Contudo, deve-se ponderar que alguns estudos não identificaram benefícios em relação à mortalidade por todas as causas, mesmo com o consumo de quantidades de álcool consideradas pequenas.[14]

Vários fatores têm sido estudados para explicar esses aparentes benefícios do consumo leve a moderado de álcool, mas os mecanismos permanecem incertos. Dentre os benefícios, destacam-se:

- aumento dos níveis séricos de colesterol HDL;
- efeito antioxidante;
- aumento da sensibilidade à insulina;
- efeito antitrombótico;
- efeito anti-inflamatório.

Embora o aumento da concentração de colesterol HDL tenha sido utilizado por décadas como uma das principais explicações para a redução do risco cardiovascular associada ao consumo moderado de álcool, diversos ensaios clínicos não conseguiram demonstrar que estratégias para elevar os níveis de HDL possam reduzir a ocorrência de eventos cardiovasculares.[19]

O consumo não saudável de álcool, incluindo as "bebedeiras" (*binge drinking* e beber pesado episódico), aumenta o risco de muitas condições médicas, entre as quais está um importante desfecho cardiovascular: a morte súbita.[11,20]

Alguns estudos avaliaram os efeitos do álcool no sistema cardiovascular levando em conta condições específicas dos participantes. Foram estudados tanto indivíduos sem doença cardiovascular conhecida quanto pacientes com diversos diagnósticos, como hipertensão arterial, doença cardíaca coronariana, fibrilação atrial, insuficiência cardíaca/cardiomiopatia, acidente vascular cerebral (isquêmico e hemorrágico) e doença arterial periférica. Além de confirmar o aumento do risco de desenvolver essas complicações atribuído ao consumo não saudável de álcool, assim como a mortalidade associada a elas, muitos estudos observaram possível efeito cardioprotetor associado ao consumo regular leve a moderado, sendo identificadas curvas de associação tipo J. Ou seja, há maior incidência dos desfechos em bebedores de quantidades superiores aos limites recomendados, mas também em abstêmios.[21] O efeito protetor foi identificado mesmo em pacientes diabéticos.[22]

O benefício, no entanto, não é universal. Os eventuais efeitos cardioprotetores do consumo de álcool são complexos, significativamente influenciados por idade, sexo, fatores genéticos e situação socioeconômica, além de outras características – algumas das quais ainda não claramente identificadas.[11] Mais ainda, diferenças entre os delineamentos dos estudos – especialmente na classificação dos "abstêmios", que pode incluir pessoas com viés na direção de maior risco basal (ex-bebedores, por exemplo) – permitem análises que demonstram ausência do pretenso efeito cardioprotetor associado ao consumo moderado regular de álcool.[23]

Diabetes

O consumo de quantidades moderadas de bebidas alcoólicas – mas não de quantidades excessivas – foi associado à redução do risco de desenvolver diabetes e à redução da glicemia de jejum, da glicemia pós-prandial e da resistência à insulina em pacientes já diagnosticados. Análises mais recentes limitam a extensão dos possíveis benefícios.[24]

Câncer

O consumo de álcool tem sido associado com o aumento do risco de vários tipos de câncer, destacando-se câncer de esôfago, fígado e mama. Geralmente, observa-se efeito tipo dose-resposta, com o aumento de risco iniciando mesmo em associação à ingestão de quantidades consideradas pequenas.[25]

Complicações neurológicas e neuromusculares

A intoxicação alcoólica aguda pode ocorrer em qualquer indivíduo, incluindo aqueles que nunca haviam ingerido bebidas alcoólicas previamente. Ela se associa com diversos tipos de traumas, acidentes de trânsito, violência doméstica e interpessoal, homicídio e suicídio.

O consumo crônico não saudável de álcool está associado com o desenvolvimento de diversas complicações neurológicas e neuromusculares:

- encefalopatia de Wernicke;
- síndrome de Korsakoff;[26]
- aumento de ventrículos e disfunção cognitiva;
- degeneração alcoólica cerebelar;
- doença de Marchiafava-Bignami (rara);
- neuropatias periféricas;
- miopatia aguda e crônica.

Complicações hematológicas

O consumo excessivo de álcool associa-se a várias alterações hematológicas, especialmente a citopenias (anemia, leucopenia e trombocitopenia).[27] A macrocitose está presente em cerca de 90% dos bebedores excessivos mesmo antes de desenvolverem anemia. A sobrecarga de ferro, presente em cerca de 10% dos bebedores crônicos, costuma estar associada a qualquer doença do fígado, inclusive a DHA.

Desordens do espectro alcoólico fetal

Essa categoria abriga uma gama de condições relacionadas a efeitos físicos, cognitivos e comportamentais, além de efeitos na saúde mental, que podem ocorrer em indivíduos com exposição pré-natal ao álcool, incluindo a síndrome alcoólica fetal. O quadro varia conforme a quantidade e o padrão de consumo da mãe e a presença de outros fatores de risco.[28]

LIMITAÇÕES DA EVIDÊNCIA

Especialmente por questões éticas, não se dispõe de ensaios clínicos randomizados de longa duração (o melhor delineamento) para avaliar os efeitos do consumo moderado de álcool em seres humanos. O conhecimento sobre o tema, como apresentado neste capítulo, advém de estudos que apresentam consideráveis limitações:

1. ensaios clínicos de curta duração analisando principalmente o efeito do álcool em medidas fisiológicas (desfechos intermediários, como pressão arterial, mais do que desfechos clínicos, como doenças);
2. estudos observacionais de longo prazo para comparar pessoas abstêmias com outras que consomem bebidas alcoólicas – o ajuste possível para as diferenças conhecidas e mensuráveis pode não ser suficiente para deixar os grupos passíveis de comparação adequada (um viés conhecido como confundimento).

CONSIDERAÇÕES FINAIS

Prejuízos à saúde decorrentes do consumo não saudável de bebidas alcoólicas estão documentados. Já as evidências disponíveis sobre eventuais benefícios do consumo regular controlado de álcool (quantidades moderadas) vêm sendo questionadas e revisadas em razão das limitações dos estudos que as produziram.[29] Instituições de renome internacional admitem risco baixo de complicações e de morte para pessoas que já consomem álcool com moderação. Por outro lado, no estágio atual do conhecimento, não recomendam para abstêmios iniciar tal consumo com o objetivo de melhorar a saúde.

O National Institute on Alcohol Abuse and Alcoholism (NIAAA) recomenda: indivíduos que não estão bebendo atualmente não devem ser encorajados a beber somente por razões de saúde, porque a base para a melhora na saúde ainda não foi atribuída ao álcool.[30] De forma similar, um relatório do Departamento de Saúde do Reino Unido de 2016 afirma: pessoas que não bebem qualquer quantidade de álcool não devem receber recomendação para começar a beber em prol de sua saúde.[31]

Por fim, após estudar o impacto do consumo de álcool na carga de doenças, um conceituado grupo colaborativo internacional concluiu que o nível de consumo de álcool que minimizou danos ao longo dos desfechos de saúde foi **zero** drinques padrão (intervalo de confiança de 95% – 0,0-0,8).[11]

REFERÊNCIAS

1. World Health Organization. Global status report on alcohol and health 2018. Geneva: WHO; 2018.

2. Institute for Health Metrics and Evaluation. GBD compare [Internet]. Seattle: University of Washington; 2022 [capturado em 3 jul. 2022]. Disponível em: http://vizhub.healthdata.org/gbd-compare.

3. Salisbury-Afshar E, Fleming M. Identification of and treatment for unhealthy alcohol use in primary care settings. Am Fam Physician. 2019;99(12):733-34.

4. Grant BF, Goldstein RB, Saha TD, Chou SP, Jung J, Zhang H, et al. Epidemiology of DSM-5 alcohol use disorder: results from the national epidemiological survey on alcohol and related conditions III. JAMA Psychiatry. 2015;72(8):757-66.

5. Saitz R. Clinical practice: unhealthy alcohol use. N Engl J Med. 2005;352(6):596-607.

6. American Psychiatric Association. Manual diagnóstico e estatístico de transtornos mentais: DSM-5. 5. ed. Porto Alegre: Artmed; 2014.

7. Mukamal KJ. A safe level of alcohol consumption: the right answer demands the right question. J Intern Med. 2020;288(5):550-9.

8. U.S. Department of Health and Human Services, U.S. Department of Agriculture. Dietary guidelines for Americans 2015-2020 [Internet]. 8th ed. Washington: USDA; 2015 [capturado em 3 jul. 2022]. Disponível em: https://health.gov/sites/default/files/2019-09/2015-2020_Dietary_Guidelines.pdf.

9. Frezza M, di Padova C, Pozzato G, Terpin M, Baraona E, Lieber CS. High blood alcohol levels in women: the role of decreased gastric alcohol dehydrogenase activity and first-pass metabolism. N Engl J Med. 1990;322(2):95-9.

10. Wood AM, Kaptoge S, Butterworth AS, Willeit P, Warnakula S, Bolton T, et al. Risk thresholds for alcohol consumption: combined analysis of individual-participant data for 599 912 current drinkers in 83 prospective studies. Lancet. 2018;391(10129):1513-23.

11. GBD 2016 Alcohol Collaborators. Alcohol use and burden for 195 countries and territories, 1990-2016: a systematic analysis for the Global Burden of Disease Study 2016. Lancet. 2018;392(10152):1015-35.

12. Singal AK, Anand BS. Recent trends in the epidemiology of alcoholic liver disease. Clin Liver Dis. 2013;2(2):53-6.

13. Pimpin L, Cortez-Pinto H, Negro F, Corbould E, Lazarus JV, Webber L, et al. Burden of liver disease in Europe: epidemiology and analysis of risk factors to identify prevention policies. J Hepatol. 2018;69(3):718-35.

14. GBD 2016 Causes of Death Collaborators. Global, regional, and national age-sex specific mortality for 264 causes of death, 1980-2016: a systematic analysis for the Global Burden of Disease Study 2016. Lancet. 2017;390(10100):1151-210.

15. Zakim D, Boyer TD, Montgomery C. Alcoholic liver disease. In: Zakim D, Boyer TD, editors. Hepatology: a textbook of liver diseases. Philadelphia: WB Saunders; 1990. p. 821-69.

16. Rehm J, Taylor B, Mohapatra S, Irving H, Baliunas D, Patra J, et al. Alcohol as a risk factor for liver cirrhosis: a systematic review and meta-analysis. Drug Alcohol Rev. 2010;29(4):437-45.

17. Seitz HK, Bataller R, Cortez-Pinto H, Gao B, Gual A, Lackner C, et al. Alcoholic liver disease. Nat Rev Dis Primers. 2018;4(1):16.

18. Ronksley PE, Brien SE, Turner BJ, Mukamal KJ, Ghali WA. Association of alcohol consumption with selected cardiovascular disease outcomes: a systematic review and meta-analysis. BMJ. 2011;342:d671.

19. Rosenson RS. The high-density lipoprotein puzzle: why classic epidemiology, genetic epidemiology, and clinical trials conflict? Arterioscler Thromb Vasc Biol. 2016;36(5):777-82.

20. Goslawski M, Piano MR, Bian JT, Church EC, Szczurek M, Phillips SA. Binge drinking impairs vascular function in young adults. J Am Coll Cardiol. 2013;62(3):201-7.

21. Ding C, O'Neill D, Bell S, Stamatakis E, Britton A. Association of alcohol consumption with morbidity and mortality in patients with cardiovascular disease: original data and meta-analysis of 48,423 men and women. BMC Med. 2021;19(1):167.

22. Polsky S, Akturk HK. Alcohol Consumption, diabetes risk, and cardiovascular disease within diabetes. Curr Diab Rep. 2017;17(12):136.

23. Stockwell T, Zhao J, Panwar S, Roemer A, Naimi T, Chikritzhs T. Do "moderate" drinkers have reduced mortality risk? A systematic review and meta-analysis of alcohol consumption and all-cause mortality. J Stud Alcohol Drugs. 2016;77(2):185-98.

24. Knott C, Bell S, Britton A. Alcohol consumption and the risk of type 2 diabetes: a systematic review and dose-response meta-analysis of more than 1.9 million individuals from 38 observational studies. Diabetes Care. 2015;38(9):1804-12.

25. Rumgay H, Shield K, Charvat H, Ferrari P, Sornpaisarn B, Obot I, et al. Global burden of cancer in 2020 attributable to alcohol consumption: a population-based study. Lancet Oncol. 2021;22(8):1071-80.

26. Jain R, George AB, Narnoli S. Haematological changes in alcohol and substance use disorders: an overview. Int Arch Subst Abuse Rehabil. 2020;2(1):1-6.

27. Kopelman MD, Thomson AD, Guerrin I, Marshall EJ. The Korsakoff syndrome: clinical aspects, psychology and treatment. Alcohol Alcohol. 2009;44(2):148-54.

28. Noor S, Milligan ED. Lifelong impacts of moderate prenatal alcohol exposure on neuroimmune function. Front Immunol. 2018;9:1107.

29. Biddinger KJ, Emdin CA, Haas ME, Wang M, Hindy G, Ellinor PT, et al. Association of habitual alcohol intake with risk of cardiovascular disease. JAMA Netw Open. 2022;5(3):e223849.

30. National Institute on Alcohol Abuse and Alcoholism. Alcohol alert [Internet]. Rockville: NIAAA; 1999 [capturado em 3 jul. 2022]. Disponível em: http://pubs.niaaa.nih.gov/publications/aa45.htm.

31. Alcohol guidelines review: report from the guidelines development group to the UK Chief Medical Officers [Internet]. London: Department of Health; 2016 [capturado em 3 jul. 2022]. Disponível em: https://assets.publishing.service.gov.uk/government/uploads/system/uploads/attachment_data/file/545739/GDG_report-Jan2016.pdf.

CAPÍTULO 10

COMPLICAÇÕES NEUROPSIQUIÁTRICAS POR USO DE ÁLCOOL

Analice Gigliotti
Juliana Copetti

O uso de álcool ainda é um grande problema de saúde pública em todo o mundo, contribuindo para o desenvolvimento e o agravamento de diversas doenças. Além disso, ele é uma das principais causas de morte prematura em nível global.[1] A molécula do álcool é pequena e consegue atravessar com facilidade as barreiras e membranas do organismo, alcançando diferentes partes do corpo humano rapidamente. Um dos sistemas mais afetados é o sistema nervoso central (SNC).[2]

A exposição ao álcool em diferentes momentos do ciclo vital pode gerar alterações neurocognitivas, causando prejuízos significativos. A exposição pré-natal (consumo de bebida alcoólica por gestante) pode causar um transtorno do neurodesenvolvimento chamado "transtorno do espectro alcoólico fetal".[3,4] Por sua vez, o uso de bebida alcoólica na adolescência aumenta as chances de uso crônico ao longo da vida.[5,6]

O abuso de álcool está relacionado a dano cerebral, documentado por meio de estudos de neuroimagem que mostram a redução do volume de regiões cerebrais, cuja consequência mais grave é o declínio cognitivo.[7-9] Cerca de 70% dos indivíduos com mais de 65 anos que fazem uso crônico de álcool apresentam algum grau de patologia cerebral. As áreas afetadas pela perda de volume são similares às afetadas pelo envelhecimento e pela doença de Alzheimer: córtex frontal, temporal, parietal, cingular e insular, cerebelo, tálamo e hipocampo. Estudos sugerem que a maior parte da carga do transtorno por uso de álcool (TUA) se deve aos efeitos persistentes do álcool no SNC e que 10% dos casos de demência estão relacionados ao uso dessa substância, sendo ela o maior fator de risco modificável de demência.[10]

Visto que o diagnóstico de TUA está relacionado a um maior risco de desenvolver algum transtorno neurocognitivo (TNC),[11] apresentamos a seguir a descrição das principais complicações neuropsiquiátricas relacionadas ao uso de álcool. Elas são classificadas pela 5ª edição do *Manual diagnóstico e estatístico de transtornos mentais* (DSM-5) como TNCs por uso de álcool (demências) e transtornos do neurodesenvolvimento associados com exposição pré-natal ao álcool (transtornos do espectro alcoólico fetal).[3]

TRANSTORNOS NEUROCOGNITIVOS POR USO DE ÁLCOOL (DEMÊNCIAS RELACIONADAS AO USO DE ÁLCOOL)

Os TNCs são transtornos neuropsiquiátricos cuja causa pode ser definida. Para que eles sejam diagnosticados, deve haver evidência de declínio em pelo menos um dos domínios cognitivos em comparação a um nível anterior de desempenho. Os domínios cognitivos são os seguintes: atenção complexa; função executiva; aprendizagem e memória; linguagem; perceptomotor; e cognição social.[3] O transtorno pode ser leve ou maior, o que depende do grau de prejuízo; no transtorno maior, há prejuízo na autonomia e na independência da vida diária. A seguir, são apresentados os critérios diagnósticos para o TNC maior elencados pelo DSM-5.[3]

a Evidências de declínio cognitivo significativo em comparação com nível anterior de desempenho em um ou mais domínios cognitivos. A constatação se dá com base em:
   1. preocupação do indivíduo, de um informante com conhecimento ou do clínico;
   2. prejuízo substancial no desempenho cognitivo, de preferência documentado por teste neuropsicológico padronizado ou, em sua falta, por outra investigação clínica quantificada.

b Os déficits cognitivos interferem na independência em atividades da vida diária (no mínimo, o paciente necessita de assistência em atividades instrumentais complexas da vida diária, como pagamento de contas ou controle medicamentoso).

c Os déficits cognitivos não ocorrem exclusivamente no contexto de *delirium*.

d Os déficits cognitivos não são mais bem explicados por outro transtorno mental (p. ex., transtorno depressivo maior, esquizofrenia).

A avaliação neuropsicológica, com testes padronizados, é considerada padrão-ouro para o diagnóstico.[3] Uma das causas dos TNCs é o consumo de substâncias de abuso, e a seguir são apresentados os critérios diagnósticos elencados pelo DSM-5 para o TNC induzido por substância.[3]

a São atendidos os critérios para TNC maior ou leve.

b Os prejuízos neurocognitivos não ocorrem exclusivamente durante o curso de *delirium* e persistem além da duração habitual da intoxicação e da abstinência aguda.

c A substância é capaz de produzir prejuízo cognitivo.

d O curso temporal dos déficits neurocognitivos é consistente.

e O quadro não é passível de atribuição a outra condição médica nem é mais bem explicado por outro transtorno mental.

O TNC por uso de álcool pode ser classificado em TNC leve ou maior, que por sua vez pode ser categorizado em não amnéstico confabulatório e amnéstico confabulatório, conhecido também como "síndrome de Korsakoff".[3]

A prevalência dos TNCs por uso de álcool não é bem definida. Estima-se que cerca de 10% dos pacientes com diagnóstico de TUA apresentem sintomas de TNC, mas muitos pacientes não são diagnosticados por estar em situação de risco social e não ter acesso ao sistema de saúde. Isso sugere que a prevalência na população é maior do que a registrada. Mais de um terço dos indivíduos diagnosticados para TUA apresentam TNC leve, que persiste nos primeiros meses da abstinência. O TNC maior é mais raro e geralmente está associado a outros fatores, como deficiência nutricional. Os fatores de risco para TNC por uso de álcool são:[3,7,12]

- idade;
- uso prolongado e persistente (além dos 50 anos);
- deficiências nutricionais prolongadas;

- doenças clínicas (hepática, cardiovascular e cerebrovascular).

O TNC por uso de álcool de maior gravidade é o tipo amnéstico confabulatório, conhecido como síndrome de Korsakoff ou Wernicke-Korsakoff, uma síndrome residual que se desenvolve em pacientes que apresentaram deficiência grave de tiamina e consequente encefalopatia de Wernicke.[13] A condição cursa com um déficit substancial de memória em combinação com outros déficits cognitivos e alterações comportamentais; ao contrário dos outros TNCs por álcool, ela apresenta uma resposta limitada ao tratamento para TUA. O Quadro 10.1 mostra um resumo comparativo das alterações cognitivas e de imagem nos transtornos relacionados ao uso de álcool.[7]

TRANSTORNOS DO ESPECTRO ALCOÓLICO FETAL

Os transtornos do espectro alcoólico fetal são caracterizados por uma gama de problemas de desenvolvimento que ocorrem após exposição intrauterina ao álcool. Eles são comuns, com uma prevalência mundial de aproximadamente 0,8% em crianças e jovens.[14] Os sinais e sintomas podem ter apresentações diferentes dependendo do caso e podem variar de leve a grave. A seguir, são listados os sinais e sintomas do transtorno do espectro alcoólico fetal.[15]

- Baixo peso
- Dificuldades na coordenação motora
- Comportamento hiperativo
- Dificuldade atencional
- Dificuldade na memória e na capacidade de processar informações
- Dificuldade escolar (especialmente em matemática)
- Transtornos de aprendizagem
- Atraso de linguagem e de fala
- Déficit intelectual
- Prejuízo na crítica e na tomada de decisões
- Problemas de sono e de sucção quando bebês
- Problemas de audição e visão
- Problemas cardíacos, renais e/ou ósseos
- Altura abaixo da média

Quadro 10.1 COMPARAÇÃO ENTRE OS TNCS RELACIONADOS AO ÁLCOOL

Condição	Sintomas	Regiões cerebrais afetadas
TUA grave	Uso problemático de álcool com interferência nas tarefas diárias	Afinamento cortical, que se recupera com abstinência.
TNC induzido por álcool leve e/ou maior não amnéstico confabulatório (demência por uso de álcool)	Déficits na memória e nas funções executivas	Afinamento cortical frontal (substância cinza e substância branca), perda celular hipocampal e cerebelar. Pode haver recuperação com abstinência.
TNC induzido por álcool amnéstico confabulatório (persistente/síndrome de Korsakoff)	Prejuízo significativo nas funções executivas, prejuízo substancial na memória e dificuldades visuoperceptivas	Afinamento cortical frontal (substância cinza e substância branca), perda celular hipocampal e cerebelar, lesão em região talâmica e corpos mamilares. Recuperação limitada com abstinência.

Fonte: Adaptado de Nunes e colaboradores.[7]

- Microcefalia
- Anomalias faciais

No grupo de complicações neuropsiquiátricas que abrangem esse espectro, está o transtorno do neurodesenvolvimento associado a exposição pré-natal ao álcool, diagnóstico incluído no DSM-5.[3] Os critérios necessários para o seu desenvolvimento são exposição pré-natal ao álcool e prejuízo na cognição, na autorregulação e no funcionamento adaptativo. Os sinais e sintomas do transtorno do neurodesenvolvimento associado com exposição pré-natal ao álcool são:[3,15]

- dificuldade de memória e funções executivas (dificuldade de retenção de informação aprendida e de planejamento);
- dificuldades comportamentais (*tantrums*, alteração do humor, irritabilidade);
- dificuldades nas atividades do dia a dia (tomar banho, vestir-se adequadamente para o clima, brincar com outras crianças).

A gravidade dos efeitos no feto está relacionada à quantidade de bebida alcoólica que a gestante ingeriu, à frequência de uso e ao estágio da gestação no qual o consumo foi feito. A exposição fetal pode ser influenciada por características maternas, como, por exemplo: gestante com déficits nutricionais; gestante com peso, altura e índice de massa corporal (IMC) abaixo da média; gestante fumante; gestante mais velha; e gestante com história familiar de TUA. Fatores ambientais como isolamento social, banalização do uso excessivo de álcool e limitação de acesso ao cuidado pré-natal também contribuem para aumentar a gravidade do quadro.[4]

É importante ressaltar que nem toda mulher que consome álcool durante a gestação terá uma criança com sinais ou sintomas do espectro alcoólico fetal. Entretanto, como não há uma determinação de dose segura de álcool durante a gravidez, deve-se considerar a possibilidade de a gestante ser usuária, pois o diagnóstico precoce melhora o prognóstico.[15]

TRATAMENTO

Como descrito anteriormente, apesar de a maioria dos pacientes desenvolver um quadro leve ou até mesmo transitório que regride com a cessação do uso de álcool e a manutenção da abstinência, alguns deles desenvolvem um quadro mais grave e persistente. O sucesso do tratamento depende, entre outros fatores, da quantidade de álcool consumida e do tempo de manutenção da abstinência. Episódios de consumo pesado (*binge drinking*) seguidos por períodos de abstinência, por exemplo, tendem a uma recuperação mais lenta e incompleta. Portanto, as principais medidas no tratamento dos TNCs por álcool são a interrupção do uso de álcool e a manutenção da abstinência. A reabilitação neuropsicológica deve ser recomendada, pois pode auxiliar, o que também se aplica a orientações nutricionais e reposição da tiamina.[3,9,10,16-20] A farmacoterapia pode ser utilizada, como uso de memantina e metilfenidato para melhora cognitiva.[10]

A seguir, são relatados três casos clínicos que ilustram como as complicações neuropsiquiátricas por uso de álcool se apresentam na prática clínica. Em seguida, são listadas recomendações quanto à abordagem em casos com sinais de alterações cognitivas.[3,9,10,16-20]

Caso 1

R. S., 49 anos, é casado e trabalha como engenheiro. Ele foi encaminhado pelo clínico para tratamento de TUA após alta hospitalar por queda da própria altura. O paciente afirma consumir álcool em grande quantidade desde a faculdade, com piora significativa ao longo dos anos. Relata internações prévias por complicações clínicas relacionadas ao uso de álcool, com episódios de confusão mental e alucinações. Esta é a sua primeira internação em clínica especializada para tratamento.

Durante a internação, o paciente queixa-se de dificuldade de memória, principalmente quanto à memória recente, e muita dificuldade de concentração, o que lhe causou grande prejuízo no trabalho (ainda em modo remoto devido à pandemia de covid-19). Ele relata "crises de ansiedade" em que precisa sair de onde está para andar. O paciente apresenta atitude expansiva e é por vezes inadequado e inquieto, falando palavrões em diversas ocasiões. Apresenta muita dificuldade de manter o discurso organizado, com muitas trocas de nomes, por vezes preenchendo as lacunas com fatos que não aconteceram.

Foi realizada avaliação neuropsicológica com a seguinte conclusão: quadro de comprometimento grave na memória, tanto no aspecto auditivo-verbal quanto no visual, havendo déficit de aquisição e retenção ao longo do tempo, presença de confabulação e déficit atencional e de funções executivas. A eficiência cognitiva global (inferida pelo QI) encontra-se dentro da normalidade, porém está provavelmente subestimada em relação ao nível anterior de funcionamento do paciente. O perfil clínico neuropsicológico obtido é sugestivo de TNC maior induzido por álcool tipo amnéstico confabulatório (Wernicke-Korsakoff).

Caso 2

J. B., 60 anos, é divorciada e desembargadora aposentada. Ela está em acompanhamento para TUA há um ano. Apresenta histórico de episódios de uso de grande quantidade de álcool em eventos sociais, com aumento de frequência e intensidade após o casamento da filha, há cinco anos. Abstinente há dois meses, ela vai à consulta acompanhada da filha, que relata que, mesmo após o período de abstinência, percebe alterações no padrão de funcionamento da mãe, como esquecimentos, demissões de funcionários e marcação de consultas com diversos médicos diferentes. Durante a consulta, a paciente não menciona qualquer tipo de dificuldade relacionada ao seu funcionamento cognitivo e não apresenta nenhum tipo de queixa funcional.

Foi realizada uma avaliação neuropsicológica que evidenciou domínio executivo caracterizado por desempenhos médios inferiores. Isso sugere (como esperado) que há dificuldades em estabelecer a melhor maneira de alcançar o objetivo final levando em consideração a hierarquia de passos e instrumentos necessários (planejamento estratégico). Com relação à memória declarativa, a paciente apresentou uma curva de aprendizagem mediana com discretos ganhos, mesmo diante de frequentes repetições. Apresentou dificuldades para conseguir recuperar espontaneamente as informações aprendidas após a lista distratora, e esse desempenho também foi observado na recuperação após maior intervalo de tempo. No item "reconhecimento", quando as palavras foram reapresentadas, a paciente teve dificuldades para distinguir as palavras aprendidas daquelas distratoras.

Chegou-se à conclusão de que a paciente apresenta resultados esperados para a sua idade, mas é importante ressaltar que há dificuldades nos domínios executivos e mnemônicos. Portanto, há declínio cognitivo pequeno (em relação ao nível anterior de desempenho) com funcionalidade preservada, o que é sugestivo de um TNC leve.[3]

Caso 3

C. A., 70 anos, é viúva e dona de casa. Ela vai à consulta, acompanhada dos filhos, após encaminhamento por neurologista. Os filhos relatam que a paciente procurou o neurologista por queixas relacionadas à memória e a tremor em ambas as mãos, principalmente pela manhã. Após exame clínico e de imagem, ela foi encaminhada para equipe especializada em TUA. A paciente entra no consultório com dificuldade na marcha, equilíbrio prejudicado, hálito etílico e fala arrastada. Relata que no último ano, em função da pandemia de covid-19, interrompeu todas as atividades que fazia (pintura, leitura e exercícios físicos), ficando isolada em casa, o que levou a um aumento significativo do uso de bebidas alcoólicas e medicamentos. Os filhos relatam que a paciente faz uso de destilados desde a hora em que acorda até a hora de dormir e que sua alimentação é precária. Ela não tem feito tratamento clínico regular, e o uso excessivo de álcool é um problema há muitos anos. C. A. já havia iniciado uma avaliação neuropsicológica por indicação do neurologista.

Na primeira consulta, foi indicada internação em hospital clínico pelo risco alto de síndrome de abstinência alcoólica grave e para estabilização do quadro clínico. Após uma semana, a paciente foi transferida para clínica especializada para tratamento do TUA. Com seis semanas de abstinência, foi reiniciada a avaliação neuropsicológica, que evidenciou melhora significativa dos resultados. A seguir, são descritos apenas os resultados dos testes realizados no segundo momento (sem uso de álcool há seis semanas).

Constatou-se que a paciente apresentava alteração das funções cognitivas, com dificuldades na atenção e no controle das interferências, além de dificuldades de adaptação e planejamento; comprometimento da capacidade de manutenção e evocação da informação verbal apresentada na forma de uma lista de palavras (memória episódica); relativa preservação das capacidades de registro, manutenção e evocação da informação verbal apresentada na forma de narrativas; comprometimento da capacidade de manutenção da informação visual não verbal; e comprometimento da capacidade funcional do córtex perirrinal para o processamento de imagens concretas e abstratas. Esses dados sugerem comprometimento funcional dos circuitos temporais hipocampais e para-hipocampais bilaterais.

O exame revela, ainda, a presença de significativa dificuldade de evocação de nomes de celebridades a partir de fotografias. Os demais resultados obtidos encontram-se dentro dos padrões da normalidade. Esses dados sugerem a presença de uma disfunção dos circuitos pré-frontais e temporais mesiais bilaterais. Clinicamente, isso pode se manifestar pela presença de modificações comportamentais associadas a dificuldades atencionais, de adaptação, de planejamento e de memória. Como esse quadro se caracteriza por início insidioso, evolução progressiva e comprometimento da autonomia, ele é sugestivo de um TNC maior.

Recomendações

A seguir, são elencadas as recomendações para abordagem em casos com sinais de alterações cognitivas.[3,9,10,16-20]

- Não há dose segura de álcool para o SNC.
- Deve-se promover a cessação do uso de álcool (principalmente em indivíduos acima de 50 anos).
- Devem-se avaliar aspectos nutricionais (suplementar tiamina em doses altas quando necessário).
- Deve-se fazer diagnóstico diferencial (anamnese completa, exames clínicos e de imagem) e tratar comorbidades.
- Devem-se avaliar e acompanhar os domínios neurocognitivos (testes neuropsicológicos como padrão-ouro).
- Deve-se indicar reabilitação cognitiva quando possível.
- Deve-se avaliar o benefício de tratamento farmacológico (memantina, metilfenidato).
- Deve-se chamar familiares para orientação quanto ao diagnóstico e às expectativas relativas ao tratamento.

CONSIDERAÇÕES FINAIS

As evidências de que o álcool funciona como uma "neurotoxina" que afeta estruturalmente o cérebro, acelerando o processo de envelhecimento e causando complicações neuropsiquiátricas em qualquer fase do ciclo vital, são consistentes e documentadas em diversos estudos ao longo dos anos.[3,9,10] Não há dúvidas de que o abuso de álcool, principalmente entre idosos, aumenta muito o risco de desenvolver um TNC. Apesar de alguns estudos sugerirem que o uso de álcool em baixas doses não causa demência,[10] recentemente um estudo que relacionou exames de imagem e avaliações cognitivas concluiu que não há dose segura de álcool quando se avalia dano cerebral, sugerindo que os protocolos de "consumo seguro" sejam revistos.[17]

Considerando-se que a identificação e a abordagem precoce dos problemas relacionados ao uso de álcool podem evitar o desenvolvimento de complicações psiquiátricas, é imperativo que todos os profissionais de saúde detectem precocemente o consumo e suas possíveis consequências, bem como que a discussão sobre o tema seja desenvolvida em todos os ambientes.

REFERÊNCIAS

1. World Health Organization. Global status report on alcohol and health 2018. Geneva: WHO; 2018.

2. Mukherjee S. Alcoholism and its effects on the central nervous system. Curr Neurovasc Res. 2013;10(3):256-62.

3. American Psychiatric Association. Manual diagnóstico e estatístico de transtornos mentais: DSM-5. 5. ed. Porto Alegre: Artmed; 2014.

4. National Institute on Alcohol Abuse and Alcoholism. Fetal alcohol exposure. Bethesda: NIAAA; 2021 [capturado em 11 jul. 2022]. Disponível em: https://www.niaaa.nih.gov/publications/brochures-and-fact-sheets/fetal-alcohol-exposure.

5. Jones SA, Lueras JM, Nagel BJ. Effects of binge drinking on the developing brain. Alcohol Res. 2018;39(1):87-96.

6. Lees B, Meredith LR, Kirkland AE, Bryant BE, Squeglia LM. Effect of alcohol use on the adolescent brain and behavior. Pharmacol Biochem Behav. 2020;192:172906.

7. Nunes PT, Kipp BT, Reitz NL, Savage LM. Aging with alcohol-related brain damage: critical brain circuits associated with cognitive dysfunction. Int Rev Neurobiol. 2019;148:101-68.

8. Sullivan EV, Zahr NM, Sassoon SA, Thompson WK, Kwon D, Pohl KM, Pfefferbaum A. The role of aging, drug dependence, and hepatitis C comorbidity in alcoholism cortical compromise. JAMA Psychiatry. 2018;75(5):474-83.

9. Sullivan EV, Pfefferbaum A. Brain-behavior relations and effects of aging and common comorbidities in alcohol use disorder: a review. Neuropsychology. 2019;33(6):760-80.

10. Caballeria E, Oliveras C, Nuño L, Balcells-Oliveró M, Gual A, López-Pelayo H. A systematic review of treatments for alcohol-related cognitive impairment: lessons from the past and gaps for future interventions. Psychol Med. 2020;50(13):2113-27.

11. Rao R, Topiwala A. Alcohol use disorders and the brain. Addiction. 2020;115(8):1580-9.

12. Thomson AD, Guerrini I, Marshall EJ. The evolution and treatment of Korsakoff's syndrome: out of sight, out of mind? Neuropsychol Rev. 2012;22(2):81-92.

13. Arts NJ, Walvoort SJ, Kessels RP. Korsakoff's syndrome: a critical review. Neuropsychiatr Dis Treat. 2017;13:2875-90.

14. Popova S, Lange S, Temple V, Poznyak V, Chudley AE, Burd L, et al. Profile of mothers of children with fetal alcohol spectrum disorder: a population-based study in Canada. Int J Environ Res Public Health. 2020;17(21):7986.

15. Substance Abuse and Mental Health Services Administration. addressing fetal alcohol spectrum disorders (FASD). Rockville: SAMHSA; 2014.

16. Ray LA, Bujarski S, Grodin E, Hartwell E, Green R, Venegas A, et al. State-of-the-art behavioral and pharmacological treatments for alcohol use disorder. Am J Drug Alcohol Abuse. 2019;45(2):124-40.

17. Topiwala A, Ebmeier KP, Maullin-Sapey T, Nichols TE. No safe level of alcohol consumption for brain health: observational cohort study of 25,378 UK Biobank participants [Internet]. 2021 [capturado em 11 jul. 2022]. Disponível em: https://www.medrxiv.org/content/10.1101/2021.05.10.21256931v1.full.pdf+html.

18. Bruijnen CJWH, Walvoort SJW, Dijkstra BAG, Jong CAJ, Kessels RPC. The course of cognitive performance during inpatient treatment in patients with alcohol use disorder with no, mild or major neurocognitive disorders. Alcohol Alcohol. 2021;56(1):89-100.

19. McCrady BS, Flanagan JC. The role of the family in alcohol use disorder recovery for adults. Alcohol Res. 2021;41(1):06.

20. Schrader M, Bamborschke S, Lenk U, Sterr A. Case report: intensive inpatient neurorehabilitation achieves sustained real-world benefits in severe alcohol-related Wernicke-Korsakoff syndrome: a case study with 7-years follow-up. Front Psychol. 2021;12:693920.

CAPÍTULO 11

IMPACTOS SOCIAIS DO ALCOOLISMO

José Manoel Bertolote

Uma apreciação dos chamados impactos sociais do alcoolismo exige algumas precisões epistemológicas prévias. Em primeiro lugar, é necessário precisar se, ao falar do alcoolismo, a referência será para o diagnóstico médico geral, para o diagnóstico psiquiátrico ou para a avaliação de comportamentos de ingestão de bebidas alcoólicas. Em segundo lugar, e a partir desse esclarecimento, é preciso definir se os desfechos sociais são considerados *sinais, comorbidades* ou *complicações sociais*.

Contudo, e sobretudo, não é possível ignorar que, quaisquer que sejam as escolhas entre aquelas indicadas no parágrafo anterior, elas só adquirem seu pleno sentido e sua dimensão em dado contexto cultural. É o contexto que determina o que se bebe, quanto se bebe, quando se bebe e como se bebe.[1] Eventuais diagnósticos médicos ou psiquiátricos levam em conta esses aspectos.

A maioria dos estudos científicos publicados recentemente tem se dedicado ao exame do impacto do etanol no organismo, mais especificamente no encéfalo. Todavia, na vida real poucas pessoas tomam etanol puro; via de regra, ele é ingerido sob a forma de bebidas alcoólicas. Destas, as mais consumidas são as fermentadas – vinho e cerveja, predominantemente – e as destiladas. O consumo de todas elas, medido em termos de frequência, quantidade, variabilidade e ocasião de ingestão, varia enormemente de cultura para cultura, com importantes diferenças em suas repercussões, tanto físicas (para o organismo como um todo e para o encéfalo) quanto psicológicas e sociais, como descrito a seguir.

PADRÕES DE INGESTÃO

É interessante observar que pesquisas e estudos relacionados aos aspectos sociais do uso de bebidas alcoólicas sofreram significativa retração a partir da segunda metade do século XX, com o acirramento de posições ideológicas dos dois lados da Cortina de Ferro. Tanto o bloco capitalista (liderado pelos Estados Unidos) quanto o comunista (capitaneado pela União das Repúblicas Socialistas Soviéticas – URSS) não tinham interesse em questionar cientificamente seus respectivos sistemas sociais. A "falha" tinha de ser encontrada alhures. A partir daí, nota-se um nítido deslocamento do foco (e do financiamento) das pesquisas para os aspectos biológicos, mais particularmente para o cérebro e para a genética, em detrimento das pesquisas no domínio social e psicológico.

De certa forma, a 11ª edição da *Classificação internacional de doenças* (CID-11)[2] começa timidamente a apontar para outra direção ao definir a "dependência de álcool" como "um transtorno da regulação do uso de álcool que decorre do uso repetido ou contínuo". Ou seja, está em jogo um comportamento social – o beber repetido ou continuado que causa o transtorno – que leva à dependência, impacto que posteriormente pode ser entendido, explicado e desenvolvido, de maneira reducionista, em termos neurofisiológicos, neuropsicológicos, bioquímicos, genéticos e outros.

Em termos culturais, quanto ao que se bebe, identificam-se três categorias genéricas de padrões de ingestão de tipos de bebidas alcoólicas, com seus respectivos teores alcoólicos médios tradicionais:

- bebedores de vinho (10 a 12%);
- bebedores de cerveja (3 a 5%);
- bebedores de bebidas destiladas (30 a 45%).

Todavia, na prática, devido ao fenômeno da globalização, encontram-se cada vez menos categorias puras de bebedores (seja como grupo, seja como indivíduos), mas ainda é possível identificar padrões predominantes em grupos culturais distintos.

Como ilustração, a Tabela 11.1 mostra a ordenação dos 10 países com as mais altas taxas de consumo de etanol *per capita* por ano em dois momentos específicos. Em 1970, dos 10 países com os mais elevados consumos de etanol *per capita* no mundo, oito eram de culturas de bebedores de vinho (particularmente, aqueles nas cinco primeiras posições e aqueles entre a 8ª e a 10ª). A Alemanha (6ª posição) era o único país com consumo predominante de cerveja, e a URSS (7ª posição), o único com consumo predominante de destilados.

Tabela 11.1 PAÍSES COM AS MAIS ALTAS TAXAS DE CONSUMO DE ETANOL *PER CAPITA* POR ANO EM 1970 E 2019

Posição	1970		2019	
	País	Bebida predominante	País	Bebida predominante
1ª	França	Vinho	República Tcheca	Cerveja
2ª	Portugal	Vinho	Letônia	Destilados
3ª	Itália	Vinho	Moldávia	Vinho
4ª	Espanha	Vinho	Alemanha	Cerveja
5ª	Áustria	Vinho	Lituânia	Destilados
6ª	Alemanha	Cerveja	Irlanda	Cerveja
7ª	URSS	Destilados	Espanha	Vinho
8ª	Luxemburgo	Vinho	Luxemburgo	Vinho
9ª	Bélgica	Vinho	Bélgica	Vinho
10ª	Grécia	Vinho	Eslovênia	Vinho

Fonte: Adaptada de World Health Organization.[3,4]

A situação mudou radicalmente de 1970 para 2019, ano do mais recente levantamento global de consumo de bebidas alcoólicas conduzido pela Organização Mundial da Saúde (OMS). Dos países listados em 1970, apenas três permaneceram listados em 2019 (Alemanha, que subiu duas posições, Espanha, que perdeu três posições, e Luxemburgo, que manteve a sua). Em 1970, em oito desses 10 países predominavam bebedores de vinho.

Em 2019, apenas em um dos países que ocupavam as primeiras cinco posições predominavam bebedores de vinho: na Moldávia, parte da URSS em 1970, que ficou na 3ª posição. Em dois deles, predominavam bebedores de cerveja: República Tcheca, na 1ª posição, e Alemanha, já unificada em 2019, na 4ª posição. Os demais são países de bebedores de destilados. Em todo caso, todos os países com os maiores consumos de etanol *per capita* por ano são europeus (consumo anual de no mínimo 12 litros de etanol *per capita*). Fora da Europa, em 2016, os países que mais se aproximavam dessa marca eram o Gabão, a Guiné Equatorial, as Seicheles e o Uruguai.

Ainda do ponto de vista cultural, é importante saber como essas categorias de bebida são consideradas em cada cultura. Nos países vinícolas, o vinho é quase sempre considerado um alimento (embora nesses e em outros países ele também tenha um papel em rituais religiosos, como na missa católica e no sabá judeu), inclusive para efeito de taxação, e seu consumo faz parte das refeições. Em países tradicionalmente consumidores de cerveja, esta também tem uma representação alimentar, mas está intimamente associada a grandes celebrações (como os festivais de cerveja), nas quais passa de acompanhamento de refeições a protagonista, sendo então acompanhada por algum alimento. Em nenhuma dessas culturas esse consumo é, em si, considerado incomum, exótico ou desviante. Destaque-se que o consumo de vinho e de cerveja é milenar: documentado há mais de seis milênios (ver Cap. 2, "Alcoolismo: revisão histórica do conceito"), ele se tornou parte orgânica das culturas em que se instalou.

Já o consumo de bebidas destiladas é bem mais recente. Mesmo nos países europeus, de onde essas bebidas não são originárias, seu consumo se popularizou no final do século XVI.[5] Devido ao seu teor alcoólico bem mais elevado do que o das bebidas fermentadas, bem como à sua consequente capacidade de provocar embriaguez com menores quantidades e mais rapidamente, as bebidas destiladas se disseminaram sobretudo nos países europeus que não eram grandes produtores de vinho nem de cerveja (de onde foram levadas para o resto do mundo pelos colonizadores europeus).

Isso já cria um primeiro impacto social: a embriaguez em público passa a ser vista como um fato incômodo e indesejável, sobretudo em países de tradição cultural calvinista, wesleyana e evangélica, onde o consumo predominante é de bebidas destiladas. Em países predominantemente vinícolas, o consumo de vinho se dá durante as refeições, habitualmente em casa.

TIPOLOGIA DE IMPACTOS

Ao final dos anos 1980, a OMS desenvolveu uma classificação triaxial de problemas vistos comumente em locais de cuidados primários de saúde. Num primeiro passo, ela classificava os problemas em físicos, psicológicos e sociais, e depois eles eram especificados segundo sua natureza e sua dimensão.[6] Essa classificação, apresentada na Tabela 11.2, era especialmente relevante para se avaliar o impacto do uso de álcool de maneira abrangente, dada a variedade de consequências físicas, psicológicas e sociais do seu uso crônico, repetido e/ou em grandes volumes.

Em 1990, Bertolote[7] utilizou essa classificação para avaliar, em três hospitais de Porto Alegre (RS), 150 pacientes internados com diagnóstico de síndrome de dependência de álcool. O autor identificou problemas relativos a 13 das 14 categorias do eixo social dessa classificação triaxial. Elas são indicadas a seguir, em ordem decrescente de frequência.

Tabela 11.2 CLASSIFICAÇÃO TRIAXIAL DOS PROBLEMAS DE SAÚDE

Problemas físicos	Problemas psicológicos	Problemas sociais
00. Nenhum problema físico	00. Nenhum problema psicológico	00. Nenhum problema social
01. Doenças infecciosas e parasitárias	01. Sentindo-se ansioso	01. Finanças
02. Doenças neoplásicas	02. Sentindo-se deprimido	02. Alimentos/água
03. Doenças endócrinas, nutricionais e metabólicas	03. Sentindo-se irritável ou bravo	03. Habitação/vizinhança
04. Doenças do sangue	04. Ideias e ações autodestrutivas e suicidas	04. Trabalho
05. Transtornos mentais	05. Sono perturbado	05. Educação
06. Doenças do sistema nervoso e dos órgãos dos sentidos	06. Sentindo-se cansado ou lento	06. Previdência/ bem-estar social
07. Doenças do sistema circulatório	07. Problemas sexuais	07. Problemas com a polícia ou com a Justiça
08. Doenças do aparelho respiratório	08. Preocupação excessiva com saúde ou problemas sociais	08. Problemas de acesso a cuidados de saúde
09. Doenças do aparelho digestivo	09. Problemas físicos com suspeita de ter base psicológica	09. Problemas sociais ou culturais gerais
10. Doenças do aparelho gênito-urinário	10. Abuso de drogas, álcool ou tabaco	10. Problema com filho ou filha
11. Complicações da gravidez, parto ou puerpério	11. Distúrbios de memória, concentração ou orientação	11. Problema com cônjuge
12. Doenças da pele e do tecido subcutâneo	12. Fala, pensamentos ou comportamentos anormais	12. Problema com outros parentes
13. Doenças do sistema musculoesquelético e do tecido conjuntivo	13. Deficiência intelectual	13. Problema com amigos
14. Anomalias congênitas	14. Psicoses orgânicas	14. Agressões ou acontecimentos desastrosos vividos
15. Condições que se originam no período perinatal	15. Psicoses esquizofrênicas	15. Outros problemas sociais
16. Sinais, sintomas e condições mal definidas	16. Psicoses maníaco-depressivas	–
17. Ferimentos e intoxicações	17. Outros problemas psicológicos	–

Fonte: Adaptada de Busnello e colaboradores.[6]

1 Problemas com/no trabalho
2 Problemas conjugais
3 Problemas financeiros
4 Problemas com outros parentes (exceto cônjuge e filhos)
5 Problemas com filhos
6 Problemas com agressões (sofridas)
7 Problemas habitacionais
8 Problemas com amigos
9 Problemas previdenciários
10 Problemas legais
11 Problemas com educação
12 Problema com alimentação/água
13 Problema de acesso a cuidados de saúde

Da classificação triaxial da OMS, não foram observados apenas problemas culturais gerais, e apenas quatro sujeitos não apresentaram nenhum dos problemas sociais investigados; a média de problemas sociais por sujeito foi de 4,6.* Em linhas gerais, esses resultados corroboraram os achados de estudos realizados em países de nível socioeconômico e social comparável ao do Brasil.[8]

A maioria dos estudos sobre o impacto do álcool (sob a forma de bebidas alcoólicas) realizados ao longo do século XX decorria de uma abordagem cultural de forte teor antropológico. Logo, tais estudos eram largamente qualitativos e rotulavam as questões como "problemas". Entretanto, a partir do final desse século, os estudos quantitativos adquiriram preponderância, geralmente considerando as situações em termos de "danos" associados a áreas específicas:[9]

- danos para si;
- danos para o meio ambiente;
- danos para a comunidade;
- danos para a economia.

Outros pesquisadores preferem categorizar os impactos sociais do álcool de maneira mais específica; os temas mais específicos são a violência, os acidentes veiculares e o impacto econômico do uso de bebidas alcoólicas. Em qualquer dos casos, praticamente toda informação disponível proveniente de fontes confiáveis refere-se a estudos realizados em países específicos, com contextos, legislações e demais determinantes sociais também específicos – com exceção de projeções econômicas internacionais – o que torna temerosa (e talvez imprudente) a comparação entre os países.

VIOLÊNCIA E ÁLCOOL

A violência, de forma inespecífica, tem sido destacada por diversos autores como um impacto importante do uso de bebidas alcoólicas.[10] Entre os vários tipos específicos de violência já descritos resultantes desse uso, temos, por exemplo, negligência e maus-tratos de crianças,[11] violência conjugal e doméstica,[12] estupro (com intoxicação alcoólica tanto de estupradores quanto de suas vítimas),[13] agressões em geral[14] e outras formas de criminalidade.[15] Mais específica ainda é a violência associada ao uso de bebidas alcoólicas registrada entre torcedores de times de futebol.[16]

DANOS PARA OUTROS

Tradicionalmente, os estudos sobre o impacto do uso de bebidas alcoólicas tinham como foco o impacto no próprio sujeito que bebe, a partir dos estudos sobre mortalidade e morbidade. As sucessivas classificações internacionais de causas de morte e de morbidade foram estabelecidas em torno do corpo de pacientes individuais. Além disso, durante décadas acadêmicos e pesquisadores distanciavam-se determinadamente da ideia – defen-

* Não são descritos e discutidos aqui os problemas físicos e psicológicos observados nesse estudo por fugirem do foco específico deste capítulo. Contudo, basta dizer que todos os sujeitos apresentaram no mínimo um problema físico (média de 2,85 problemas físicos por sujeito) e ao menos um problema psicológico (média de 4,1 problemas psicológicos por sujeito).

dida e disseminada pelos vários movimentos de temperança – de que o uso do álcool levava a diversos problemas não só para o bebedor, mas também para sua família, para sua comunidade e para a sociedade como um todo;[17] o beber era visto como algo da esfera privada do bebedor e não de interesse público.[18]

A mudança dessa perspectiva teve início por volta dos anos 1960, com a identificação do sério impacto da direção alcoolizada sobre não bebedores (os "outros") e com a preocupação de movimentos feministas que postulavam que a redução da violência conjugal e doméstica deveria prevalecer sobre a privacidade da vida doméstica.[19]

Um único inquérito populacional sobre os danos causados a outrem por bebedores foi realizado no Brasil. Ele utilizou amostra representativa do município de São Paulo (SP) e foi conduzido em 2015 como parte do estudo multicêntrico *Gênero, álcool e cultura: um estudo internacional (Gender, alcohol, and culture: an international study* – Genacis). Nesse estudo, 51% dos entrevistados admitiram já ter sofrido danos causados por pessoas embriagadas – em casa, em via pública, no trânsito e no emprego –, que variaram desde ofensas verbais a graves ferimentos físicos.*

Um dos resultados de tal abordagem mais visíveis até agora foi a inclusão da categoria diagnóstica "6C40.0 Episódio de uso nocivo de álcool". Nessa categoria, esse tipo de impacto é consignado, ainda que de forma indireta, como:

> Episódio de uso de álcool que causou dano à saúde física ou mental da pessoa *ou que resultou em comportamento que levou a um dano à saúde de outrem.* [...] O dano à saúde de outros inclui qualquer forma de dano físico, inclusive traumatismos, ou à saúde mental, que é diretamente atribuível ao comportamento devido à intoxicação pelo álcool de parte de pessoa a quem se aplica o diagnóstico de episódio único de uso nocivo.[2]

Uma forma particular de dano aos outros vem sendo estudada há anos sem, no entanto, ter recebido essa rubrica: o dano aos filhos de alcoolistas. Desde o seminal artigo de Wilson e Orford sobre filhos de alcoolistas,[20] inúmeros artigos e livros sobre esse tema têm enriquecido a literatura especializada,[21] destacando não apenas o impacto deletério de um dos pais alcoolistas sobre sua prole, mas também as oportunidades de desenvolvimento fortalecido para algumas dessas crianças. Esse último aspecto, em particular, foi retomado mais de 40 anos depois por Orford (com Velleman) em outra de suas obras.[22]

ECONOMIA E ÁLCOOL

As relações econômicas entre as bebidas alcoólicas (produção, distribuição, comercialização e taxação) e suas consequências nefastas são mais mencionadas e comentadas do que seriamente estudadas, medidas e analisadas.

No âmbito internacional, por exemplo, estimativas sobre os custos tangíveis do álcool são raramente confrontadas com o valor gerado pela produção, distribuição e comercialização das bebidas alcoólicas. Considerando o conjunto dos diferentes impactos sociais causados pelas bebidas em países da União Europeia (reconhecidamente o conjunto de países com os mais elevados níveis de consumo de bebidas alcoólicas, tanto fermentadas quanto destiladas), o Escritório da OMS para a Região Europeia estimou, em 2009, um custo tangível total dos danos causados pelo álcool de cerca de € 125 bilhões.[23] Em 2003, esses danos corresponderam aos itens listados a seguir (em ordem decrescente de magnitude).

- Mortalidade: 30,5%.
- Crime (prevenção e defesa): 23%.
- Trabalho (desemprego e absenteísmo): 19,5%.

* Trabalho em fase final de redação para publicação. Informação pessoal da pesquisadora principal, Prof.ª Dr.ª Florence Kerr-Corrêa.

- Saúde (prevenção e tratamento): 18,6%.
- Acidentes de trânsito: 8,4%.

O primeiro estudo brasileiro que utilizou dados secundários para comparar o valor gerado pelas bebidas alcoólicas com os custos associados aos problemas por elas causados data de 1982. Tal estudo verificou que a produção e o comércio de bebidas geraram 3% do produto interno bruto (PIB) daquele ano. Já "os custos econômico-financeiros das medidas necessárias para atender às várias complicações associadas a ou consequentes do consumo de bebidas alcoólicas" representaram 5,4% do PIB, ou seja, o consumo dessas bebidas gerou um déficit líquido de 2,4% do PIB.[7]

Confirmando essa impressão, Silveira e colaboradores citam alguns dados da OMS (obtidos com metodologia distinta da utilizada pelo estudo mencionado anteriormente): no Brasil, os gastos com o tratamento de doenças associadas ao uso de álcool, à perda da capacidade laboral, ao desemprego e aos acidentes de trânsito provocados por motoristas embriagados atingiram, em 2014, a soma de R$ 372 bilhões, o que representou uma perda de 7,3% do PIB daquele ano.[24]

É bem sabido que o uso de álcool está associado à perda do emprego, que por sua vez leva a problemas financeiros.[25] Quanto ao impacto econômico mais geral do uso de bebidas alcoólicas no trabalho, segundo informações do Sistema da Federação das Indústrias do Estado do Paraná (Fiep), o Banco Interamericano do Desenvolvimento (BID) estimou que em 2015 o Brasil perdeu cerca de R$ 63 bilhões por absenteísmo, acidentes e enfermidades causadas por uso do álcool e outras drogas.[26] Em outras palavras: para a economia do país, a produção e o comércio de bebidas alcoólicas definitivamente não parecem ser um bom negócio.

ÁLCOOL E TRÂNSITO

Talvez o impacto do uso de bebidas alcoólicas estudado com mais frequência e há mais tempo seja aquele relativo aos acidentes de trânsito.[27] Essa prevalência em geral se deve às perdas humanas e econômicas associadas,[28] embora o fato de dirigir embriagado seja, no Brasil, tipificado como crime, um impacto em si mesmo.[29]

Analisando custos específicos, dados do Instituto de Pesquisa Econômica Aplicada (Ipea) referentes a 2014 indicam que, apenas em vias federais, os custos com os cerca de 170 mil acidentes de trânsito atingiram R$ 12,3 bilhões; 4,4% desses acidentes foram causados por embriaguez do motorista.[30]

CONSIDERAÇÕES FINAIS

A percepção do que constitui um problema, um dano ou uma consequência social da ingestão de bebidas alcoólicas muda com o tempo, com o lugar e, por consequência, com a cultura. Todavia, em todos os lugares, todos os tempos e todas as culturas, certos padrões de ingestão dessas bebidas sempre foram associados a determinados desfechos sociais indesejados, nocivos ou deletérios. Varia também com o tempo, o lugar e a cultura o fato de os desfechos sociais serem considerados *sinais, comorbidades* ou *complicações sociais* do alcoolismo.

A importância do conhecimento local da natureza e da magnitude desses desfechos vai além da eventual restauração dos danos. Tal conhecimento muitas vezes é o argumento mais consistente para a implantação e o desenvolvimento de programas preventivos, de tratamento e de reabilitação não só de problemas sociais, mas também de problemas físicos e psicológicos associados ao consumo de bebidas alcoólicas – ao alcoolismo, em suma.

REFERÊNCIAS

1. Pittman DJ, Snyder C, editors. Society, culture and drinking patterns. New York: John Wiley & Sons; 1962.

2. World Health Organization. ICD-11 for mortality and morbidity statistics [Internet]. Geneva: WHO; 2022 [captu-

rado em 11 jul. 2022]. Disponível em: https://icd.who.int/browse11/l-m/en#/http%3a%2f%2fid.who.int%2ficd%2fentity%2f1676588433.

3. World Health Organization. Global status report on alcohol 1999 [Internet]. Geneva: WHO; 1999 [capturado em 11 jul. 2022]. Disponível em: https://www.who.int/publications/i/item/global-status-report-on-alcohol-1999.

4. World Health Organization. Alcohol, recorded per capita (15+) consumption (in litres of pure alcohol) [Internet]. Geneva: WHO; 2022 [capturado em 11 jul. 2022]. Disponível em: https://www.who.int/data/gho/data/indicators/indicator-details/GHO/alcohol-recorded-per-capita-(15-)-consumption-(in-litres-of-pure-alcohol).

5. Phillips R. Alcohol: a history. Chapel Hill: University of North Carolina Press; 2014.

6. Busnello E, Lima B, Bertolote JM, Wildt M. O estudo conjunto da OMS sobre o registro triaxial dos problemas de saúde. J Bras Psiquiatria. 1983;32:151-4.

7. Bertolote JM. Problemas sociais relacionados ao consumo de álcool. In: Ramos S, Bertolote JM, organizadores. Alcoolismo hoje. 3. ed. Porto Alegre: Artes Médicas; 1997. p. 131-8.

8. Clare A, Gulbinat W, Sartorius N. A triaxial classification of health problems presenting in primary health care: a World Health Organization multi-centre study. Soc Psychiatry Psychiatr Epidemiol. 1992;7(3):108-16.

9. World Health Organization. WHO global status report: alcohol policy. Geneva: WHO; 2004.

10. McMurran M. Alcohol-related violence: prevention and treatment. London: John Wiley & Sons; 2012.

11. Murphy JM, Jellinek M, Quinn D, Smith G, Poitrast FG, Goshko M. Substance abuse and serious child mistreatment: prevalence, risk, and outcome in a court sample. Child Abuse Negl. 191;15(3):197-211.

12. Whitaker DJ, Haileyesus T, Swahn M, Saltzman LS. Differences in frequency of violence and reported injury between relationships with reciprocal and nonreciprocal intimate partner violence. Am J Public Health. 2007;97(5):941-7.

13. Chersich MF, Rees HV. Causal links between binge drinking patterns, unsafe sex and HIV in South Africa: its time to intervene. Int J STD AIDS. 2010;21(1):2-7.

14. Bennett T, Holloway K. Understanding drugs, alcohol and crime. London: McGraw-Hill Education; 2005.

15. Silva JV, Castro V, Laranjeira R, Figlie NB. High mortality, violence and crime in alcohol dependents: 5 years after seeking treatment in a Brazilian underprivileged suburban community. Braz J Psychiatry. 2012;34(2):135-42.

16. Brandão T, Murad M, Belmont R, Santos RF. Alcohol and violence: Brazilian organizes football fans. Movimento. 2020;26:e26001.

17. Levine HG. The good creature of God and demon rum: colonial American and 19th century ideas about alcohol, crime and accidents. In: Room R, Collins G, editors. Alcohol and disinhibition: nature and meaning of the link. Washington: NIAAA; 1983.

18. Room R. Alcohol consumption and social harm: conceptual issues and historical perspectives. Contemp Drug Probl. 1996;23(3):373-88.

19. Laslett AM, Catalano P, Chikritzhs Y, Dale C, Doran C. Ferris J, et al. The range and magnitude of alcohol's harm to others. Deakin West: Alcohol Education and Rehabilitation Foundation; 2010.

20. Wilson C, Orford J. Children of alcoholics: report of a preliminary study and comments on the literature. J Stud Alcohol. 1978;39(1):121-42.

21. Gold M. Children of alcoholics [Internet]. PsychCentral; 2016 [capturado em 11 jul. 2022]. Disponível em: https://psychcentral.com/lib/children-of-alcoholics#1.

22. Velleman R, Orford J. Risk and resilience: adults who were the children of problem drinkers. Abingdon: Routledge; 2001.

23. World Health Organization. Evidence for the effectiveness and cost–effectiveness of interventions to reduce alcohol-related harm. Copenhagen: WHO; 2009.

24. Silveira DX, Fidalgo TM, Maieski AM, Chaves C. Álcool: problemas causados pelo consumo custam 7,3% do PIB. Entreteses. 2016;6:36-7.

25. Langdana FK. macroeconomic policy: demystifying monetary and fiscal policy. 2nd ed. New York: Springer; 2009.

26. Dados sobre o uso de Álcool e outras drogas no trabalho [Internet]. Curitiba: Sesi PR; 2013 [capturado em 11 jul. 2022]. Disponível em: https://www.sesipr.org.br/cuide-se-mais/alcool-e-outras-drogas/dados-sobre-o-uso-de-alcool-e-outras-drogas-no-trabalho-1-23999-216358.shtml.

27. United States. National Highway Traffic Safety Administration. Driving under the influence: a report to congress on alcohol limits. Washington: U.S. Department of Transportation, National Highway Traffic Safety Administration; 1992.

28. Gifford M. Alcoholism: biographies of disease. Westport: Greenwood; 2009.

29. CTB Digital. Capítulo XIX: dos crimes de trânsito: seção I: disposições gerais [Internet]. CTB Digital; 2019 [capturado em 11 jul. 2022]. Disponível em: https://www.ctbdigital.com.br/artigo/art306.

30. Instituto de Pesquisa Econômica Aplicada. Acidentes de trânsito nas rodovias federais brasileiras: caracterização, tendências e custos para a sociedade: relatório de pesquisa. Brasília: IPEA; 2015.

CAPÍTULO 12

PRINCIPAIS COMORBIDADES PSIQUIÁTRICAS DO TRANSTORNO POR USO DE ÁLCOOL

Fernanda de Paula Ramos
Anne Sordi
Alexandre Kieslich da Silva

A comorbidade psiquiátrica é definida como a presença, simultaneamente ou na sequência, de mais de um transtorno em determinado intervalo de tempo.[1] Os transtornos de humor (THs), os transtornos de ansiedade (TAs), os transtornos por uso de substâncias (TUSs) e as psicoses, numa comparação com a população geral, coocorrem com mais frequência entre aqueles com transtorno por uso de álcool (TUA).[1]

ETIOLOGIA

A comorbidade pode ser causa ou consequência do TUA, além de poder compartilhar fatores genéticos e ambientais.[1] É comum a pessoa recorrer ao álcool para lidar com emoções negativas, como ansiedade, tristeza e estresse, e esse comportamento acaba tanto reforçando a dependência do álcool quanto contribuindo para a permanência dos sintomas.[2]

TRANSTORNO POR USO DE ÁLCOOL E TRANSTORNOS EXTERNALIZANTES

Os transtornos externalizantes são aqueles que podem cursar com agressividade e dificuldade de seguir normas e regras. É o caso dos transtornos de personalidade (TPs) e dos TUSs.[1] Eles estão mais associados com o TUA do que os transtornos internalizantes.[3]

Transtornos por uso de substâncias

Em comparação com outros transtornos psiquiátricos, os TUSs apresentam maior associação com o TUA.[1] Ter diagnóstico de TUA aumenta em 3,3 vezes o risco de ter um TUS.[4] Além disso, o diagnóstico de TUS durante a adolescência aumenta de 3,5 a 4 vezes o risco de TUA na vida adulta.[3]

Dois modelos tentam explicar a associação entre TUS e TUA. No primeiro, denominado "hipótese da porta de entrada", o uso de álcool precede o uso de maconha e de outras drogas (associação causal que pode ser influenciada pelo contexto social e pela disponibilidade da substância). O segundo modelo é o da vulnerabilidade comum; segundo ele, as interações entre a genética e o ambiente predispõem o indivíduo à dependência.[1]

Transtornos de personalidade

Os TPs apresentam um padrão persistente de experiência interna ou comportamento que se desvia acentuadamente das expectativas da cultura do indivíduo e provoca sofrimento e prejuízo funcional.[5] A prevalência de TPs em indivíduos com TUA varia de 22 a 78%, sendo o transtorno de personalidade *borderline* (TPB) e o transtorno de personalidade antissocial (TPA) os mais prevalentes.[5]

Até 49% dos indivíduos com TPB têm TUA, e 59% deles tiveram TUA ao longo da vida.[6] Já a prevalência de TUA entre os indivíduos com diagnóstico de TPA é de até 77%.[7] Indivíduos com tais TPs têm pouca capacidade de regular seus estados emocionais, o que provavelmente os leva a abusar de substâncias na tentativa de controlar as emoções negativas.[8] Beber para lidar com emoções negativas (*coping*) e beber para aumentar as emoções positivas (reforçamento) são os dois principais motivos que explicam a relação entre esses TPs e o uso de álcool.[9]

Indivíduos com TPA apresentam experimentação de álcool mais precoce, progressão mais rápida para a dependência e maior probabilidade de recaída.[6] No entanto, as pessoas com TPA e TUA que permanecem em tratamento geralmente apresentam diminuição do uso de álcool e melhora do funcionamento psicossocial.[6]

Já os indivíduos com TPB parecem ter as maiores prevalências de TUA quando comparados aos pacientes com os demais TPs.[9] O efeito do TUA parece exacerbar a sintomatologia do TPB, que, por sua vez, contribui para a cronicidade do TUA.[10]

TRANSTORNO POR USO DE ÁLCOOL E TRANSTORNOS INTERNALIZANTES

Os sintomas mais prevalentes dos transtornos internalizantes são tristeza, medo e pensamentos ruminativos.[1] Os TAs e os THs fazem parte desse grupo e ocorrem em aproximadamente 50% dos indivíduos com TUA.[2,11] Pessoas com tais transtornos têm um risco de recaída duas vezes maior nos meses subsequentes ao tratamento do que aquelas sem essas comorbidades.[11]

Transtornos de humor

Os THs, principalmente o transtorno bipolar (TB) e o transtorno depressivo (TD), são os transtornos mais prevalentes associados ao consumo de substâncias, em especial ao TUA. Estima-se que 30% dos indivíduos com algum TH apresentarão problemas relacionados ao uso de álcool. Da mesma forma, pessoas com TUA têm 2,5 vezes mais chances de apresentar um TH.[4] Uma das teorias sobre essa associação é de que o álcool é utilizado como "automedicação" tanto para alívio dos sintomas depressivos quanto para atenuação dos sintomas maníacos. O perfil mais prevalente dessa comorbidade é: gênero masculino, jovem, caucasiano, divorciado ou separado, ávido pela busca de sensações (*sensation seeking*) e com mostras de comportamento agressivo.

Tanto os THs quanto o TUA têm associação consistente com questões genéticas, e as pesquisas mais recentes identificaram que genes relacionados ao desenvolvimento, à sinalização e à conectividade neuronal parecem ter uma interlocução maior com essa comorbidade.[12] Essa associação tem relação com a interface imunológica que permeia esses dois transtornos, pois o álcool provoca uma inflamação na mucosa intestinal, que fica mais suscetível à entrada de bactérias e lipopolissacarídeos (LPS) na corrente sanguínea (*leaky gut*), potencializando a inflamação hepática também causada pelo álcool e estimulando a produção de outros fatores inflamatórios que agravariam os THs.[12] É importante ressaltar que o consumo crônico de álcool tende a precipitar sintomas depressivos, que podem perdurar por longo tempo.[13]

Transtornos de ansiedade

Tanto os TAs quanto o TUA classificam-se como os transtornos mentais mais prevalentes e são frequentemente comórbidos.[14] Os TAs são muito comuns entre pessoas com TUA e vice-versa, sendo o transtorno de ansiedade social (TAS), o transtorno de ansiedade generalizada (TAG) e o transtorno de pânico (TPC) os mais prevalentes.[1] Uma metanálise recente sugeriu uma associação entre ansiedade durante a infância e a adolescência e subsequente TUA.[15]

Cerca de 20 a 40% dos TAs envolvem TUA, o que é atribuído à hipótese da "automedicação", em que o álcool é utilizado na tentativa de aliviar os sintomas da ansiedade.[1,15] Em indivíduos com comorbidades, a idade de início dos sintomas parece ser mais precoce do que naqueles que têm apenas TA.[14] No entanto, segundo a *National epidemiologic survey on alcohol and related conditions* (Nesarc), há diferenças temporais nas comorbidades TA e TUA, sendo que na maioria (65%) o TA é primário, como no TAS ou nas fobias específicas.[1,14] Na comorbidade com o TPC ou com o TAG, o TUA parece ser primário.[14]

No caso do TAS com TUA, estima-se que aproximadamente 13% das pessoas com TAS também tenham TUA (na população geral, a porcentagem é de 8,5%).[16] Os pacientes também apresentam maiores prevalências de: transtornos depressivos (*odds ratio* – OR: 2,01), ideação suicida (OR: 3,69) e tentativas de suicídio (OR: 4,40), além de não adesão ao tratamento.[16] O TAS se inicia em idade precoce, precede o TUA em 80% dos casos e parece aumentar o risco de desenvolver tal transtorno (OR: 4,68).[16,17]

Aproximadamente 25 a 37% dos adultos com TPC têm diagnóstico de TUA durante a vida.[18] Pessoas com TPC têm risco maior de enfrentar o TUA do que a população geral (OR: 1,7-4,1), sendo tal risco maior entre as mulheres.[19] O TPC parece ser mediado pela ansiedade antecipatória (medo do próximo ataque), gerando um *looping* de ansiedade que é reduzido pelo álcool.[18]

Transtorno de estresse pós-traumático

A exposição precoce a um trauma gera uma disfunção no funcionamento do eixo hipotálamo-hipófise-adrenal (HHA) que se perpetua durante a vida adulta: o transtorno de estresse pós-traumático (TEPT). Ele afeta a homeostase do cortisol basal e deixa o indivíduo mais hiper-reativo a situações relacionadas ao trauma e ao medo. Além disso, altera o funcionamento de áreas cerebrais, desregulando a sinalização neuronal relacionada aos glicocorticoides, que estão associados à tomada de decisão e à fissura, a qual tem relação direta com o desenvolvimento do alcoolismo.[20]

Ter TEPT aumenta em duas vezes o risco de desenvolver TUA, pois o álcool pode diminuir o medo e encorajar a exposição a situações ameaçadoras ao indivíduo.[20] Outra hipótese é que o álcool predisporia o indivíduo a ser menos crítico quanto à exposição a situações traumáticas, deixando-o mais vulnerável a fatores que podem desencadear o TEPT.[13]

Esquizofrenia

Mais de um terço dos pacientes com esquizofrenia têm TUA, e a prevalência desse transtorno nesses pacientes é 3,3 vezes maior do que na população geral.[21] O uso de álcool pode começar antes do início da psicose ou pode ocorrer após o surgimento do transtorno, na tentativa de aliviar a ansiedade. Esquizofrênicos com idade mais precoce de início dos sintomas e menos sintomas pré-mórbidos têm maior probabilidade de desenvolver problemas com álcool.[21]

Entre homens fumantes com baixa escolaridade no primeiro episódio de psicose e com mais sintomas positivos, 50% apresentam uso concomitante de álcool.[22] O uso de álcool piora o curso do transtorno, gerando diversas consequências negativas na saúde e na vida social.[23]

TRATAMENTO DO TRANSTORNO POR USO DE ÁLCOOL E DAS COMORBIDADES

A primeira etapa para um bom tratamento dos pacientes com comorbidades é uma avaliação adequada do seu histórico, dos exames realizados e dos períodos prévios de abstinência.[24] Os sintomas psiquiátricos devem ser profundamente investigados quanto ao aparecimento e ao curso, isto é, deve-se verificar se tais sintomas são primários ou secundários ao uso, o que é fundamental para a formulação das hipóteses diagnósticas e para o planejamento terapêutico.[24] No entanto, sabe-se que apenas uma minoria dos indivíduos com TUA (19,8%) recebe alguma abordagem terapêutica.[4]

Um dos princípios fundamentais do tratamento das comorbidades é o seguinte: tratar apenas uma das patologias não gera melhora significativa na outra, podendo até ocasionar a recidiva dos sintomas da patologia tratada.[11,24] Desse modo, o tratamento deve ocorrer de forma concomitante para um melhor desfecho e prognóstico.[24] Como a maioria dos estudos exclui indivíduos com comorbidades, o tratamento das pessoas com TUA e outros transtornos necessita de modificações nos protocolos estabelecidos para o manejo de cada uma das patologias individualmente.[24]

Em relação à psicofarmacoterapia do TUA e das comorbidades, as melhores evidências científicas estão resumidas no Quadro 12.1. Já os tratamentos psicoterápicos utilizados para esses indivíduos geralmente correspondem às abordagens do TUA: entrevista motivacional, intervenção breve, prevenção de recaída, treinamento de habilidades e grupos de mútua ajuda (p. ex., Alcoólicos Anônimos – AA).[24] Quando os TAs, os THs, a esquizofrenia e o TEPT com TUA são bem manejados, aumenta a adesão ao tratamento do TUA. Caso contrário, ocorre piora na qualidade de vida e há maior risco de recaída e suicídio.[11,25,26]

O tratamento do TUA e dos TPs (principalmente do TPA e do TPB) tem prognóstico mais reservado, pois há menos procura por tratamento e repercussões mais graves.[10] O tratamento não pode ser efetuado separadamente, uma vez que uma série de complicações podem surgir, como pensamentos suicidas ou comportamentos impulsivos associados ao TP, prejudicando o tratamento do TUA.[10] A terapia comportamental dialética, a psicoterapia psicodinâmica, a terapia de esquema de foco duplo, a terapia baseada na mentalização, a terapia de aceitação e compromisso e a prevenção da recaída baseada em *mindfulness* são recomendadas para TPB e TUA. Para o TPA comórbido, o manejo de contingências é a técnica que apresenta os melhores resultados.[10]

EXPERIÊNCIA CLÍNICA NO TRATAMENTO DA COMORBIDADE COM TRANSTORNO POR USO DE ÁLCOOL

Os pacientes com TUA atendidos nos serviços de saúde representam uma minoria que acessa esses serviços, sendo mais frequentemente levados por familiares em função das consequências graves do transtorno. O desafio enfrentado pelos profissionais de saúde é

Quadro 12.1 TRATAMENTO FARMACOLÓGICO DO TUA E COMORBIDADES

Transtornos	Tratamento
Transtornos de ansiedade	• ISRSs, ISRSNs, IMAOs, tricíclicos e BZDs, sendo os ISRSs e ISRSNs os mais seguros. • A buspirona foi aprovada pela Food and Drug Administration (FDA) para TAG. • Os BZDs de meia-vida mais longa (diazepam, clonazepam), quando utilizados, devem ser usados por curto período, devido ao risco de dependência. • Deve-se ter cautela no uso de IMAO, já que exige dieta com restrição de tiramina, e no uso de tricíclicos, porque podem interagir com o álcool e gerar depressão respiratória.[24]
Transtornos de humor	• TD: antidepressivos, mas sem evidência de superioridade de alguma classe específica. • TB: cautela com o uso de lítio, devido ao risco de intoxicação em usuários de álcool, e com o uso de antipsicóticos, pela redução do limiar convulsivo. Se o uso é controlado, há impacto positivo. O ácido valproico se mostrou eficaz na estabilização do humor.[27,28] O controle de níveis séricos facilita a adesão ao tratamento.
Transtorno de estresse pós-traumático	• ISRSs efetivos: sertralina com naltrexona e dissulfiram.[29]
Esquizofrenia	• Antipsicóticos de segunda geração (maior tolerabilidade e menor probabilidade de efeitos colaterais extrapiramidais). • Deve-se utilizar opção injetável se houver baixa adesão ao tratamento. • As diretrizes do National Institute for Health and Care Excellence (NICE) demonstraram evidência de eficácia da naltrexona (grau moderado) e de eficácia limitada do dissulfiram (grau baixo).[26]
Transtornos de personalidade	• Combinação de intervenções psicossociais e farmacológicas. • TPB ou TPA: naltrexona, naltrexona mais dissulfiram ou dissulfiram mais placebo foram eficazes tanto nos comórbidos quanto em pacientes sem TP. • TPB: o topiramato (uso *off-label*) pode ser utilizado tanto para o TUA quanto para o TPB separadamente, pois diminui os dias de uso. Topiramato e lamotrigina demonstraram alguma eficácia para diminuir a fissura e a intensidade da raiva. O aripiprazol e a olanzapina parecem reduzir a impulsividade no TPB. • TPA: a nortriptilina foi superior ao placebo em pelo menos um resultado relacionado ao álcool.[10]
Transtornos por uso de substâncias	• TUA: naltrexona (até 100 mg/dia) e dissulfiram (250 mg/dia) – farmacoterapia aprovada no Brasil. • Transtorno por uso de tabaco: vareniclina (até 2 mg/dia); bupropiona (até 300 mg/dia) e reposição de nicotina por adesivo (NiQuitin de 7, 14 e 21 mg) ou goma (Nicorette de 2 e 4 mg); ou bupropiona e reposição de nicotina. • Demais TUSs: antipsicóticos e estabilizadores de humor aliviam sintomas comuns (como irritabilidade, insônia, agressividade e impulsividade) durante a fase inicial do tratamento,[30] mas ainda não têm aprovação.

ISRSs: inibidores seletivos da recaptação da serotonina; ISRSNs: inibidores da recaptação de serotonina e noradrenalina; IMAOs: inibidores da monoamina oxidase; BZDs: benzodiazepínicos.

distinguir entre o que é sintoma decorrente do impacto do álcool e/ou de outras substâncias e o que é transtorno primário. Para isso, informações de um familiar ou amigo próximo são necessárias. Além disso, escalas e questionários podem auxiliar (ver Cap. 7, "Avaliação inicial do usuário de álcool no sistema de saúde").

Uma "linha do tempo" sobre o uso de substâncias e o início dos sintomas mentais contribui para melhorar a definição diagnóstica. É necessário um período mínimo de 30 dias de abstinência de álcool e de outras substâncias para que se possa firmar algum diagnóstico de comorbidade, conforme o texto revisado da 5ª edição do *Manual diagnóstico e estatístico de transtornos mentais* (DSM-5-TR)[31] e a 11ª revisão da *Classificação internacional de doenças* (CID-11).[32] No caso dos TPs, é necessário um período maior.

Na prática clínica, muitas vezes é preciso tratar sintomas de ansiedade antes mesmo do diagnóstico da comorbidade, pois eles dificultam a manutenção da abstinência. No período precoce de abstinência de álcool, devido ao efeito da intoxicação e da tolerância, é comum a utilização de doses mais elevadas de fármacos na tentativa de aliviar os sintomas vigentes.

O tratamento combinado com equipe multidisciplinar é o que apresenta os melhores resultados. Aqueles que são capazes de estabelecer um vínculo com seu profissional de referência e de aderir às intervenções propostas têm melhor prognóstico.

CASO CLÍNICO

José, 52 anos, foi internado por sua família para tratamento de TUA. No momento da chegada, ele estava confuso e desorientado. A esposa relatou que ele fazia uso de álcool de modo abusivo havia cerca de 20 anos, com piora nos últimos sete anos. Ele tentara cessar o consumo por conta própria havia três dias e começou a apresentar tremores, ansiedade e confusão. Identificou-se que José estava com sintomas de abstinência alcoólica. Após ser medicado com BZDs e reposição de tiamina, ele melhorou dos sintomas e pôde fornecer mais informações sobre seu problema com o álcool.

Na adolescência, José teve crises em que o seu "coração ficava disparando" e ele achava que iria morrer. Sentia-se bastante triste e sozinho, chorava muito à noite e só saía de casa no dia seguinte porque precisava de dinheiro para sobreviver. Experimentou álcool aos 13 anos e percebeu que a substância aliviava temporariamente seus sintomas, e por isso passou a beber cerveja com o irmão várias noites por semana. Aos 24 anos, ele se casou. Logo depois, teve dificuldades financeiras, e as crises de ansiedade voltaram. Ele chegou a ir três vezes à emergência com a sensação de que estava tendo um infarto. Para diminuir sua ansiedade, passou a tomar um martelinho de cachaça ao chegar em casa. Ficou muitos anos usando álcool dessa forma e não achava que isso era um problema.

Por volta dos 30 anos, com o nascimento dos filhos, José passou a se sentir mais sobrecarregado e começou a beber mais. Quando os filhos já eram adolescentes, a esposa pediu para se separar devido ao uso crônico do álcool, o que lhe trouxe muita tristeza e o fez buscar tratamento. Após a desintoxicação, iniciou o uso de naltrexona 50 mg e fluoxetina 40 mg e se vinculou a um programa multidisciplinar de tratamento para dependência química. Após dois anos de abstinência, conseguiu se reconciliar com a esposa.

Permaneceu estável com relação à ansiedade e aos episódios depressivos e ficou abstêmio de álcool até os 48 anos. Nessa ocasião, suspendeu o uso da fluoxetina, porque vinha se sentindo bem, mas sua libido estava diminuída. Após cinco meses, voltou a se sentir mais ansioso, com desânimo e sem foco no trabalho, e passou a ter crises de medo associadas ao pensamento de que morreria por infarto, o que o levou a recair. Antes da internação, estava consumindo um litro de cachaça por dia.

Durante a sua internação, foram feitas as hipóteses diagnósticas de TUA (com sintomas graves de abstinência), TPC e episódios depressivos. Foi prescrito diazepam 10 mg três vezes ao dia por três dias e redução gradual a seguir. José também recebeu reposição de tiamina 500 mg três vezes ao dia por três dias e, após, 250 mg/dia por mais cinco dias, além de vitaminas do complexo B. Depois de cinco dias, ele voltou a ficar lúcido e orientado, sem tremores de extremidades. Então, iniciou-se o uso de fluoxetina 20 mg para a comorbidade e naltrexona 50 mg para o tratamento do TUA. José participou de uma entrevista motivacional e de grupos com foco na prevenção de recaída.

Ele teve alta sob o uso de 50 mg de naltrexona, 20 mg de fluoxetina e 300 mg de tiamina ao dia. Além disso, recomendou-se retorno semanal ao psiquiatra e participação em grupos do AA, em grupo semanal de prevenção de recaída e em grupo semanal de *mindfulness*. A família passou a participar mensalmente de uma consulta com o psiquiatra a fim de receber a orientação necessária para ajudá-lo a se manter em tratamento e para se tratar também.

REFERÊNCIAS

1. Castillo-Carniglia A, Keyes KM, Hasin DS, Cerdá M. Psychiatric comorbidities in alcohol use disorder. Lancet Psychiatry. 2019;6(12):1068-80.

2. Anker JJ, Kummerfeld E, Rix A, Burwell SJ, Kushner MG. Causal network modeling of the determinants of drinking behavior in comorbid alcohol use and anxiety disorder. Alcohol Clin Exp Res. 2019;43(1):91-7.

3. Farmer RF, Gau JM, Seeley JR, Kosty DB, Sher KJ, Lewinsohn PM. Internalizing and externalizing disorders as predictors of alcohol use disorder onset during three developmental periods. Drug Alcohol Depend. 2016;164:38-46.

4. Grant BF, Goldstein RB, Saha TD, Chou SP, Jung J, Zhang H, et al. Epidemiology of DSM-5 alcohol use disorder: results from the national epidemiologic survey on alcohol and related conditions III. JAMA Psychiatry. 2015;72(8):757-66.

5. Mellos E, Liappas I, Paparrigopoulos T. Comorbidity of personality disorders with alcohol abuse. In Vivo. 2010;24(5):761-9.

6. Newton-Howes G, Foulds J. Personality disorder and alcohol use disorder: an overview. Psychopathology. 2018;51(2):130-6.

7. Trull TJ, Jahng S, Tomko RL, Wood PK, Sher KJ. Revised NESARC personality disorder diagnoses: gender, prevalence, and comorbidity with substance dependence disorders. J Pers Disord. 2010;24(4):412-26.

8. Fein G, Price M, Cardenas VA. Borderline personality disorder symptoms in treatment-naïve actively drinking alcoholics. Alcohol. 2018;68:81-9.

9. Zanarini MC, Frankenbur FR, Weingeroff JL, Reich DB, Fitzmaurice GM, Weiss RD. The course of substance use disorders in patients with borderline personality disorder and axis II comparison subjects: a 10-year follow-up study. Addiction. 2011;106(2):342-8.

10. Helle AC, Watts AL, Trull TJ, Sher KJ. Alcohol use disorder and antisocial and borderline personality disorders. Alcohol Res Curr Rev. 2019;40(1):e2-16.

11. Anker JJ, Kushner MG. Co-occurring alcohol use disorder and anxiety: bridging psychiatric, psychological, and neurobiological perspectives. Alcohol Res. 2019;40(1):arcr.v40.1.03.

12. Neupane SP. Neuroimmune interface in the comorbidity between alcohol use disorder and major depression. Front Immunol. 2016;7:655.

13. Smith NDL, Cottler LB. The epidemiology of post-traumatic stress disorder and alcohol use disorder. Alcohol Res. 2018;39(2):113-20.

14. Pacek LR, Storr CL, Mojtabai R, Green KM, La Flair LN, Alvanzo AAH, et al. Comorbid alcohol dependence and anxiety disorders: a national survey. J Dual Diagn. 2013;9(4):10.

15. Dyer ML, Easey KE, Heron J, Hickman M, Munafò MR. Associations of child and adolescent anxiety with later alcohol use and disorders: a systematic review and meta-analysis of prospective cohort studies. Addiction. 2019;114(6):968-82.

16. Oliveira LM, Bermudez MB, Macedo MJA, Passos IC. Comorbid social anxiety disorder in patients with alcohol use disorder: a systematic review. J Psychiatr Res. 2018;106:8-14.

17. Torvik FA, Rosenström TH, Gustavson K, Ystrom E, Kendler KS, Bramness JG, et al. Explaining the association between anxiety disorders and alcohol use disorder: a twin study. Depress Anxiety. 2019;36(6):522-32.

18. Gorka SM, Nelson BD, Shankman SA. Startle response to unpredictable threat in comorbid panic disorder and alcohol dependence. Drug Alcohol Depend. 2013;132:216-22.

19. Chang HM, Pan CH, Chen PH, Chen YL, Tai MH, Su SS, et al. Sex differences in incidence and psychiatric comorbidity for alcohol dependence in patients with panic disorder. Drug Alcohol Depend. 2020;207:107814.

20. Lee RS, Oswald LM, Wand GS. Early life stress as a predictor of co-occurring alcohol use disorder and post-traumatic stress disorder. Alcohol Res. 2018;39(2):147-59.

21. Hartz SM, Pato CN, Medeiros H, Cavazos-Rehg P, Sobell JL, Knowles JA, et al. Comorbidity of severe psychotic disorders with measures of substance use. JAMA Psychiatry. 2014;71(3):248-54.

22. Cetty L, Shahwan S, Satghare P, Devi F, Chua BY, Verma S, et al. Hazardous alcohol use in a sample of first episode psychosis patients in Singapore. BMC Psychiatry. 2019;19(1):91.

23. Batki SL, Meszaros ZS, Strutynski K, Dimmock JA, Leontieva L, Ploutz-Snyder R, et al. Medical comorbidity in patients with schizophrenia and alcohol dependence. Schizophr Res. 2009;107(2-3):139-46.

24. Smith JP, Randall CL. Anxiety and alcohol use disorders: comorbidity and treatment considerations. Alcohol Res. 2012;34(4):414-31.

25. Flanagan JC, Jones JL, Jarnecke AM, Back SE. Behavioral treatments for alcohol use disorder and post-traumatic stress disorder. Alcohol Res. 2018;39(2):181-92.

26. Crockford D, Addington D. Canadian schizophrenia guidelines: schizophrenia and other psychotic disorders with coexisting substance use disorders. Can J Psychiatry. 2017;62(9):624-34.

27. Agabio R, Trogu E, Pani PP. Antidepressants for the treatment of people with co-occurring depression and alcohol dependence. Cochrane Database Syst Rev. 2018;(4):CD008581.

28. Farren CK, Hill KP, Weiss RD. Bipolar disorder and alcohol use disorder: a review. Curr Psychiatry Rep. 2012;14(6):659-66.

29. Sofuoglu M, Rosenheck R, Petrakis I. Pharmacological treatment of comorbid PTSD and substance use disorder: recent progress. Addict Behav. 2014;39(2):428-33.

30. Cordioli AV, Gallois CB, Isolan L. Psicofármacos: consulta rápida. 5. ed. Porto Alegre: Artmed; 2015.

31. American Psychiatric Association. Diagnostic and statistical manual of mental disorders: DSM-5-TR. 5th. ed. Washington: APA; 2022.

32. World Health Organization. ICD-11 for mortality and morbidity statistics [Internet]. Geneva: WHO; 2022 [capturado em 18 jul. 2022]. Disponível em: https://icd.who.int/browse11/l-m/en.

PARTE IV

TRATAMENTO

CAPÍTULO 13

SÍNDROME DE ABSTINÊNCIA DO ÁLCOOL

Lisia von Diemen
Patricia de Saibro
Felipe Ornell

A síndrome de abstinência do álcool (SAA) é um conjunto de sinais e sintomas que emergem quando o consumo de álcool diminui ou é interrompido de forma abrupta após um período de uso excessivo e prolongado. A intensidade da SAA pode ser leve, moderada ou grave, e ela é influenciada por diversos fatores, como idade, sexo e padrão de consumo, bem como pela existência de transtornos psiquiátricos e doenças clínicas concomitantes. A ocorrência de episódios de SAA prévios, com suas respectivas frequência e gravidade, também interfere na severidade do quadro.

Estima-se que até 50% dos indivíduos com transtorno por uso de álcool (TUA) desenvolverão algum sintoma da SAA se interromperem o consumo.[1] Geralmente, a apresentação é leve e autolimitada, mas estima-se que 3 a 5% dos pacientes desenvolverão quadros graves, necessitando de intervenção médica.[2] A forma grave da SAA é caracterizada pela presença de sintomas autonômicos e psicológicos, convulsões e/ou *delirium tremens* (DT).[3] Quando isso ocorre, há um aumento da morbimortalidade, devido ao risco de pneumonia aspirativa, arritmia cardíaca e infarto do miocárdio.[4] As taxas de mortalidade relatadas para pacientes que apresentam DT variam de 1 a 5%,[5] mas essas estimativas podem variar de acordo com a população avaliada (ambulatorial, hospitalar, etc.).[6-8]

O tratamento visa a minimizar os sintomas, prevenir complicações e facilitar a abstinência contínua de álcool. Neste capítulo, vamos abordar a identificação, o diagnóstico e o manejo da SAA, contemplando a avaliação inicial e o tratamento.

FISIOPATOLOGIA

A fisiopatologia da SAA é complexa e envolve múltiplos mecanismos. Neste capítulo, apresentaremos os principais, que implicam o sistema gabaérgico (inibitório) e o glutamatérgico (excitatório).[9] Agudamente, o álcool tem ação agonista nos receptores gabaérgicos, aumentando a liberação do neurotransmissor ácido gama-aminobutírico (Gaba) e a ação antagonista nos receptores do subtipo N-metil-D-aspartato (NMDA) e diminuindo a liberação do neurotransmissor glutamato. O uso crônico de álcool ocasiona o aumento constante do tônus inibitório do Gaba, levando a um processo de neuroadaptação cerebral cuja finalidade é restabelecer o equilíbrio entre as vias excitatória e inibitória. Para tanto, ocorre o processo de *down-regulation* dos receptores gabaérgicos e a diminuição da produção de Gaba. Também há uma *up-regulation* dos receptores NMDA e um aumento da produção de glutamato. Essas adaptações dão origem à tolerância, ou seja, à necessidade de aumento progressivo da dose para atingir o efeito desejado.

Com a interrupção repentina do uso, a inibição do sistema nervoso central (SNC), mediada pelo álcool, é reduzida, e a excitação do SNC, mediada pelo glutamato, é deixada sem oposição, resultando na hiperativação desse sistema. Essa excitação do SNC resulta nos sintomas clínicos da SAA, gerando extrema atividade autonômica, como taquicardia, tremores, sudorese e complicações neuropsiquiátricas (p. ex., DT e convulsões).[10] Esse processo é ilustrado na Figura 13.1. Neuroadaptações também ocorrem no sistema cerebral de recompensa (SCR) e no eixo hipotálamo-hipófise-adrenal, gerando um novo ponto de equilíbrio para o funcionamento com a presença de álcool, em alostase, e não mais em homeostase.[2]

Outro processo neuroadaptativo relacionado à SAA é o efeito *kindling*. Esse fenômeno ocorre após episódios repetidos de SAA, que provocam alterações na transmissão gabaérgica, glutamatérgica e noradrenérgica, aumentando o risco de convulsões e de DT. Quanto mais longa for a história de consumo de álcool e mais numerosos forem os episódios de abstinência, maior será a suscetibilidade às complicações, o que reforça a importância do manejo preventivo da SAA.

QUADRO CLÍNICO

A SAA é um processo dinâmico e complexo. Uma vez que tal processo é iniciado, diversos

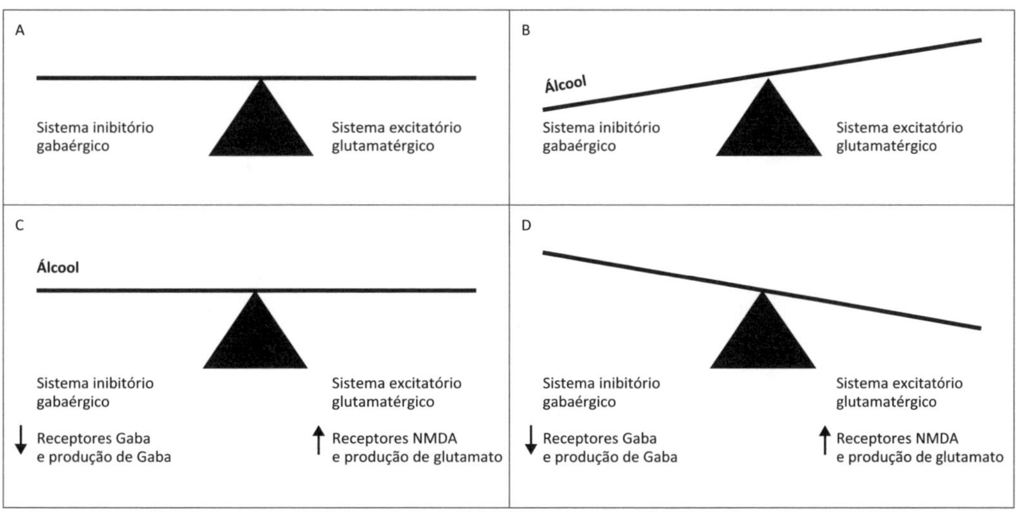

Figura 13.1 ESQUEMA SIMPLIFICADO DA CARACTERIZAÇÃO NEUROBIOLÓGICA DA SAA.

A) Homeostase cerebral, com equilíbrio das vias inibitórias e excitatórias. **B)** Uso agudo de álcool, com sobrecarga do sistema inibitório. **C)** Alostase cerebral, com novo ponto de equilíbrio das vias excitatórias e inibitórias, adaptadas ao consumo crônico de álcool. **D)** SAA com a retirada do álcool; o sistema inibitório está hipoativado, e o excitatório, hiperativado, gerando os sintomas de SAA.

Fonte: Elaborada com base em Kattimani e Bharadwaj.[10]

fatores determinam a evolução de um quadro inicialmente leve (ansiedade e inquietação) para um quadro severo (DT), que pode implicar risco de vida para o paciente. Assim, cabe observar que a SAA se desenvolve em um *continuum* de gravidade a partir do último consumo de álcool.[11] Os primeiros sinais ou sintomas geralmente surgem até seis horas após a cessação do consumo de álcool.

Se os sintomas não ficarem mais graves em 24 a 48 horas, é provável que o paciente não evolua para quadros graves.[5] No entanto, o tempo de apresentação e a gama de sintomas podem variar muito, dependendo do paciente, da duração da dependência do álcool e da quantidade habitualmente ingerida.[5] O curso do tempo para o desenvolvimento dos sintomas da SAA é bem estabelecido, conforme apresentado na Tabela 13.1 e na Figura 13.2.[12]

IDENTIFICAÇÃO DA SÍNDROME DE ABSTINÊNCIA DO ÁLCOOL

A triagem universal para o uso problemático de álcool é uma prática de prevenção primária recomendada para *settings* de atendimento hospitalar e ambulatorial.[14] A identificação é feita geralmente a partir da investigação sobre o padrão de consumo (quantidade e frequência). Preferencialmente, a avaliação deve ser pautada em instrumentos validados. O *Cut down, Annoyed, Guilty and Eye-opener questionnaire* (CAGE) e o *Alcohol Use Disorders Identification Test – Consumption Module* (AUDIT-C) são exemplos de escalas padronizadas que podem ser aplicadas de forma simples, rápida e pouco intimidativa.

Tabela 13.1 SURGIMENTO DE SINTOMAS DA SAA E SUAS COMPLICAÇÕES APÓS O ÚLTIMO CONSUMO DE ÁLCOOL

Gravidade	Tempo de surgimento e evolução	Sintomas	Incidência
SAA não complicada	6 a 36 horas Quadros leves com remissão em 5 a 7 dias Quadros moderados com remissão em 10 a 14 dias Autolimitada	**Leve:** tremores, ansiedade leve, cefaleia, sudorese, palpitações, anorexia, desconforto gastrointestinal; sem alteração do estado mental **Moderada:** os sintomas mais graves, que duram até 10 a 14 dias, incluem tremores intensos (envolvendo as extremidades superiores e a língua), anorexia, náuseas, vômitos, irritabilidade, mal-estar geral, hipertensão, hiperatividade autonômica, taquicardia, diaforese, hipotensão ortostática, irritabilidade, sonhos vívidos e insônia.	80%
SAA complicada: alucinose alcoólica	12 a 48 horas, podendo ser tardia (até 96 horas)	• Alucinações visuais (vultos e sombras), auditivas (sons de apitos, estalos, vozes) e táteis (formigamentos) • Sinais vitais normais e orientação preservada	Até 30%

➥

Tabela 13.1 SURGIMENTO DE SINTOMAS DA SAA E SUAS COMPLICAÇÕES APÓS O ÚLTIMO CONSUMO DE ÁLCOOL

Gravidade	Tempo de surgimento e evolução	Sintomas	Incidência
SAA complicada: convulsões	6 a 48 horas Pico em 12 horas	• Convulsões tônico-clônicas generalizadas, curto período pós-ictal • Do total de casos, 3% podem evoluir para *status* epiléptico • Um terço evolui para DT • Sem história prévia de convulsões.	5 a 15%
SAA complicada: DT	48 a 96 horas Pico de intensidade em 4 a 5 dias Em 80% dos casos, os sintomas de DT desaparecem em 72 horas. Nos 20% restantes, a taxa de mortalidade fica entre 1 e 15%.	**Sintomas:** *delirium*, hiperatividade, confusão mental, desorientação, flutuação do estado da consciência, distúrbios perceptivos (p. ex., alucinações ou ilusões auditivas ou visuais), agitação, insônia, febre e hiperatividade autonômica **Característica que diferencia dos quadros moderados:** alteração profunda e flutuação da consciência. • Alucinações, principalmente visuais, mas às vezes táteis, de insetos e pequenos animais (microzoopsias) • Desorientação no tempo e no espaço • Tremor intenso	5%
Síndrome ou encefalite de Wernicke (SW)* Deficiência aguda de tiamina (vitamina B1)	Início agudo Carência alimentar e absorção precária	• Tríade clínica aguda e reversível • Estado confusional agudo • Nistagmo • Oftalmoplegia • Ataxia Não diagnosticada em 90% das vezes. A presença de um dos sintomas é suficiente para iniciar um tratamento.	Menos de um terço tem a tríade completa 60% dos casos não tratados evoluem para Korsakoff
Demência de Korsakoff	Início insidioso Falha no tratamento da SW	• Perda de memória • Ataxia • Confabulação Forma crônica: irreversível.	–

* Também chamada de encefalopatia de Wernicke-Korsakoff.

Fonte: Elaborada com base em Kattimani e Bharadwaj,[10] Schuckit[12] e Maldonado.[13]

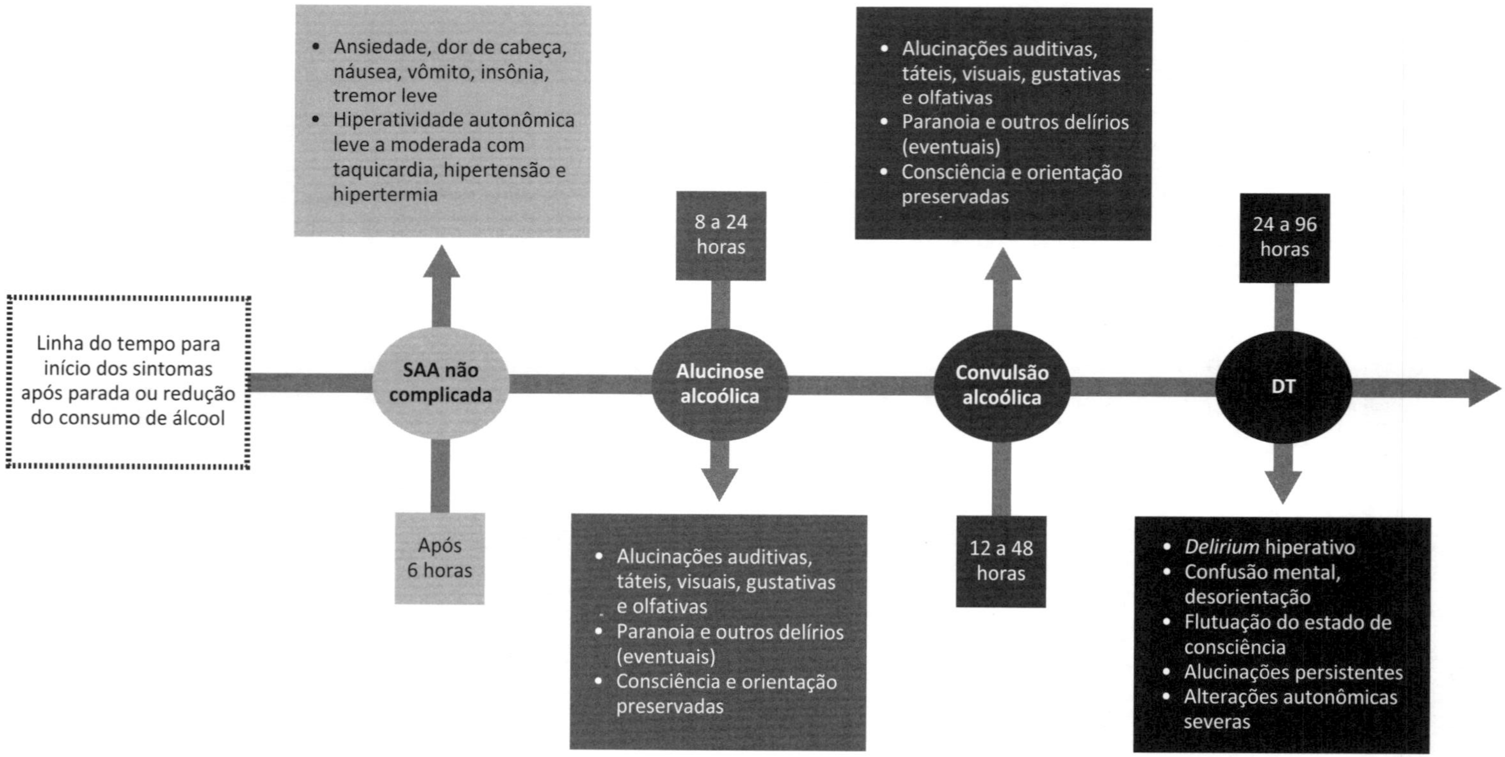

Figura 13.2 EVOLUÇÃO SINTOMÁTICA DA SAA.

Fonte: Elaborada com base em Wolf e colaboradores[1] e Maldonado.[13]

No CAGE, mais de duas respostas positivas já indicam a necessidade de investigação mais profunda. No AUDIT-C, escores acima de oito sugerem dependência de álcool (ou TUA moderado ou grave), e o risco para complicações na SAA deve ser avaliado.[15] Para conferir informações detalhadas sobre a avaliação inicial do paciente, veja o Capítulo 7, "Avaliação inicial do usuário de álcool no sistema de saúde".

DIAGNÓSTICO

O diagnóstico da SAA é clínico, feito a partir da história do paciente, de seu exame físico e de sinais e sintomas apresentados por ele no momento da avaliação. É muito importante conhecer o histórico da quantidade e da frequência do consumo de álcool, bem como a relação temporal entre a interrupção/redução da ingestão e o início dos sintomas de abstinência. Quando o paciente não tem condições de informar ou o relato é inconsistente com os sintomas apresentados, informações obtidas de familiares, efeitos colaterais e registros de prontuário auxiliam muito no diagnóstico. De acordo com a 5ª edição do *Manual diagnóstico e estatístico de transtornos mentais* (DSM-5), são necessários quatro critérios para caracterizar a SAA,[3] como mostra o Quadro 13.1. Além da interrupção ou diminuição do consumo, é necessário que pelo menos dois sintomas físicos sejam evidenciados; esses sintomas têm de causar sofrimento clinicamente significativo e não podem ser atribuídos a outra condição médica ou intoxicação/abstinência de outra substância.[3]

Diagnóstico diferencial

Dada a diversidade de sinais e sintomas da abstinência de álcool, o diagnóstico diferencial é extremamente importante. O principal ponto para o diagnóstico diferencial é a relação dos sintomas com o uso e a inter-

Quadro 13.1 CRITÉRIOS DIAGNÓSTICOS PARA SAA (DSM-5)

A. Cessação (ou redução) do uso pesado e prolongado de álcool.
B. Dois (ou mais) dos seguintes sintomas, desenvolvidos no período de algumas horas a alguns dias após a cessação (ou redução) do uso de álcool descrita no Critério A:
1. Hiperatividade autonômica (p. ex., sudorese ou frequência cardíaca maior do que 100 bpm)
2. Tremor aumentado nas mãos
3. Insônia
4. Náusea ou vômitos
5. Alucinações ou ilusões visuais, táteis ou auditivas transitórias
6. Agitação psicomotora
7. Ansiedade
8. Convulsões tônico-clônicas generalizadas

C. Os sinais ou sintomas do Critério B causam sofrimento clinicamente significativo ou prejuízo no funcionamento social e profissional ou em outras áreas importantes da vida do indivíduo.
D. Os sinais ou sintomas não são atribuíveis a outra condição médica nem são mais bem explicados por outro transtorno mental, incluindo intoxicação ou abstinência de outra substância.

Especificar se:
Com perturbações da percepção: Este especificador aplica-se aos raros casos em que alucinações (geralmente visuais ou táteis) ocorrem com teste de realidade intacto ou quando ilusões auditivas, visuais ou táteis ocorrem na ausência de *delirium*.

Fonte: American Psychiatric Association.[3]

rupção do consumo de álcool. Consideremos, por exemplo, um paciente que interrompeu o consumo de álcool há cinco dias e não teve nenhum sintoma de SAA. Se ele se apresenta na emergência com um quadro de *delirium* que se iniciou nesse período, tal quadro não pode ser atribuído à abstinência de álcool. Entretanto, como várias doenças podem estar instaladas e o indivíduo pode desenvolver uma SAA, sempre que houver sintomas ou evolução atípica ele deverá ser investigado para outras patologias. Em particular, quando houver alteração do estado mental ou febre, pode ser necessário investigar situações que ocorrem simultaneamente, como infecções (meningite), trauma (hemorragia intracraniana) e insuficiência hepática. Atribuir toda a sintomatologia à abstinência do álcool pode levar a um atraso diagnóstico e ao uso excessivo de benzodiazepínicos (BZDs), podendo até agravar o quadro clínico.[16]

AVALIAÇÃO

Após a identificação e o diagnóstico da SAA, é necessário realizar a avaliação da severidade e da intensidade dos sintomas, bem como das comorbidades (clínicas e psiquiátricas) presentes e dos recursos necessários ao planejamento do tratamento. Um resumo da identificação, do diagnóstico, da avaliação inicial e da alocação para o tratamento da SAA é apresentado na Figura 13.3.

Avaliação do risco de complicações na síndrome de abstinência do álcool

Diante da confirmação do diagnóstico de SAA, o clínico deve avaliar os riscos individuais e identificar os fatores de progressão para quadros mais severos e complicações. Recomendada pela American Society of Addiction Medicine (ASAM), a *Prediction of Alcohol Withdrawal Severity Scale* (PAWSS) é uma escala composta por 10 itens para avaliar o risco de desenvolver uma SAA severa e complicada.[17] Entretanto, essa escala ainda não tem uma versão validada em português. Dessa forma, a presença de alguns fatores de risco na história do paciente pode ajudar a ponderar se ele tem risco acentuado de desenvolver complicações na abstinência atual. Os principais fatores de risco associados à SAA complicada são apresentados a seguir.[15]

Gerais

- História de DT ou convulsão em abstinências prévias
- Vários episódios prévios de abstinência ao longo da vida
- Comorbidade clínica ou cirúrgica, em particular trauma cranioencefálico (TCE), cardiopatia e hepatopatia
- Idade avançada (mais de 65 anos)
- História de consumo regular e pesado de álcool por muitos anos ao longo da vida
- Uma ou mais convulsões na abstinência atual
- Hiperatividade autonômica intensa na abstinência atual
- Dependência de outros depressores do SNC (BZDs e/ou opioides)

Individuais

- Dependência de outras drogas de abuso (risco para outras abstinências sobrepostas)
- Alcoolemia elevada, com sintomas de abstinência na avaliação inicial
- Comorbidade com doença psiquiátrica (p. ex., paciente psicótico, com risco de suicídio)

Avaliação da intensidade dos sintomas da síndrome de abstinência do álcool

Essa avaliação é frequentemente realizada por meio da aplicação da *Clinical Institute Withdrawal Assessment – Revised* (CIWA-Ar) (Figura 13.4), a ferramenta mais utilizada para estimar clinicamente a gravidade da SAA. A escala reúne observações do avaliador e res-

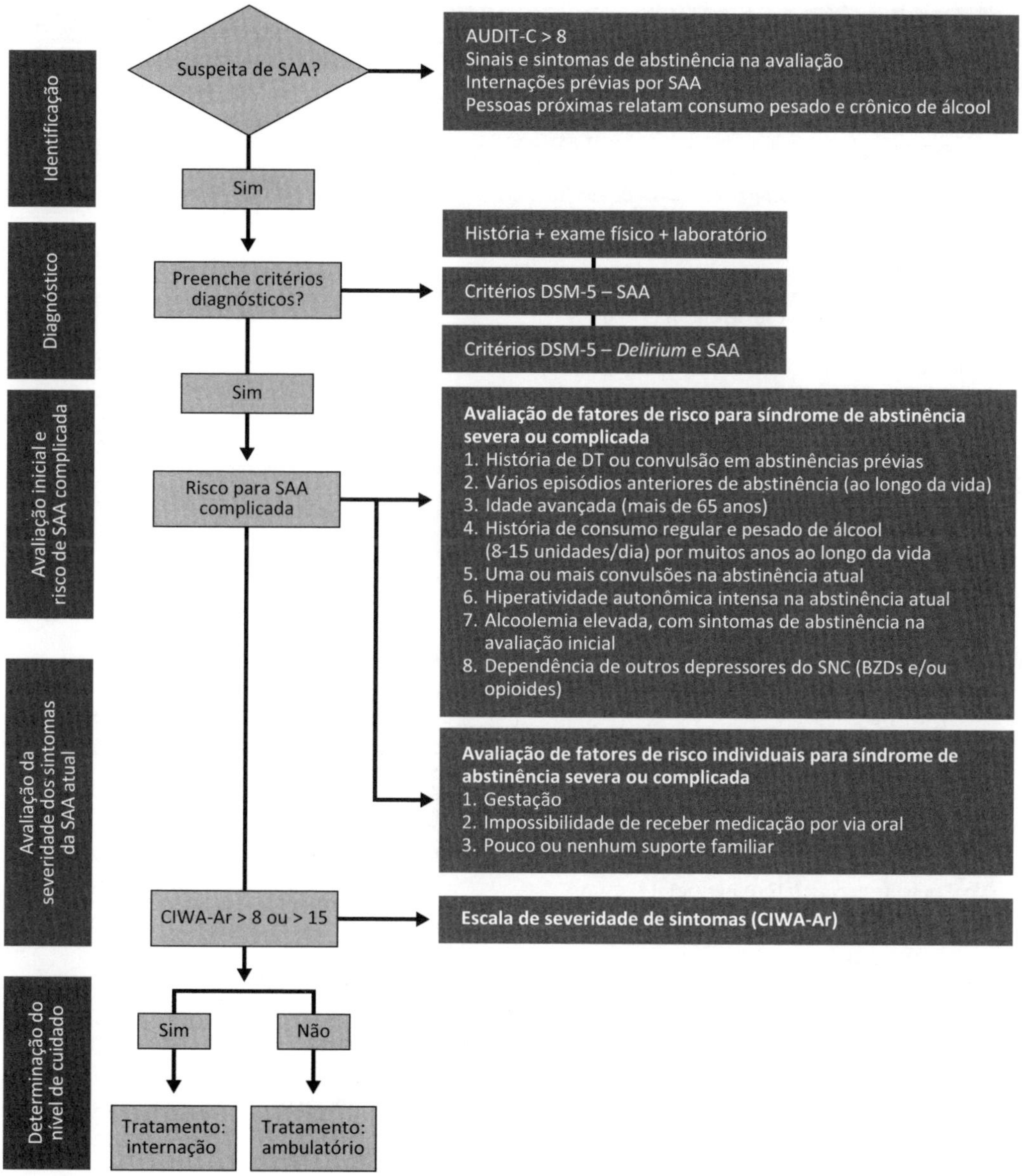

Figura 13.3. RESUMO DA IDENTIFICAÇÃO, DO DIAGNÓSTICO, DA AVALIAÇÃO E DA ALOCAÇÃO INICIAL PARA O TRATAMENTO DA SAA.

Fonte: Elaborada com base em The ASAM clinical practice guideline on alcohol withdrawal management.[15]

postas fornecidas pelo paciente. Ela deve ser aplicada com frequência, pois o escore obtido pode auxiliar na conduta clínica e no ajuste das doses de BZDs prescritas. Pontuações menores do que 8 geralmente indicam abstinência leve, que pode não precisar de profilaxia medicamentosa; pontuações entre 8 e 15 indicam abstinência moderada a grave;

Clinical Institute Withdrawal Assessment for Alcohol – Revised (CIWA-Ar)

Nome: ______________________ Data: ________

Pulso ou FC: ______________ PA: ______________ Hora: ________

1. Você sente mal-estar no estômago (enjoo)? Você tem vomitado?

0	Não
1	Náusea leve e sem vômito
4	Náusea recorrente com ânsia de vômito
7	Náusea constante, ânsia de vômito e vômito

2. Tremor com os braços estendidos e os dedos separados:

0	Não
1	Não visível, mas sente
4	Moderado, com os braços estendidos
7	Grave, mesmo com os braços estendidos

3. Sudorese:

0	Não
4	Facial
7	Profusa

4. Você tem sentido coceiras, sensação de insetos andando no corpo, formigamentos, pinicações? Código da questão 8

0	Não	4	Moderado/grave
1	Muito leve	5	Grave
2	Leve	6	Muito grave
3	Moderado	7	Extremamente grave

5. Você tem ouvido sons à sua volta (algo perturbador, sem detectar nada por perto)? Código da questão 8

0	Não	4	Moderado/grave
1	Muito leve	5	Grave
2	Leve	6	Muito grave
3	Moderado	7	Extremamente grave

6. As luzes têm parecido muito brilhantes? De cores diferentes? Incomodam os olhos? Você tem visto algo que o(a) tem perturbado? Você tem visto coisas que não estão presentes?

0	Não	4	Alucinações moderadamente graves
1	Muito leve	5	Alucinações graves
2	Leve	6	Alucinações extremamente graves
3	Moderado	7	Alucinações contínuas

7. Você se sente nervoso(a)? (Observação)

0	Não
1	Muito leve
4	Leve
7	Ansiedade grave, estado de pânico, semelhante a um episódio psicótico agudo

8. Você sente algo na cabeça, como tontura, dor e apagamento?

0	Não	4	Moderado/grave
1	Muito leve	5	Grave
2	Leve	6	Muito grave
3	Moderado	7	Extremamente grave

9. Agitação: (Observação)

0	Normal
1	Um pouco mais do que a atividade normal
4	Moderadamente
7	Constante

10. Que dia é hoje? Onde você está? Quem sou eu? (Observação)

0	Orientado
1	Incerto sobre a data, não responde seguramente
2	Desorientado quanto à data, mas não mais do que dois dias
3	Desorientado quanto à data, em mais de dois dias
4	Desorientado quanto ao lugar e à pessoa

Pontuação: ________

Figura 13.4 CIWA-AR.

Fonte: Elaborada com base em Sullivan e colaboradores.[18]

e qualquer pontuação maior do que 15 pode indicar um risco elevado para complicações maiores[9]. É importante destacar que não se trata de um instrumento diagnóstico, mas de um instrumento de suporte (Quadro 13.2). Ainda, a CIWA-Ar não é apropriada para diferenciar um quadro de DT de um *delirium* devido a outras causas.

Avaliação da presença de comorbidades clínicas e psiquiátricas

Nessa avaliação, deve-se verificar se os sinais e sintomas apresentados pelo paciente estão relacionados somente à SAA ou também a outras comorbidades (clínicas, psiquiátricas ou cirúrgicas) concomitantes, como encefalopatia hepática no paciente cirrótico. A avaliação física e os exames laboratoriais auxiliam na elucidação do diagnóstico diferencial (ver Cap. 7, "Avaliação inicial do usuário de álcool no sistema de saúde").

DETERMINAÇÃO DO NÍVEL DE CUIDADO NA SÍNDROME DE ABSTINÊNCIA DO ÁLCOOL

Para melhorar a efetividade do tratamento, a abordagem terapêutica deve ser adequada às necessidades, às características e aos riscos apresentados pelo paciente. De maneira geral, quando o paciente apresenta um ou mais fatores de complicação para a SAA, somados à presença de sintomas de privação de intensidade moderada (CIWA-Ar > 8) a severa (CIWA-Ar > 15), o local mais seguro para o manejo da SAA é um ambiente clínico com acompanhamento 24 horas, onde as eventuais complicações poderão ser identificadas e tratadas com celeridade. É o caso de uma internação hospitalar, de clínicas especializadas e de ambulatórios de cuidados especializados com possibilidade de acompanhamento 24 horas (Centros de Atenção Psicossocial Álcool e Drogas III e IV).[19]

TRATAMENTO

O tratamento da SAA não deve ser contemplado apenas como uma desintoxicação (apesar de esse ser um dos seus objetivos). Ele deve ser encarado como uma oportunidade de iniciar o processo de engajamento no tratamento do TUA de forma ampla e multidisciplinar. O tratamento tem os objetivos listados a seguir.

1. Alcançar com segurança a abstinência física do álcool.
2. Prevenir (ou tratar) sintomas graves e complicações da SAA (DT, convulsão) por meio da identificação e do tratamento precoce dos sintomas.

Quadro 13.2 PONTOS FRACOS E PONTOS FORTES DA CIWA-AR

Pontos fortes da CIWA-Ar	Pontos fracos da CIWA-Ar
1. Menor consumo de BZDs **2.** Redução do risco de complicações decorrentes do uso (*delirium* e dependência) **3.** Menor tempo para desintoxicação	**1.** Não faz diagnóstico de abstinência **2.** Ferramenta restrita à avaliação **3.** Deve-se interpretar a pontuação no contexto clínico (não se trata a pontuação da escala) **4.** Doença comórbida pode confundir a pontuação **5.** Exige treinamento da equipe e avaliação constante do paciente para medicar

Fonte: Elaborado com base em The ASAM clinical practice guideline on alcohol withdrawal management.[15]

3 Prevenir (ou tratar) sintomas relacionados a desequilíbrios nutricionais e hidroeletrolíticos (desidratação, hipomagnesemia).
4 Não induzir o paciente à dependência iatrogênica de BZDs, retirando todo o BZD dado a ele até o final da desintoxicação.
5 Encaminhar seguimento para tratamento do TUA.

Evolução e tratamento da síndrome de abstinência do álcool

A desintoxicação faz parte da linha de cuidado do paciente com SAA. O tratamento da SAA envolve medidas gerais de suporte e medidas farmacológicas, tanto em ambulatório quanto nas internações. O período crucial para o desenvolvimento de DT e convulsões são as primeiras 24 a 72 horas após a cessação ou a redução significativa do consumo de álcool. Dessa forma, o monitoramento cuidadoso e o tratamento ativo são importantes durante esse período.[20] Quando o paciente apresenta sintomas de SAA ou tem risco de desenvolvê-los, o ideal é que nos primeiros cinco dias ele seja atendido diariamente por uma equipe treinada (médico ou enfermeiro). Quando não for possível realizar avaliação diária, a avaliação poderá ser intercalada com contato telefônico para monitorar a evolução dos sintomas.

O tempo médio para o tratamento e a remissão dos sintomas durante a desintoxicação, tanto em regime de internação (hospital/clínica especializada) quanto em regime ambulatorial, é de 3 a 10 dias (quando não ocorrem complicações). Em caso de complicações, uma desintoxicação com maior duração (entre 7 e 14 dias) pode ser necessária, especialmente para aqueles pacientes com dependência muito grave, hepatopatias, história pregressa de DT e dependência de BZDs.

Medidas gerais de suporte

As medidas gerais de suporte incluem monitoramento dos sintomas da SAA e orientações ao paciente e seus familiares.

- Monitoramento: envolve a avaliação dos sinais e sintomas de abstinência quanto à severidade da SAA, assim como das condições clínicas do paciente ao longo da desintoxicação.
- Orientações: devem-se fornecer ao paciente e aos seus familiares orientações relativas a tempo, local, pessoal e procedimentos.

Tratamento medicamentoso

O tratamento medicamentoso é dividido em fármacos para sintomas de privação e fármacos clínicos. Os BZDs e a tiamina são as medicações padrão, variando em termos de dose e via de administração de acordo com o contexto do tratamento (ambulatorial ou internação em hospitais, clínicas psiquiátricas ou comunidades terapêuticas). Todos os pacientes com risco de desenvolver SAA devem receber ácido fólico e tiamina. Entretanto, nem todos os pacientes necessitam de BZDs. Por exemplo, um paciente que está há mais de 48 horas sem beber, não tem histórico de complicações na abstinência e não apresenta sintomas de privação no momento pode ser manejado sem diazepam. Por outro lado, se houver história de convulsões ou DT e sintomas moderados na avaliação, o tratamento com BZDs deve ser instituído, assim que possível, para diminuir o risco de sintomas graves.[21]

Benzodiazepínicos

Os BZDs são os medicamentos de escolha para tratamento da SAA, pois agem nos receptores gabaérgicos, mimetizando o efeito do álcool. Nos primeiros dois dias de desintoxicação, os BZDs reduzem a incidência de convulsões em até 84% e previnem o desenvolvimento de DT.[22] Dependendo da evolução dos sintomas e da gravidade do quadro da abstinência, os BZDs podem ser administrados por via oral, nos casos brandos sem vômito ou diarreia, ou por via intravenosa (IV), nos casos de DT ou convulsão. A administração intramuscular (IM) não é recomendada na SAA, pois a absorção por essa via é muito errática.

A literatura atual não sugere que um BZD seja mais eficaz do que outro, sendo todos efetivos para o tratamento da SAA. Entretanto, algumas propriedades farmacocinéticas permitem traçar um perfil mais seguro para a desintoxicação: os que têm ação de início rápido são recomendados para controlar sintomas de agitação e ansiedade; aqueles com ação prolongada são recomendados para evitar sintomas de privação e rebote; e aqueles com menos metabolização hepática são recomendados para diminuir o risco de sedação excessiva. A dose de BZDs necessária para o controle da SAA é calculada a partir do padrão de consumo de álcool do paciente, conforme apresentado na Tabela 13.2.

Riscos e cuidados na prescrição de benzodiazepínicos

Embora haja evidências científicas e práticas claras para o uso de BZDs no tratamento de SAA, tal uso tem sido associado a risco de abuso/dependência, rebaixamento da cognição, interações com outras drogas depressoras, delírio, demência e padrões de sono interrompido.[13] Dessa forma, tanto em ambulatório quanto em internações, a prescrição deve ser realizada com cautela, na menor dose e pelo menor tempo possível, atentando-se às interações com outras medicações. Ao prescrever BZDs, é importante reconhecer os sintomas de toxicidade por essas substâncias, que podem incluir depressão respiratória, sedação excessiva, ataxia, confusão mental, comprometimento da memória e *delirium*. Esses quadros podem ser difíceis de diferenciar de quadros mais severos de SAA, como o DT.

Tempo e regime de prescrição

Muitos serviços especializados desenvolvem seu próprio protocolo para a identificação e o tratamento da SAA, utilizando instrumentos validados que podem mensurar a conduta terapêutica com vistas ao melhor desfecho. Várias formas de prescrição podem ser utilizadas para o controle dos sintomas da SAA; não existe um protocolo fixo e padronizado para todos os pacientes. Entretanto, alguns regimes são indicados em função do pareamento das necessidades do paciente com os recursos disponíveis para o tratamento. Portanto, uma avaliação individualizada das necessidades do paciente de acordo com seu perfil e o monitoramento dos sintomas da SAA são obrigatórios. A duração do tratamento farmacológico da SAA é de aproximadamente 7 a 10 dias, sendo 14 dias o limite. Uma vez es-

Tabela 13.2 DOSE EQUIVALENTE DE ÁLCOOL E PROPRIEDADES FARMACOCINÉTICAS DOS BZDS UTILIZADOS NA DESINTOXICAÇÃO

Dose e propriedades	Diazepam	Lorazepam
Dose equivalente a 10 g de álcool (45 ml de destilado, 140 ml de vinho ou 350 ml de cerveja)	5 mg	1 mg
Início da ação	Rápido	Intermediário
Meia-vida	Longa	Curta
Metabólito ativo	Sim	Não
Metabolismo hepático	Sim	Não
Via de administração	Oral, IV	Oral, IV, IM

Fonte: Elaborada com base em Kattimani e Bharadwaj.[10]

tabilizado o quadro de SAA (CIWA-Ar < 8 e três vezes ao dia < 110) nas primeiras 24 a 48 horas, a dose de BZDs deve ser reduzida gradualmente ao longo desse período, em cerca de 20 a 25% por dia. Assim, no final da desintoxicação o paciente não estará mais recebendo BZDs.[23]

Em função dos cuidados relacionados ao uso excessivo de BZDs (dose e/ou duração), a prescrição orientada pelo surgimento dos sintomas é a mais recomendada, exceto quando o monitoramento dos sintomas de hora em hora não puder ser feito. Quando essa situação ocorre, a prescrição de doses fixas é a escolha possível. A dose de carga ou ataque é utilizada quando o paciente tem um histórico de complicações na abstinência (DT, crises convulsivas), mesmo na ausência de sintomas de privação no momento da avaliação, caso em que o BZD é dado na dose de 20 a 40 mg, até a sedação leve do paciente. Depois, ele é prescrito por sintoma de acordo com escala de privação. Na Tabela 13.3, estão resumidas as diferentes formas de prescrição para tratamentos ambulatoriais e em regime de internação.

Vitaminas: ácido fólico e tiamina (prevenção e tratamento da síndrome de Wernicke)

Embora a fisiopatologia da SW seja razoavelmente clara e o papel da tiamina no tratamento de pacientes seja bem estabelecido, as recomendações sobre dosagem e duração do tratamento são tidas como arbitrárias. As diretrizes da Associação Britânica de Psicofarmacologia propõem o uso de 500 mg de tiamina a cada oito horas (IV) por três dias, seguido por 250 mg de tiamina uma vez ao dia (IV/IM) por 3 a 5 dias ou até melhora clínica.[24] O tratamento frequentemente ocorre em regime de internação, utilizando via IV, e são poucos os locais onde existe tiamina isolada na dose de 250 mg; na maioria dos centros de atendimento, estará disponível apenas o complexo B em ampolas. A dose de tiamina depende muito da marca de complexo B disponível e deve ser avaliada na hora da prescrição. O Citoneurin é uma das poucas opções disponíveis que tem 100 mg de tiamina na sua apresentação.[24]

A recomendação do uso de ácido fólico se dá pela sua deficiência, que ocorre em cerca de 87% dos pacientes em SAA, ocasionando problemas hematológicos, como a anemia megaloblástica.[25]

O quadro clínico e a triagem dos pacientes com fatores de risco para o desenvolvimento da SW, discriminando aqueles que podem fazer a profilaxia e aqueles para quem o tratamento está indicado, estão resumidos na Figura 13.5.

Tratamento das complicações da síndrome de abstinência do álcool

As complicações relacionadas à SAA devem ser tratadas em regime de internação. Caso haja piora do quadro, medidas de suporte mais complexas podem ser disponibilizadas aos pacientes, como transferência para unidades de tratamento intensivo (UTIs). No Quadro 13.3, complicações, diagnóstico diferencial e tratamento estão resumidos.

CONSIDERAÇÕES FINAIS

A maioria dos casos (80%) de SAA é leve e autolimitada, mas 20% deles evoluem para formas graves e com complicações, e a identificação precoce e a intervenção imediata melhoram o prognóstico. A profilaxia e o tratamento da SW se dão por meio da prescrição de rotina de tiamina oral para todos os pacientes com TUA. Se a administração for por via parenteral, deve ser implementada nos serviços que atendem pacientes com SAA, pois assim se reduzem os danos cognitivos. O diagnóstico diferencial com DT também é realizado nesse momento. Após o manejo da SAA, motivar e encaminhar o paciente com TUA é o próximo passo.

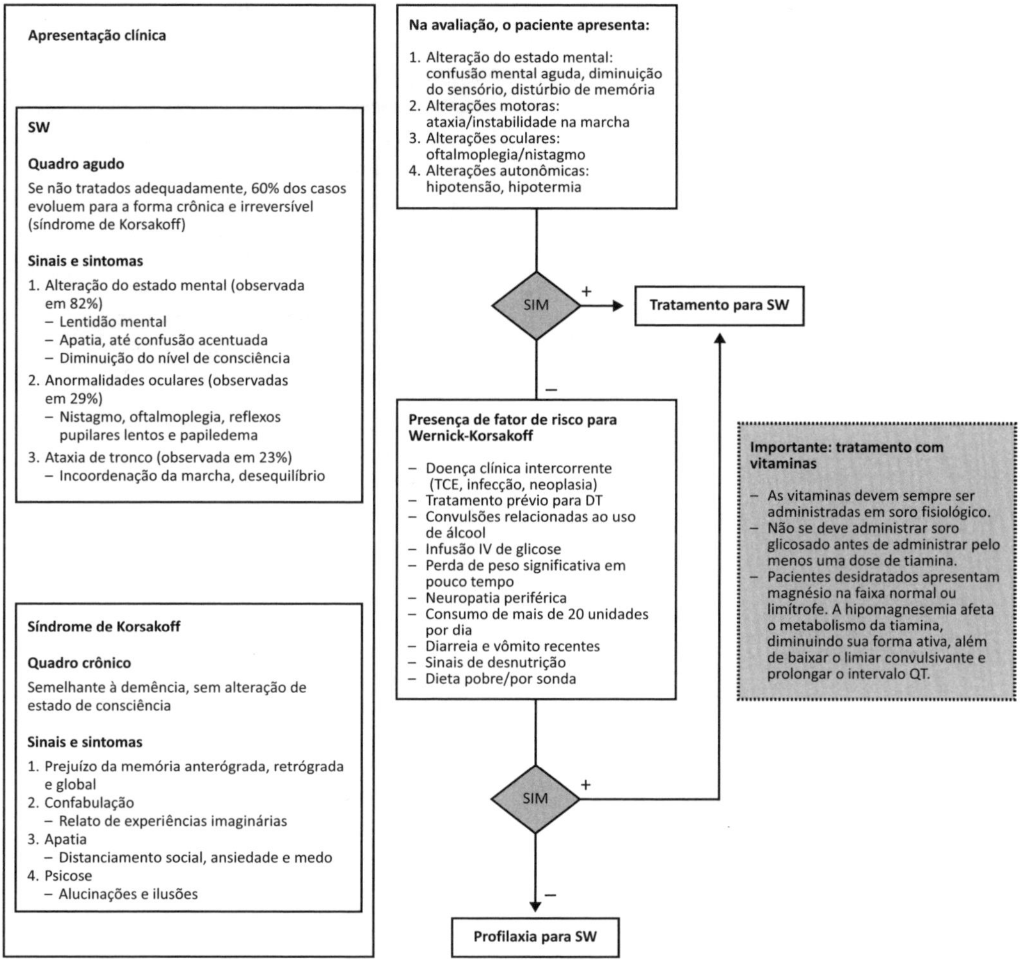

Figura 13.5 RESUMO DA AVALIAÇÃO DO PACIENTE PARA PROFILAXIA E TRATAMENTO DA SW.

Fonte: Elaborada com base em Lingford-Hughes e colaboradores,[24] Flynn e colaboradores[26] e Sechi e Serra .[27]

Quadro 13.3 COMPLICAÇÕES DA SAA, COM DIAGNÓSTICO DIFERENCIAL E TRATAMENTO

Complicação da SAA	Diagnóstico diferencial	Tratamento
Convulsão	Infecção, hematoma subdural ou anormalidades metabólicas	• Diazepam 5-10 mg IV sem diluir. Repetir a cada 10-15 min enquanto persistirem os sintomas. • Manutenção: diazepam 10-30 mg/dia via oral de acordo com sintomas. • **Importante:** os pacientes que apresentarem convulsões durante a SAA têm maior probabilidade de progredirem para DT.
Alucinose	Intoxicação BZDs DT *Delirium* de outra causa	• BZDs conforme os sintomas da SAA (diazepam 10-20 mg 1/1 h). • Redução da dose gradual conforme remissão dos sintomas. • Haloperidol via oral 5 mg, se não houver resposta aos BZDs e em pacientes com risco cardíaco.
Delirium tremens (DT)	Encefalopatia hepática SW DT por outras causas	• BZDs em altas doses (até 100 mg dia). • Em caso de doses maiores que 100 mg/dia ou por IV, é necessário suporte para o caso de parada cardiorrespiratória. • Transferir para UTI para sedação mais intensa. • Importante: não utilizar a CIWA-Ar para medicar.

Fonte: Elaborado com base em Wolf e colaboradores,[1] The ASAM clinical practice guideline on alcohol withdrawal management[15] e Maldonado e colaboradores.[17]

Tabela 13.3 RESUMO PARA TRATAMENTO AMBULATORIAL E INTERNAÇÃO

Tratamento	Medicamentos, vitaminas e sintomática	Descrição	Ambulatório	Internação hospitalar, clínicas especializadas, Caps III
Farmacológico	**BZDs: primeira linha de tratamento** O padrão é utilizar BZDs de meia-vida longa, como diazepam ou clordiazepóxido. Em pacientes idosos ou com função hepática comprometida, utilizar lorazepam. Pacientes com história de DT, convulsão ou CIWA-Ar > 15 no momento devem receber dose de ataque (20 a 40 mg de diazepam) antes de prosseguir com a avaliação. Não existe um regime fixo e padronizado para todos os pacientes; portanto, uma avaliação regular individualizada é obrigatória.	**Dose fixa** Forma mais utilizada em ambientes ambulatoriais e não especializados de tratamento, onde a monitoração não pode ser feita continuamente. Pode ser utilizada em ambiente hospitalar quando o paciente está em quadro de *delirium*, sem condições de informar a equipe adequadamente. A dose de BZD é equivalente ao padrão de consumo regular e recente de álcool do paciente. A partir do controle dos sintomas de privação, a redução da dose pode ser feita depois de 48 horas. A redução evita a sedação em excesso e quadros de *delirium* induzidos por BZDs.	Pode ser utilizada em pacientes bem orientados, com bom suporte familiar e sem história prévia de complicações. A dose equivalente de BZDs/dia não deve ultrapassar 60 mg/dia. Após a estabilização do quadro de sinais, iniciar retirada do BZD (20 a 50%) em até cinco dias ou conforme a evolução do paciente, mas em no máximo 14 dias. Pacientes dependentes de BZDs ou que fazem uso crônico deles precisam de mais tempo para a retirada.	Utilizada em pacientes sem condições de responder à escala de avaliação. Exige monitoramento continuado, pelo risco de excesso de sedação ou indução de *delirium* por BZDs.

➥

Tabela 13.3 RESUMO PARA TRATAMENTO AMBULATORIAL E INTERNAÇÃO

Tratamento	Medicamentos, vitaminas e sintomática	Descrição	Ambulatório	Internação hospitalar, clínicas especializadas, Caps III
Farmacológico		Exemplo: dose equivalente ao padrão de consumo típico do paciente e redução de 25 a 50% ao longo de 3 a 5 dias (conforme clínica do paciente). **Dose por sintoma** Reservada para serviços ou equipes especializadas no tratamento de SAA, em regime tanto de internação quanto de ambulatório, para quadros leves e moderados. Não é adequada para pacientes com quadros de *delirium* e história de SAA complicada pregressa. Necessita de monitoramento frequente de hora em hora nas primeiras 24 horas. Exemplo: 10 a 40 mg por via oral a cada 4 a 6 horas quando CIWA-Ar > 8 (com doses adicionais se necessário).	Seu uso depende do quanto o paciente poderá ser monitorado nas primeiras 24 horas de abstinência e de a equipe assistente ter o treinamento adequado para utilizar a escala CIWA-Ar. Indicada para pacientes selecionados, pois precisa de boa compreensão dos sintomas e bom suporte familiar.	Em ambiente hospitalar, é utilizada em conjunto com a dose de carga/ataque. Aplicação da escala CIWA-Ar de hora em hora até pontuação < 8 e TAD < 11. No caso de paciente com fator de risco para SAA complicada, dar dose de carga e complementar com dose indicada pela escala. Determinar dose de controle da SAA nas primeiras 24 horas; depois de estabilizado (48 horas), iniciar a redução gradativa (a ser finalizada em até 14 dias) de 20 a 25% da dose por dia.

Tabela 13.3 RESUMO PARA TRATAMENTO AMBULATORIAL E INTERNAÇÃO

Tratamento	Medicamentos, vitaminas e sintomática	Descrição	Ambulatório	Internação hospitalar, clínicas especializadas, Caps III
Farmacológico		**Dose de carga** Reservada para pacientes hospitalizados pelo risco de parada respiratória. • Altas doses de BZD de meia-vida longa são dadas ao paciente para atingir rapidamente uma sedação leve.	Não é muito indicada. Paciente com fator de risco para SAA complicada pode receber dose de ataque conforme severidade até conseguir ser encaminhado para emergência.	Utilizada nos pacientes que apresentam fatores de risco para desenvolver SAA complicada e em conjunto com a prescrição por sintoma.
		• Esse regime é usado em conjunto com o regime de administração de dose por sintomas. Exemplo: • SAA leve (CIWA-Ar < 8): 10 a 20 mg por via oral de hora em hora até CIWA-Ar < 8. • SAA moderada (CIWA-Ar < 8-15): 20 a 40 mg por via oral de hora em hora até CIWA-Ar < 8. • SAA grave (CIWA-Ar > 15): 30 a 40 mg por via oral de hora em hora até CIWA-Ar < 8.		

Tabela 13.3 RESUMO PARA TRATAMENTO AMBULATORIAL E INTERNAÇÃO

Tratamento	Medicamentos, vitaminas e sintomática	Descrição	Ambulatório	Internação hospitalar, clínicas especializadas, Caps III
Farmacológico	**Anticonvulsivantes: segunda linha de tratamento (carbamazepina ou gabapentina)** Indicados quando há contraindicação para uso de BZDs (resistência). Não devem ser usados em pacientes com doença hepática e hematológica nem em mulheres em idade fértil.	**Monoterapia:** casos leves, de baixo risco; como alternativa em casos moderados. **Adjuvante:** casos moderados a graves junto com BZDs.	Quando o BZD não for seguro (abuso), quando houver pouco suporte familiar e quando o paciente não tiver doença hepática.	Crises convulsivas de difícil controle. Terapia adjuvante em SAAs moderadas a graves. Resistência a BZDs.
	Vitaminas • **Ácido fólico:** prevenção e tratamento de anemia megaloblástica. • **Tiamina:** prevenção e tratamento de SW.	**Ácido fólico:** 1 a 5 mg ao dia por via oral; IV em casos de anemia megaloblástica. **Profilaxia de SW:** tiamina 250 mg IV/IM ou 300 mg por via oral por 3 a 5 dias. **Tratamento de SW:** tiamina 500 mg IV/IM três vezes ao dia por 3 a 5 dias. Depois, tiamina 250 mg IV/IM três vezes ao dia por 3 a 5 dias. Após, tiamina 300 mg por via oral por cinco dias ou enquanto o paciente tiver melhora clínica.	**Acido fólico:** até a reposição de tiamina terminar ou haver melhora clínica da anemia megaloblástica. **Profilaxia de SW:** tiamina 250 mg IM/IV por 3 a 5 dias. **Tratamento de SW:** somente em internação.	**Ácido fólico:** até melhora clínica da anemia ou até finalizar a reposição de tiamina. • Avaliar paciente quanto a fatores de risco e prescrever de acordo. **Profilaxia de SW:** tiamina 250 mg IV/IM por 3 a 5 dias. **Tratamento de SW:** tiamina 500 mg IV/IM três vezes ao dia por 3 a 5 dias. Depois, tiamina 250 mg IV/IM três vezes ao dia por

Tabela 13.3 RESUMO PARA TRATAMENTO AMBULATORIAL E INTERNAÇÃO

Tratamento	Medicamentos, vitaminas e sintomática	Descrição	Ambulatório	Internação hospitalar, clínicas especializadas, Caps III
Farmacológico	**Sintomática** • **Desidratação:** pode precipitar arritmia cardíaca com risco de vida. • **Dor:** cefaleia, trauma, cãibras. • **Diarreia:** hiperatividade adrenérgica.	**Desidratação:** ingestão adequada de líquidos para manter a hidratação e o equilíbrio eletrolítico. Prescrever soro por via oral (na presença de vômitos, IV) após a administração de tiamina 250 mg/IM (dose profilática).	Controle da hipertensão com medicação de uso regular do paciente (se hipertensão prévia); reavaliar necessidade pelo risco de hipotensão.	3 a 5 dias. Após, tiamina 300 mg por via oral por cinco dias ou enquanto o paciente tiver melhora clínica. Tentar controle dos sintomas somente com BZDs. Hidratar com soro quando não for possível por via oral.
	• **Vômito:** hiperatividade autonômica. • **Coceira:** atividade da histamina. • **Hipertensão:** hiperatividade adrenérgica. • **Hipomagnesemia:** cofator para absorção de tiamina; deficiência diminui limiar convulsivante. • **Alucinações e ilusões:** hiperatividade noradrenérgica.	**Dor:** paracetamol. **Diarreia:** loperamida. **Vômito:** metoclopramida. **Coceira:** anti-histamínico. **Hipertensão:** anti-hipertensivo (clonidina/betabloqueador). **Hipomagnesemia:** cofator para absorção de tiamina; deficiência diminui limiar convulsivante. **Antipsicóticos:** podem ser usados como adjuvantes dos BZDs quando o delírio	Recomendado controle da hipertensão por BZD. Se não controlar, considerar transferir para maior nível de cuidado (mais intensivo). Reposição de magnésio por via oral até normalização dos exames.	Antes de administrar, certificar-se de que o paciente já recebeu tiamina. Reposição de magnésio via oral ou IV, dependendo da condição do paciente, até normalizar exame.

⤵

Tabela 13.3 RESUMO PARA TRATAMENTO AMBULATORIAL E INTERNAÇÃO

Tratamento	Monitoramento	Frequência e avaliação	Ambulatório	Internação hospitalar, clínicas especializadas, Caps III
Farmacológico		de abstinência de álcool e as alucinações não são controlados de forma adequada apenas pela terapia com BZDs. Eles não são recomendados como monoterapia para delírio de abstinência de álcool.		
Não farmacológico			SAA leve a moderada com CIWA-AR entre 8 e 15 Sem história prévia de DT e convulsão nas abstinências Ausência de uso de múltiplas substâncias e BZDs Ausência de comorbidades clínicas e psiquiátricas Bom suporte, altamente motivado < 65 anos	**Internação hospitalar, clínicas especializadas, Caps III** Abstinência moderada a severa (CIWA-Ar > 15) Síndrome de abstinência grave e complicada no passado Múltiplas desintoxicações TCE/convulsão/DT Comorbidade clínica ou psiquiátrica descompensada Uso de múltiplas substâncias Distúrbio hidroeletrolítico/desidratação severa/diarreia/vômitos

Tabela 13.3 RESUMO PARA TRATAMENTO AMBULATORIAL E INTERNAÇÃO

Tratamento	Monitoramento	Frequência e avaliação	Ambulatório	Internação hospitalar, clínicas especializadas, Caps III
Não farmacológico			**Medidas gerais de suporte** Alertar sobre os sintomas e riscos da SAA (paciente e familiares Frente à piora do quadro, levar para atendimento na emergência mais próxima Marcar retornos frequentes ou visitas da equipe no domicílio Dieta leve ou restrita Repouso Hidratação adequada Ambiente calmo, silencioso e arejado	Idosos > 65 anos Pouco ou nenhum suporte familiar ou social Gestante Dieta leve ou restrita Repouso Hidratação adequada Ambiente calmo, silencioso e arejado Tratamento das comorbidades clínicas e psiquiátricas associadas
	Sinais vitais Avaliação da intensidade dos sintomas de privação por meio da escala validada e aplicada por equipe treinada	**Frequência:** relacionada ao surgimento e à intensidade dos sintomas de privação. • Nas primeiras 24h, avaliar de hora em hora quando o paciente estiver acordado (em vigília).	Observar paciente com mais frequência nas primeiras 24 horas. Se possível, avaliar o paciente nos primeiros três dias e, dependendo de sua evolução,	Observar e avaliar a severidade dos sintomas do paciente de hora em hora para determinar o início do uso das medicações por meio da escala CIWA-Ar.

➥

Tabela 13.3 RESUMO PARA TRATAMENTO AMBULATORIAL E INTERNAÇÃO

Tratamento	Monitoramento	Frequência e avaliação	Ambulatório	Internação hospitalar, clínicas especializadas, Caps III
Não farmacológico		Se CIWA-Ar < 8 em seis avaliações consecutivas, espaçar avaliação para 4/6/12 horas até 72h na presença de sintomas. CIWA-Ar > 8, uma em uma hora até CIWA-Ar < 8. Suspender CIWA-Ar após 24h se CIWA-Ar < 8.	por mais tempo até o término do período de maior risco para SAA complicada (72h). Não sendo possível a avaliação diária, tentar contato telefônico para verificar a evolução. Indicações para aumentar o nível de cuidado: • agitação ou tremor intenso, sem resposta ao esquema de BZD prescrito; • alucinações, desorientação, convulsões, confusão mental ou vômito persistente; • sinais vitais instáveis ou agravamento de doença clínica ou psiquiátrica subjacente; • retorno do uso de álcool. Se um ou mais itens estiverem presentes, encaminhar para ambiente monitorado (emergência, Caps-AD III ou internação, de acordo com os recursos disponíveis.	

➥

Tabela 13.3 RESUMO PARA TRATAMENTO AMBULATORIAL E INTERNAÇÃO

Tratamento	Monitoramento	Frequência e avaliação	Ambulatório	Internação hospitalar, clínicas especializadas, Caps III
Não farmacológico		**Avaliação:** • Pulso • TA • Temperatura • Severidade dos sinais e sintomas da SAA (CIWA-Ar) • Nutrição adequada • Hidratação • Estado mental	A cada visita avaliar: • intensidade dos sintomas de privação por meio da escala CIWA-Ar; • sinais vitais; • uso das medicações; • hidratação e alimentação; • presença de alteração na consciência (p. ex., sedação excessiva, confusão mental).	Avaliar a evolução dos sintomas da SAA. Frente a mudança ou piora na evolução, considerar diagnósticos diferenciais, como infecção, TCE, AVC, hiponatremia. Considerar transferência para UTI quando o paciente não responder à administração de BZD via oral em doses muito elevadas (> 100-120 mg). Avaliar surgimento de complicações da SAA e tratar conforme as orientações com suporte clínico adequado.

Fonte: Elaborada com base em Day e Daly,[2] Vigouroux e colaboradores,[6] Maldonado,[13] Saitz e colaboradores,[14] The ASAM clinical practice guideline on alcohol withdrawal management,[15] Hecksel e colaboradores,[16] Maldonado e colaboradores.[17]

REFERÊNCIAS

1. Wolf C, Curry A, Nacht J, Simpson SA. Management of alcohol withdrawal in the emergency department: current perspectives. Open Access Emerg Med. 2020;12:53-65.

2. Day E, Daly C. Clinical management of the alcohol withdrawal syndrome. Addiction. 2022;117(3):804-14.

3. American Psychiatric Association. Manual diagnóstico e estatístico de transtornos mentais: DSM-5. 5. ed. Porto Alegre: Artmed; 2014.

4. McKeon A, Frye MA, Delanty N. The alcohol withdrawal syndrome. J Neurol Neurosurg Psychiatry. 2008;79(8):854-62.

5. Newman RK, Gallagher MAS, Gomez AE. Alcohol withdrawal. In: StatPearls [Internet]. Treasure Island: StatPearls Publishing; 2021 [capturado em 18 jul. 2022]. Disponível em: https://www.ncbi.nlm.nih.gov/books/NBK441882/.

6. Vigouroux A, Garret C, Lascarrou JB, Martin M, Miailhe AF, Lemarié J, et al. Alcohol withdrawal syndrome in ICU patients: Clinical features, management, and outcome predictors. PLoS One. 2021;16(12):e0261443.

7. Campos J, Roca L, Gude F, Gonzalez-Quintela A. Long-term mortality of patients admitted to the hospital with alcohol withdrawal syndrome. Alcohol Clin Exp Res. 2011;35(6):1180-6.

8. Hulme J, Sheikh H, Xie E, Gatov E, Nagamuthu C, Kurdyak P. Mortality among patients with frequent emergency department use for alcohol-related reasons in Ontario: a population-based cohort study. CMAJ. 2020;192(47):E1522-E31.

9. Jesse S, Bråthen G, Ferrara M, Keindl M, Ben-Menachem E, Tanasescu R, et al. Alcohol withdrawal syndrome: mechanisms, manifestations, and management. Acta Neurol Scand. 2017;135(1):4-16.

10. Kattimani S, Bharadwaj B. Clinical management of alcohol withdrawal: a systematic review. Ind Psychiatry J. 2013;22(2):100-8.

11. Mirijello A, D'Angelo C, Ferrulli A, Vassallo G, Antonelli M, Caputo F, et al. Identification and management of alcohol withdrawal syndrome. Drugs. 2015;75(4):353-65.

12. Schuckit MA. Recognition and management of withdrawal delirium (delirium tremens). N Engl J Med. 2014;371(22):2109-13.

13. Maldonado JR. Novel algorithms for the prophylaxis and management of alcohol withdrawal syndromes-beyond benzodiazepines. Crit Care Clin. 2017;33(3):559-99.

14. Saitz R, Freedner N, Palfai TP, Horton NJ, Samet JH. The severity of unhealthy alcohol use in hospitalized medical patients: the spectrum is narrow. J Gen Intern Med. 2006;21(4):381-5.

15. The ASAM clinical practice guideline on alcohol withdrawal management. J Addict Med. 2020;14(3S Suppl 1):1-72.

16. Hecksel KA, Bostwick JM, Jaeger TM, Cha SS. Inappropriate use of symptom-triggered therapy for alcohol withdrawal in the general hospital. Mayo Clin Proc. 2008;83(3):274-9.

17. Maldonado JR, Sher Y, Das S, Hills-Evans K, Frenklach A, Lolak S, et al. Prospective validation study of the prediction of alcohol withdrawal severity scale (PAWSS) in medically ill inpatients: a new scale for the prediction of complicated alcohol withdrawal syndrome. Alcohol Alcohol. 2015;50(5):509-18.

18. Sullivan JT, Sykora K, Schneiderman J, Naranjo CA, Sellers EM. Assessment of Alcohol Withdrawal: the revised clinical institute withdrawal assessment for alcohol scale (CIWA-Ar). Br J Addict. 1989;84(11):1353-7.

19. Laranjeira R, Romano M. Consenso brasileiro sobre políticas públicas do álcool. Rev Bras Psiquiatria. 2004;26(suppl 1):68-77.

20. Muncie HL, Jr, Yasinian Y, Oge' L. Outpatient management of alcohol withdrawal syndrome. Am Fam Physician. 2013;88(9):589-95.

21. Perry EC. Inpatient management of acute alcohol withdrawal syndrome. CNS Drugs. 2014;28(5):401-10.

22. Burch J, Tort S. How do different pharmacological interventions compare for the treatment of alcohol withdrawal syndrome? Cochrane Clin Answ. 2016.

23. Teixeira J. Pharmacological treatment of alcohol withdrawal. Acta Med Port. 2022;35(4):286-93.

24. Lingford-Hughes AR, Welch S, Peters L, Nutt DJ; British Association for Psychopharmacology, Expert Reviewers Group. BAP updated guidelines: evidence-based guidelines for the pharmacological management of substance abuse, harmful use, addiction and comorbidity: recommendations from BAP. J Psychopharmacol. 2012;26(7):899-952.

25. Airagnes G, Ducoutumany G, Laffy-Beaufils B, Le Faou AL, Limosin F. Alcohol withdrawal syndrome management: is there anything new? Rev Med Interne. 2019;40(6):373-9.

26. Flynn A, Macaluso M, D'Empaire I, Troutman MM. Wernicke's encephalopathy: increasing clinician awareness of this serious, enigmatic, yet treatable disease. Prim Care Companion CNS Disord. 2015;17(3):10.4088/PCC.14r01738.

27. Sechi G, Serra A. Wernicke's encephalopathy: new clinical settings and recent advances in diagnosis and management. Lancet Neurol. 2007;6(5):442-55.

FARMACOLÓGICO

CAPÍTULO 14

CRAVING E ALCOOLISMO

Ellen Borgonhi
Julia Rodrigues de Faria Corrêa
Felix Henrique Paim Kessler

Na literatura, o termo *craving* é comumente utilizado para designar o desejo intenso por álcool. Na língua portuguesa, o termo equivalente a *craving* é "fissura". O *craving* é amplamente estudado, em geral com o objetivo de reduzir sua intensidade, redundando também na evitação e na diminuição do consumo.[1] Existem diversos contextos em que o *craving* pode ocorrer, não sendo necessários os gatilhos ambientais que provocaram o início do sintoma.

Quanto à história do conceito de *craving* no transtorno por uso de álcool (TUA), em 1955 Isbell descreveu os tipos de fissura: a fissura física inclui sintomas de abstinência, ao passo que a fissura psicológica associa-se a expectativas positivas relacionadas às substâncias psicoativas.[2] Siegel e colaboradores[3] propuseram que tanto o desejo intenso de beber quanto os sintomas e sinais de abstinência podem atuar como respostas condicionadas compensatórias da substância de abuso (SA). Esse processo ocorre devido aos gatilhos ambientais da SA, que suscitam uma resposta fisiológica preparatória do indivíduo para os efeitos do álcool, permitindo que ele consuma maiores quantidades ao mesmo tempo que reduz seus efeitos. Os sintomas de abstinência e o *craving* também podem surgir como resposta à exposição da substância.[3]

Em 1960, Jellinek relacionou a fissura com a perda de controle e com a incapacidade de se manter abstêmio de álcool, levando em consideração tanto os efeitos agudos da abstinência quanto o comportamento impulsivo de beber.[2] Edward e Gross,[5] por sua vez, descreveram a síndrome de dependência de álcool, cujo *craving* era definido como o desejo irracional de beber associado a perda de controle. Bickel e colaboradores[6] propuseram que o fenômeno da perda de controle fosse explicado pela teoria da economia comportamental, baseada na desvalidação de reforçadores tardios. Ou seja, os abusadores de álcool escolheriam de forma impulsiva reforçadores menores e mais imediatos em detrimento de reforçadores maiores e mais tardios.[7]

De acordo com a Organização Mundial da Saúde (OMS), o *craving* pode ser entendido como um desejo de repetir a experiência dos efeitos de dada substância. Tal desejo pode ocorrer tanto na fase de consumo quanto no início da abstinência ou após um longo período sem utilizar a SA.[8]

As definições do desejo de usar substâncias lícitas e ilícitas podem parecer semelhantes, mas os gatilhos que provocam o surgimento da vontade excessiva se expressam de forma variável e quase imensurável, o que se deve às características e às percepções individuais. Dependendo do significado atribuído a algum pensamento, comportamento e/ou sensação, é possível que um gatilho para o uso se configure e que o desejo se instale, com consequências físicas e psíquicas. Logo, em função do cenário complexo em que o conceito se encontra, é importante que se trabalhe com o fenômeno do *craving* a partir de uma visão multifatorial.

FISSURA E TRANSTORNO POR USO DE ÁLCOOL

Fazer uso de álcool durante um período de tempo significativo altera as funções neurofisiológicas e neuroadaptativas dos circuitos neurais. Além disso, o uso frequente de álcool interfere no sistema de recompensa dopaminérgico do cérebro, que está intimamente relacionado com comportamentos compulsivos e com o desejo intenso de consumir a substância. Nesse contexto, o surgimento da fissura pode dificultar que o indivíduo dirija sua atenção a assuntos não relacionados à vontade de ingerir álcool.[9]

Ao longo do tempo, essas modificações neuronais provocam vulnerabilidade no controle e na regulação cerebral dos indivíduos com TUA, aumentando os sintomas de fissura e a incidência de recaídas. Outra questão importante sobre o TUA é a diferenciação entre os conceitos de *craving* e abstinência alcoólica. É comum haver confusão entre esses dois termos, pois, além de os sintomas decorrentes da fissura serem semelhantes aos da síndrome de abstinência alcoólica, o desejo intenso de beber pode estar presente no início do período de abstinência. Hiperatividade, palpitações, insônia, tremor nas mãos, náusea ou vômito, alucinações visuais, táteis ou auditivas, agitação psicomotora e ansiedade são alguns dos sintomas que caracterizam o quadro de abstinência de álcool.[10] O *craving*, sendo somente o desejo intenso de beber, pode preceder esses sintomas ou acontecer de forma independente.

A SUBJETIVIDADE DO CONCEITO DE FISSURA

A fissura é um sintoma comum e fácil de identificar no processo de abstinência. Existem pacientes que, quando estão com fissura, apresentam sintomas físicos, ao passo que outros têm sintomas psíquicos, e alguns podem recair no uso de álcool sem reconhecer que estão fissurados. Em relação às intenções, o comportamento de beber pode estar associado à necessidade de aliviar sintomas físicos e psíquicos desagradáveis, bem como de obter prazer ou esquecimento intencional.

A literatura indica que a fissura é constituída de componentes fisiológicos, cognitivos, afetivos e comportamentais, sendo "necessário desenvolver um planejamento personalizado para o tratamento de cada sujeito" com TUA.[11] A partir dessa concepção, pode-se pensar que ter um desejo intenso de beber é passar por um momento de tensão: o indivíduo fica incomodado com algo interno ou externo e conclui que a ingestão de álcool é a solução para aliviar essa sensação, independentemente do problema vivenciado.

Outro fator importante relacionado à subjetividade do *craving* é a própria avaliação do fenômeno. Nas pesquisas e na atuação profissional, a avaliação da fissura é realizada por escalas e questionários com abordagens principalmente quantitativas.[11] Estes são alguns dos instrumentos mais utilizados: *Alcohol Craving Questionnaire*, Escala para Avaliação do *Craving*, *Penn Alcohol Craving Scale* (PACS) e Escala Analógico-Visual para o *Craving*. A partir de perguntas sobre o uso da substância e o desejo por ela, tais instrumentos buscam avaliar e mensurar o *craving* no momento, além de investigar suas formas de manifestação no sujeito.

Nos questionários, frases como "Se eu tivesse um pouco de bebida agora, provavelmente beberia", "Sinto falta de beber" e "Me sentiria menos irritado se eu pudesse beber agora" são exemplos de afirmações que devem ser corroboradas ou não pelos usuários a partir de uma escala que oscila entre "discordo fortemente" e "concordo fortemente". Com base na soma e no peso das respostas, o nível de fissura é avaliado como critério para o diagnóstico do TUA, servindo também para auxiliar no próprio manejo dos sintomas. Portanto, a dificuldade implicada nessas formas de investigação e mensuração quantitativa decorre das questões subjetivas debatidas anteriormente.

PROCESSO DE TOMADA DE DECISÃO E *CRAVING*

Alguns fatores estão estritamente relacionados ao *craving*, e um deles é a tomada de decisão. A tomada de decisão é um processo psíquico complexo influenciado por três elementos centrais: julgamento, preferência e escolha.[12] O conceito de julgamento aqui corresponde à ideia de que os indivíduos são capazes de prever as consequências das escolhas feitas. Ou seja, o sujeito considera os efeitos da sua ação antes de tomar uma decisão. Já o conceito de preferência está relacionado com a avaliação dos resultados, que induz o sujeito a escolher a opção que mais lhe convém. Por fim, a escolha resulta da combinação entre o julgamento e a preferência (valores) do indivíduo; ela determinará a decisão final.

Julgar, preferir e escolher compõem o processo de tomada de decisão. Porém, existe um aspecto inerente ao ser humano que influencia qualquer um dos elementos supracitados: a emoção.[13] Por exemplo, se um sujeito se sente aflito em lugares altos, ele provavelmente evitará permanecer em locais assim, a não ser que costume utilizar defesas contrafóbicas. O mesmo acontece nos transtornos aditivos: se a ingestão de bebidas alcoólicas proporciona prazer ou alívio, é esperado que as tomadas de decisão incluam o comportamento de beber, de modo que a emoção desejada seja alcançada.

O uso de álcool é frequentemente justificado pelos efeitos colaterais provocados pela substância, como desinibição, esquecimento, sonolência e liberação de adrenalina. Dessa forma, a decisão de ingerir bebidas alcoólicas na maioria das vezes está relacionada à antecipação das emoções subsequentes ao ato de beber, o que reforça o ciclo de uso.[14] É lógico pensar que o processo de tomada de decisão será significativamente influenciado pelos sintomas do impulso de beber, uma vez que o desejo intenso de consumir a substância distorce o processo de julgar, avaliar e escolher a opção mais adequada para o indivíduo naquele momento. Além disso, há a influência das variações neuronais provocadas ao longo do tempo pelas consequências fisiológicas do consumo de álcool.

NEUROBIOLOGIA E *CRAVING*

As adicções desencadeiam uma desregulação nos circuitos motivacionais. Tal desregulação se deve à combinação entre aumento da saliência de certos incentivos, formação de hábitos, déficits de recompensa e excesso de estressores, que comprometem a função executiva, isto é, a tomada de decisão. Os comportamentos impulsivos aumentam e são frequentemente acompanhados por sentimentos de prazer ou gratificação; já as compulsões reduzem a tensão ou a ansiedade dos pensamentos obsessivos. Nesse contexto, os indivíduos passam da impulsividade à compulsividade, e o impulso para o comportamento de consumo de drogas é paralelizado por mudanças de reforço positivo para negativo.

O aumento dos estados emocionais negativos e as respostas disfóricas, semelhantes ao estresse na fase de retirada/negativa, envolvem diminuições na função dos circuitos dopaminérgicos do sistema de recompensa e outros neurotransmissores, tais como o fator de liberação de corticotrofinas e endorfinas, na amígdala prolongada. Além disso, estudos genéticos moleculares identificaram fatores de transdução e transcrição que atuam no neurocircuito associado ao desenvolvimento e à manutenção da dependência; esses fatores podem mediar a vulnerabilidade inicial, a manutenção e a recaída associada à dependência.[15]

Em indivíduos com predisposição genética para adicções, a fissura sobrepuja os desejos saudáveis por meio da procura compulsiva pela droga, que está associada a adaptações neurobiológicas relativas ao desenvolvimento de um estado de desejo crescente. As características clínicas e neurobiológicas do estado de ansiedade/desejo são concomitantes às alterações nesses circuitos de autocontrole córtico-límbico-estriatal e pré-frontal.

Apesar da crescente evidência sobre a neurobiologia clínica da ânsia por drogas, subsiste uma série de questões metodológicas no estudo do *craving*, particularmente no que diz respeito aos mecanismos que determinam o uso de drogas e o risco de recaída. Da mesma forma, é necessário identificar as adaptações comportamentais, neurobiológicas e fisiológicas que ocorrem com o aumento dos níveis de consumo de drogas mesmo na ausência de transtornos aditivos. Isso é importante para o desenvolvimento de marcadores relacionados ao impulso de beber, que poderão ser alvo de esforços futuros de prevenção e tratamento. Por exemplo, estratégias que reduzam a atividade na rede límbico-estriatal em resposta a drogas, sinais ou estresse podem ser úteis na redução do desejo, do uso de drogas e de recaídas.

Por fim, ainda não há evidências suficientes de que o cérebro humano se recupera totalmente das neuroadaptações relacionadas às adicções e de que pode regressar a níveis saudáveis de desejo, com escolhas mais racionais e vantajosas. Também não há evidências de que se pode diminuir a ativação dos circuitos vinculados ao *craving* que levam ao hábito, à automaticidade e ao risco de recaída.[9]

MANEJO E *CRAVING*

Estudos científicos apontam para a eficácia de tratamentos para o *craving* baseados em técnicas originadas e bastante utilizadas na prática da linha teórica cognitivo-comportamental. De forma geral, a psicoeducação, a dessensibilização sistemática e a exposição a pistas são estratégias que se relacionam e produzem potencial para a aquisição de comportamentos que motivam e instruem o sujeito a manter-se abstinente. Técnicas como treinamento de habilidades, enfrentamento de estresse e exercícios de relaxamento também se mostram eficazes no tratamento da dependência química.

A técnica de dessensibilização sistemática, também chamada de "terapia de exposição graduada", é baseada na extinção, no contracondicionamento e na habituação, visando a eliminar comportamentos de medo e evitação a partir da emissão de respostas assertivas.[16] A técnica de exposição a pistas é considerada uma das mais bem-sucedidas quando se trata da aprendizagem de comportamentos e habilidades preventivas à fissura e às suas consequências. A partir do fenômeno da habituação, tal técnica pretende que o sujeito desenvolva maior controle sobre o *craving*, prevenindo futuras recaídas.

A técnica de exposição a pistas consiste na apresentação contínua e gradativa de estímulos que eliciam a fissura e colocam o sujeito em situações semelhantes às vivenciadas socialmente. Além disso, "o tratamento de exposição a estímulos está associado a um declínio mais forte do desejo, um aumento mais forte na autoeficácia e tem efeitos benéficos no comportamento de beber após a alta".[17] No caso do TUA, poderia ser realizada a exposição de objetos como copos, garrafas ou latas de cerveja/destilados, dinheiro, entre outros estímulos menos explícitos, até a própria substância. Também é possível solicitar ao indivíduo que apenas observe os objetos em um primeiro momento, manejando-os depois sob a orientação do especialista.

Além disso, pode-se realizar uma exposição imaginária. Para isso, deve-se solicitar ao sujeito que se imagine na situação geradora de *craving* até ela chegar ao ponto mais alto, mas sem se imaginar usando a substância.[18] Enquanto os estímulos são provocados, o médico deve monitorar a frequência cardíaca para avaliar as diferenças, além de medir o desejo de beber por meio da aplicação de escalas e questionários. Após esses processos, é importante que se discuta a experiência de exposição com o paciente para que se possa planejar as evoluções no tratamento proposto. Segundo Childress e colaboradores,[19] provocar a fissura – respeitando os limites éticos e fisiológicos – até o desejo pelo álcool e suas consequências fisiológicas tornarem-se comuns e controláveis para o sujeito é o principal objetivo para a prevenção de recaídas e a manutenção da abstinência.

Com o avanço da tecnologia, já é possível realizar a técnica de exposição a estímulos a partir da realidade virtual (RV). Nesse caso, o sujeito é exposto a imagens, sons e simulações gravadas com o auxílio de ferramentas eletrônicas, como os óculos de RV e os controles manuais.[20] Esses estímulos eliciam o *craving* e, com a mesma proposta da técnica ao vivo, buscam produzir, ao longo do tratamento, autocontrole e determinação para o sujeito enfrentar situações potencialmente desestabilizadoras.

No tratamento de TUA, é importante considerar a impulsividade, pois ela está associada ao consumo excessivo da SA e pode ser um motivador do uso para o sujeito.[21] Portanto, é importante pensar em técnicas que promovam o autoconhecimento e o treinamento de habilidades. As terapias cognitivo-comportamentais (TCCs) costumam estar presentes em tratamentos para transtornos aditivos, uma vez que trabalham diretamente com ações e reações dos sujeitos, incentivando mudanças comportamentais que proporcionem mais saúde e bem-estar.[22] A partir dessa linha psicoterapêutica, é possível realizar sessões focadas no treinamento de autocontrole, determinação, respostas assertivas e alternativas, por exemplo. Técnicas de relaxamento e de enfrentamento ao estresse, também derivadas de terapias comportamentais, são estratégias que possibilitam adiar, de certa forma, parte das respostas fisiológicas e psicológicas decorrentes da fissura.

Realizar o exercício da respiração diafragmática e procurar distrações para a atenção focada no impulso de beber são maneiras de atenuar comportamentos ansiosos e sensações desconfortáveis características do início de um quadro de abstinência. Em relação às técnicas de enfrentamento do estresse, já existem estudos que sugerem efeitos positivos do exercício de *mindfulness* no tratamento de dependência química, e a prática dessa meditação guiada pode ser uma das maneiras de lidar com o estresse de forma eficaz. A *mindfulness* baseia-se na prática da atenção plena direcionada ao momento presente ou a uma gama de diferentes entradas sensoriais do corpo. Essa técnica, se praticada repetidamente, pode fazer com que a elaboração de pensamentos intrusivos seja impedida ou restringida, evitando que o desejo intenso por álcool ocorra e, consequentemente, diminuindo a frequência dos episódios de *craving*.[23]

Por fim, evidências científicas sugerem a utilidade de intervenções psicossociais combinadas com tratamento medicamentoso para reduzir a ingestão de álcool, promover a abstinência e prevenir recaídas em pacientes dependentes dessa substância.[24]

FARMACOLOGIA DO *CRAVING* EM ALCOOLISTAS

Nas últimas décadas, vários medicamentos têm sido disponibilizados para o tratamento do TUA. É o caso de medicamentos para reduzir ou atenuar os sintomas graves de abstinência durante a desintoxicação alcoólica, bem como de medicamentos de recuperação para reduzir o *craving* relacionado ao álcool, facilitando sua abstinência.[25]

Até o momento, as medicações aprovadas pela Food and Drug Administration (FDA) para o tratamento de indivíduos com TUA são dissulfiram, acamprosato, naltrexona e naltrexona injetável de liberação prolongada. Os dois primeiros não estão diretamente relacionados à fissura e serão comentados em outros capítulos deste livro. Da mesma forma, inúmeras outras medicações aprovadas pela FDA, como gabapentina, pregabalina, topiramato, antipsicóticos e antidepressivos, têm potencial para ser avaliadas em pacientes com TUA, mas não costumam demonstrar relação direta com diminuição específica na aferição dos níveis de fissura ou *craving*. Além disso, ao passo que alguns desses medicamentos têm mostrado resultados benéficos em várias fases de ensaios clínicos, outros mostraram potencial significativo somente em estudos com animais; e alguns dos compostos testados tiveram efeitos insignificantes ou por vezes efeitos tóxicos, resultando em lesões em órgãos.[26]

Há estudos que apontam para a utilidade de se medir e utilizar o *craving* como um guia clínico para avaliar as recaídas no uso de álcool.[27] No que tange a medicações que visam a diminuir a fissura, ainda na década de 1990 a FDA aprovou o medicamento oral naltrexona para o tratamento do alcoolismo e da adicção a opioides; esse medicamento se liga aos receptores opioides e atenua as sensações agradáveis associadas ao consumo de álcool. Os estudos evidenciam que a sua utilização em doses diárias evita moderadamente o consumo excessivo, diminuindo o volume e o número de dias de uso de álcool em uma parcela dos indivíduos estudados (em comparação a tratamento com placebo). Em geral, os ensaios clínicos recomendam o uso de 50 a 100 mg por um período de ao menos 12 semanas de tratamento, e as taxas de recaída podem se reduzir até cinco meses após a suspensão dessa medicação. Os efeitos colaterais mais comuns são náuseas e tonturas, e a maior contraindicação, doenças hepáticas. Outros medicamentos que ainda apresentam evidências menos consistentes de eficácia para a diminuição da fissura são a metilnaltrexona e o nalmefeno.[28]

Futuros estudos devem continuar a investigação básica e translacional para compreender os mecanismos subjacentes por meio dos quais as SAs impactam o cérebro em nível molecular, celular e de circuitos. Isso é fundamental à descoberta de novos medicamentos e práticas terapêuticas para as intervenções direcionadas ao TUA.

REFERÊNCIAS

1. Meshesha LZ, Aston ER, Teeters JB, Blevins CE, Battle CL, Marsh E, et al. Evaluating alcohol demand, craving, and depressive symptoms among women in alcohol treatment. Addictive Behav. 2020;109:106475.
2. Jellinek EM, Isbell H, Lundquist G, Tiebout HM, Duchêne H, Mardones J, et al. The "craving" for alcohol; a symposium by members of the WHO expert committees on mental health and on alcohol. Q J Stud Alcohol. 1955;16:34-66.
3. Siegel S, Hinson RE, Krank MD. The role of predrug signals in morphine analgesic tolerance: support for a Pavlovian conditioning model of tolerance. J Exp Psychol Anim Behav Process. 1978;4(2):188-96.
4. Heckmann W, Silveira CM. Dependência do álcool: aspectos clínicos e diagnósticos. In: Andrade AG, Anthony JC, editores. Álcool e suas conseqüências: uma abordagem multiconceitual. Barueri: Minha Editora, 2009. p. 67-87.
5. Edwards G, Gross MM. Alcohol dependence: provisional description of a clinical syndrome. Br Med J. 1976;1(6017):1058-61.
6. Bickel WK, Madden GJ, Petry NM. The price of change: The behavioral economics of drug dependence. Behav Ther. 1998;29(4):545-65.
7. Garcia OF, Serra E, Zacares JJ, Calafat A, Garcia F. Alcohol use and abuse and motivations for drinking and non-drinking among Spanish adolescents: do we know enough when we know parenting style? Psychol Health. 2020;35(6):645-64.
8. Araujo RB, Oliveira MS, Pedroso RS, Miguel AC, Castro MGT. Craving e dependência química: conceito, avaliação e tratamento. J Bras Psiquiatr. 2008;57(1):57-63.
9. Seo D, Sinha R. The neurobiology of alcohol craving and relapse. Handb Clin Neurol. 2014;125:355-68.
10. American Psychiatric Association. Manual diagnóstico e estatístico de transtornos mentais: DSM-5. 5.ed. Porto Alegre: Artmed; 2014.
11. Santos JL, Vecchia MD. A vontade em Vygotski: contribuições para a compreensão da fissura na dependência de drogas. Psicol USP. 2018;29(2):200-11.
12. Fischhoff B, Broomell SB. Judgment and decision making. Ann Rev Psychol. 2020;71:331-55.

13. Lerner JS, Li Y, Valdesolo P, Kassam KS. Emotion and decision making. Ann Rev Psychol. 2015;66:799-823.

14. Reich RR, Goldman MS. Decision making about alcohol use: the case for scientific convergence. Addict Behav. 2015;44:23-8.

15. Koob GF, Volkow ND. Neurobiology of addiction: a neurocircuitry analysis. Lancet Psychiatry. 2016;3(8):760-73.

16. Araujo NG. Fobia específica: passo a passo de uma intervenção bem-sucedida. Rev Bras Ter Cogn. 2011;7(2):37-45.

17. Loeber S, Croissant B, Heinz A, Mann K, Flor H. Cue exposure in the treatment of alcohol dependence: effects on drinking outcome, craving and self-efficacy. Br J Clin Psychol. 2006;45(Pt 4):515-29.

18. Araujo RB, Balbinot AD, Castro MGT, Rocha MR, Miguel SRPS, Cohen M, et al. Tratamento de exposição a estímulos e treinamento de habilidades como coadjuvantes no manejo do craving em um dependente de crack. Trends Psychiatry Psychother. 2011;33(3):181-8.

19. Childress AR, Ehrman R, Rohsenow DJ, Robbins SJ, OBrien CP. Classically conditioned factors in drug dependence. In: Lowinson JH, Ruiz P, Millman RB, Langrod JG, editors. Substance abuse: a comprehensive textbook. 2nd ed. Baltimore: Williams and Wilkins; 1992. p. 56-69.

20. Segawa T, Baudry T, Bourla A, Blanc JV, Peretti CS, Mouchabac S, et al. Virtual reality (VR) in assessment and treatment of addictive disorders: a systematic review. Front Neurosci. 2020;13:1409.

21. Papachristou H, Nederkoorn C, Havermans R, van der Horst M, Jansen A. Can't stop the craving: the effect of impulsivity on cue-elicited craving for alcohol in heavy and light social drinkers. Psychopharmacology. 2012;219(2):511-8.

22. Sousa CR, Padovani RC. Supervisão em Terapias cognitivo-comportamentais: trilhando outros caminhos além do serviço-escola. Psico-USF. 2015;20(3):461-70.

23. Tapper K. Mindfulness and craving: effects and mechanisms. Clin Psychol Rev. 2018;59:101-17.

24. Addolorato G, Mirijello A, Leggio L, Ferrulli A, Landolfi R. Management of alcohol dependence in patients with liver disease. CNS Drugs. 2013;27(4):287-99.

25. Shen WW. Anticraving therapy for alcohol use disorder: a clinical review. Neuropsychopharmacol Rep. 2018;38(3):105-16.

26. Akbar M, Egli M, Cho YE, Song BJ, Noronha A. Medications for alcohol use disorders: an overview. Pharmacol Ther. 2018;185:64-85.

27. Hendershot C, Wardell JD, Samokhvalov AV, Rehm J. Effects of naltrexone on alcohol self-administration and craving: meta-analysis of human laboratory studies. Addict Biol. 2017;22(6):1515-27.

28. Schneekloth TD, Biernacka JM, Hall-Flavin DK, Karpyak VM, Frye MA, Loukianova LL, et al. Alcohol craving as a predictor of relapse. Am J Addict. 2012;21 Suppl 1:S20-6.

CAPÍTULO 15

TIBET: TRIAGEM, INTERVENÇÃO BREVE E ENCAMINHAMENTO PARA TRATAMENTO

José Manoel Bertolote
Florence Kerr-Corrêa

Aquilo que no Brasil é corriqueiramente chamado de "intervenção breve" consiste em uma abordagem já clássica de saúde pública. Por meio de tal abordagem, são oferecidos serviços de intervenção inicial e tratamento para usuários de substâncias psicoativas (SPAs) que já desenvolveram ou têm risco de desenvolver algum transtorno por uso de substâncias (TUS) (ver Cap. 22, "Prevenção dos problemas relacionados ao álcool nos sistemas de educação e de saúde"). A intervenção breve, na realidade, é estruturada em três fases: triagem (T), intervenção breve propriamente dita (IB) e encaminhamento para tratamento (ET), o que resulta no acrônimo Tibet (em inglês, SBIRT – *screening, brief intervention and referral to treatment*). Ela foi desenvolvida inicialmente para o transtorno por uso de álcool (TUA) e o transtorno por uso de tabaco.[1]

Um dos primeiros trabalhos a empregar essa técnica foi conduzido em Malmö, na Suécia, por Kristenson e colaboradores.[2] Os pesquisadores monitoraram bebedores pesados durante 2 a 6 anos, do final da década de 1970 até o início da década de 1980. Publicado em 1983, esse estudo demonstrou que a Tibet contribuiu para reduzir o uso de álcool, as suas consequências sociais e na saúde e a mortalidade associada ao consumo pesado de bebidas alcoólicas. Em 1988, Russell e colaboradores[3] empregaram a Tibet com usuários de tabaco de 21 clínicas gerais de Londres, demonstrando que ela ajudou um número significativo de pacientes da atenção básica a parar de fumar.

A partir daí, a Tibet se disseminou e foi expandida gradualmente para tratar dos transtornos por uso de substâncias ilícitas e substâncias prescritas por médicos (opioides, opiáceos, sedativos e tranquilizantes).[4-6] Recentemente, sobretudo nos Estados Unidos, a Tibet passou a ser associada a diversas abordagens de entrevista motivacional[7] (ver Cap. 16, "Entrevista motivacional").

A principal vantagem da Tibet é a sua capacidade de detectar e intervir precocemente na situação de usuários de SPAs (isto é, antes da instalação de consequências mais graves). Ela também pode ser adaptada para o manejo de pacientes com formas mais graves de TUS, embora a sua eficácia seja menor nesses casos.[8]

PARA QUEM SERVE A TIBET?

Nos países com recursos elevados para os serviços de saúde em geral, e para os de saúde mental em particular, a Tibet é usada preferencialmente no tratamento de indivíduos com problemas decorrentes do uso de SPAs que não apresentam a síndrome de dependência, os quais, todavia, podem tê-la diagnosticada, sendo então encaminhados aos serviços especializados existentes.

Para os países com baixo ou médio nível de recursos de saúde, a Organização Mundial da Saúde (OMS) recomenda o emprego da Tibet para todos os transtornos decorrentes do uso de álcool – inclusive a síndrome de dependência, como veremos adiante. A Tibet é usada, idealmente, em locais de cuidados primários de saúde (como a rede básica do Brasil), mas já foi adaptada para ser utilizada também em prontos-socorros, consultórios privados e outras modalidades de serviços na comunidade.

COMPONENTES

A Tibet está estruturada em três etapas: triagem, intervenção breve e encaminhamento para tratamento. Essas etapas são descritas a seguir.

Triagem

A etapa de triagem da Tibet pode ser executada com apenas uma ou duas perguntas feitas no contexto de uma entrevista, como, por exemplo:

- Você consome bebidas alcoólicas?
- Você as consome em que medida e com que frequência?

As mulheres que responderem a essas duas perguntas informando que bebem quatro ou mais doses por ocasião e os homens que informarem consumo de cinco ou mais doses por ocasião devem ser encaminhados para a intervenção breve.

A triagem também pode ser feita por meio de instrumentos e escalas específicas padronizadas; os mais utilizados no mundo são o CAGE (*Cut down*, *Annoyed*, *Guilty* e *Eye-opener questionnaire*), o AUDIT (*Alcohol Use Disorders Identification Test*) e o ASSIST (*Alcohol, Smoking and Substance Involvement Screening Test*).

CAGE

O CAGE é um dos mais simples e antigos instrumentos empregados para a identificação de pessoas com problemas decorrentes do uso de bebidas alcoólicas. Ele é um questionário de autorrelato desenvolvido por John Ewing[9] no início dos anos 1980 e validado para uso no Brasil por Masur e Monteiro em 1983.[10] Àquela altura, havia o *Short Michigan Alcohol Screening Test* (SMAST), publicado em 1975 e composto de 25 questões,[11] que foi progressivamente substituído pelo CAGE, de aplicação muito mais simples e com propriedades psicométricas equivalentes (ver Anexo 7.1, do Cap. 7, "Avaliação inicial do usuário de álcool no sistema de saúde").

AUDIT

A partir da evidência da eficácia dos programas pioneiros no uso da Tibet, a OMS desenvolveu, nos anos 1990, um projeto para a elaboração de um instrumento de triagem simples e com validade internacional que também pudesse ser utilizado na avaliação da efetividade de diversos programas de intervenção breve para usuários de bebidas alcoólicas.[12] O instrumento desenvolvido foi o AUDIT,[13] também de autorrelato, como o CAGE. Ele foi validado para uso no Brasil por Mendez[14] e Lima e colaboradores[15] (ver Anexo 7.2, do Cap. 7, "Avaliação inicial do usuário de álcool no sistema de saúde").

ASSIST

Outro instrumento de triagem que investiga o uso de bebidas alcoólicas e os problemas relacionados a ele é o ASSIST,[16] também desenvolvido pela OMS e de autorrelato. Todavia, ao passo que o CAGE e o AUDIT são específicos para usuários de bebidas alcoólicas, o

ASSIST cobre todas as classes de SPAs, sendo, portanto, consideravelmente mais longo e de aplicação mais demorada.

Intervenção breve

A intervenção breve propriamente dita é executada por meio dos passos apresentados a seguir.

- Recomende a redução do consumo de álcool para níveis mais seguros ou mesmo a interrupção completa do uso de bebidas alcoólicas.
- Coloque-se à disposição para ajudar a pessoa nesse sentido.
- Se a pessoa aceitar uma das duas recomendações, discuta as melhores maneiras de atingir o objetivo.
- Se ela não aceitar nenhuma das duas recomendações, insista: diga a ela que é possível interromper ou reduzir tanto o uso nocivo quanto o uso arriscado e proponha marcar um novo encontro para falar sobre isso.
- Se a pessoa aceitar, marque um novo encontro.

Ao realizar a intervenção breve, use os princípios da estratégia de prevenção da recaída, que consiste em deixar a pessoa à vontade para falar sobre o que pensa tanto das vantagens quanto dos danos do uso de bebidas alcoólicas.[19,20] A conversa visa a avaliar os efeitos positivos e negativos do consumo de bebidas alcoólicas, minimizando opiniões exageradas sobre os benefícios do álcool e destacando seus prejuízos atuais ou potenciais, eventualmente minimizados. Evite discussões, buscando sempre evidenciar o real impacto do álcool naquela fase da vida da pessoa. Lembre-se de que a decisão sempre será da própria pessoa, depois da reflexão sobre as vantagens e desvantagens de continuar bebendo naquele padrão.

Caso a pessoa esteja muito resistente a reduzir ou parar seu consumo atual de bebidas alcoólicas, peça para ela voltar outro dia a fim de continuar a conversa. Se, apesar do combinado, a pessoa continuar com o mesmo padrão de uso ou este se agravar, encaminhe-a para um serviço especializado.

Encaminhamento

A fase de encaminhamento da Tibet é destinada às pessoas que não responderam à intervenção breve delineada anteriormente mesmo após discussão com a equipe do Núcleo de Apoio à Saúde da Família (Nasf), sempre e quando houver essa possibilidade.

Na atual configuração do Sistema Único de Saúde (SUS) e da Rede de Atenção Psicossocial (Raps), dependendo do número de habitantes do município, o paciente poderá ser encaminhado ao Centro de Atenção Psicossocial (Caps), ao Centro de Atenção Psicossocial Álcool e Drogas (Caps-AD) ou a uma unidade de internação (em casos em que há histórico de síndrome de abstinência grave com convulsão ou *delirium tremens*). Como municípios com menos de 50 mil habitantes não costumam oferecer esses serviços, o paciente deverá ser encaminhado ao município mais próximo que os ofereça.

Os pacientes atendidos em serviços privados por profissionais (médicos, enfermeiros, psicólogos, etc.) não especializados deverão ser encaminhados, de preferência, a um profissional com experiência, especialização ou certificação em dependência química.

TIBET EM CUIDADOS BÁSICOS

Em 2010, a OMS publicou um manual de intervenções para transtornos mentais apropriado para a rede básica.[17] Esse manual, que inclui um capítulo sobre o TUA, foi traduzido para o português e publicado pela Secretaria Nacional de Políticas sobre Drogas (Senad), do Ministério da Justiça, em 2015.[18] Nesse material, a identificação e o manejo do TUA seguem a lógica da Tibet, apresentada num fluxograma de decisão.

A triagem é feita a partir de duas perguntas (sem o uso das escalas e dos instrumentos padronizados mencionados anteriormente) sobre a quantidade e a frequência da ingestão.

1 Pergunte se a pessoa toma bebidas alcoólicas.
   - Se a resposta for **não**, agradeça e passe para outra parte da entrevista.
   - Se a resposta for **sim**, passe para a segunda pergunta.
2 Pergunte qual é a quantidade e a frequência da ingestão. Depois, avalie:
   - se consumiu cinco doses (60 g de álcool) ou mais em alguma ocasião nos últimos 12 meses;
   - se toma, em média, mais de duas doses por dia;
   - se bebe diariamente.

Se a resposta for **sim**, colha uma história mais minuciosa para investigar se há ou não presença de uso nocivo (categoria F10.1 da *Classificação internacional de doenças* – CID-10) ou de dependência de álcool (CID-10 F10.2).

O diagnóstico de síndrome de dependência de álcool é baseado na presença de, no mínimo, quatro dos seguintes sinais e sintomas:

- desejo muito intenso ou compulsão para tomar bebidas alcoólicas;
- dificuldade para controlar o uso (início, término ou quantidade);
- síndrome de abstinência decorrente da interrupção da ingestão;
- evidência de tolerância à bebida;
- negligência progressiva de interesses e prazeres alternativos;
- persistência no uso da bebida apesar da evidência de consequências prejudiciais.

Se a resposta for **não**, as possibilidades clínicas são:

- uso arriscado de álcool;
- uso nocivo de álcool.

Em todos os casos, informe ao paciente os resultados da avaliação e explique a ele a ligação entre o nível de uso e os riscos de continuar o consumo no mesmo nível a curto e longo prazo. Depois de investigar o uso de outras SPAs, inicie a fase da intervenção breve propriamente dita da Tibet.

TIBET COM CRIANÇAS E ADOLESCENTES

A legislação brasileira proíbe o consumo de bebidas alcoólicas por crianças e adolescentes (menores de 18 anos). Contudo, devido à ineficiência da fiscalização dessa proibição, à curiosidade típica dessas fases da vida e às pressões sociais em favor do uso, os jovens acabam consumindo bebidas alcoólicas. Alguns deles já desenvolveram um padrão arriscado de uso nocivo e até mesmo de dependência. Em virtude disso, devemos considerar a possibilidade de usar a Tibet também com esse segmento populacional. Nesse caso, devem-se considerar as particularidades listadas a seguir.

1 Apesar de o foco da Tibet ser o álcool, é importante investigar também, ainda que em menor profundidade, o consumo de outras drogas. Isso é fundamental para um encaminhamento adequado (caso seja necessário).
2 Em princípio, as informações prestadas por adolescentes estão protegidas pelo princípio ético da confidencialidade. Porém, em certos casos (previstos em lei), algumas dessas informações podem e devem ser transmitidas a seus pais ou responsáveis.
3 Caso seja necessário entrar em contato com pais ou responsáveis, devem-se fornecer informações adequadas sobre os efeitos do álcool e de outras drogas na saúde do indivíduo e no seu funcionamento social. Tais informações devem ser fornecidas tanto para o adolescente quanto para seus pais ou responsáveis.
4 Os pais ou responsáveis devem ser estimulados a se informar sobre onde o adolescente vai quando sai de casa, com quem convive e o que faz.

5 É importante que os pais ou responsáveis estabeleçam e negociem expectativas claras com o adolescente; eles também devem definir o limite das consequências do desrespeito às regras estabelecidas.
6 Parece ser mais eficaz enfatizar as modificações do ambiente (maior participação em atividades escolares, comunitárias ou laborais, alinhadas ao interesse do adolescente) do que diretamente o comportamento do adolescente.

TIBET COM MULHERES GRÁVIDAS E LACTANTES

A preocupação com o consumo de bebidas alcoólicas por mulheres grávidas e lactantes se estende também àquelas que estão planejando ou em risco de engravidar. Para todas elas, a melhor recomendação é evitar completamente o uso de bebidas alcoólicas, pois, no início da gravidez, mesmo pequenas quantidades podem prejudicar o desenvolvimento do feto e provocar a síndrome alcoólica fetal (ver Cap. 10, "Complicações neuropsiquiátricas por uso de álcool").

Como o álcool ingerido passa rapidamente para o leite materno, as mulheres que amamentam devem evitar completamente o uso de bebidas alcoólicas durante o período de amamentação. Caso insistam em beber, devem fazê-lo depois de amamentar, e a amamentação deve ocorrer quando os níveis de álcool no sangue e no leite estiverem zerados (o que acontece cerca de duas horas depois de cada dose de álcool ingerida).

É importante investigar também, ainda que em menor profundidade, o consumo de outras drogas por essas mulheres, o que é fundamental para um encaminhamento adequado (caso seja necessário).

EFETIVIDADE

Há hoje evidências substanciais da efetividade da Tibet – obtidas tanto a partir de revisões da literatura especializada[21] quanto de metanálises[22] –, particularmente para a redução do uso nocivo de álcool. Diante disso, a Força Tarefa do Governo Norte-Americano para Serviços Preventivos afirmou que "intervenções de aconselhamento comportamental para o uso arriscado e nocivo em pacientes adultos da rede de cuidados básicos podem constituir uma abordagem de saúde pública efetiva para reduzir a ingestão problemática de álcool".[23]

CONSIDERAÇÕES FINAIS

Atualmente, há plena evidência da eficácia da Tibet, abordagem que, aliás, tem baixo custo, tanto de capacitação de pessoal quanto de aplicação. Por isso, ela é particularmente recomendada para os locais de cuidados básicos de saúde – Unidade Básica de Saúde (UBS), Programa Saúde da Família (PSF), prontos-socorros, etc. – como intervenção para a redução de determinados padrões de ingestão de bebidas alcoólicas (especialmente ingestão arriscada e ingestão nociva).

REFERÊNCIAS

1. Agerwala SM, McCance-Katz EF. Integrating screening, brief intervention, and referral to treatment (SBIRT) into clinical practice settings: a brief review. J Psychoactive Drugs. 2012;44(4):307-17.

2. Kristenson H, Ohlin H, Hultén-Nosslin MB, Trell E, Hood B. Identification and intervention of heavy drinking in middle-aged men: results and follow-up of 24-60 months of long term study with randomized controls. Alcohol Clin Exp Res. 1983;7(2):203-9.

3. Russell MA, Stapleton JA, Hajek P, Jackson PH, Belcher M. District programme to reduce smoking: can sustained intervention by general practitioners affect prevalence? J Epidemiol Community Health. 1988;42(2):111-5.

4. Darker CD, Sweeney B, Keenan E, Whiston L, Anderson R, Barry J. Screening and brief interventions for illicit drug use and alcohol use in methadone maintained opiate-dependent patients: results of a pilot cluster randomized controlled trial feasibility study. Subst Use Misuse. 2016;51(9):1104-15.

5. Babor TF, McRee BG, Kassebaum PA, Grimaldi PL, Ahmed K, Bray J. Screening, brief intervention, and referral to treat-

ment (SBIRT): toward a public health approach to the management of substance abuse. Subst Abus. 2017;28(3):7-30.

6. Abreu AMM, Jomar RT, Taets GGC, Souza MHN, Fernandes DB. Screening and Brief Intervention for the use of alcohol and other drugs. Rev Bras Enferm. 2018;71(suppl 5):2389-95.

7. Pringle JL, Kowalchuk A, Meyers JA, Seale JP. Equipping residents to address alcohol and drug abuse: the national SBIRT residency training project. J Grad Med Educ. 2012;4(1):58-63.

8. Beich A, Thorsen T, Rollnick S. Screening in brief intervention trials targeting excessive drinkers in general practice: Systematic review and meta-analysis. BMJ. 2003;327(7414):536-42.

9. Ewing JA. Detecting alcoholism: the CAGE questionnaire. JAMA. 1984;252(14):1905-7.

10. Masur J, Monteiro MG. Validation of the CAGE alcoholism screening test in a Brazilian psychiatric impatient hospital setting. Braz J Med Biol Res. 1983;16(3):215-8.

11. Selzer ML, Vinokur A, van Rooijen L. A self-administered short Michigan screening test (SMAST). J Stud Alcohol. 1975;36(1):117-26.

12. Bohn MJ, Babor TF, Kranzler HR. The alcohol use disorders identification test (AUDIT): validation of a screening instrument for use in medical settings. J Stud Alcohol. 1995;56(4):423-32.

13. Saunders JB, Aasland OG, Babor TF, de la Fuente JR, Grant M. Development of the alcohol use disorders identification test (AUDIT): WHO collaborative project on early detection of persons with harmful alcohol consumption-II. Addiction. 1993;88(6):791-804.

14. Mendez BE. Uma versão brasileira do AUDIT: alcohol use disorders identification test [tese]. Pelotas: Universidade Federal de Pelotas; 1999.

15. Lima CT, Freire ACC, Silva APB, Teixeira RM, Farrel M, Prince M. Concurrent and construct validity of the audit in an urban Brazilian sample. Alcohol Alcohol. 2005;40(6):584-9.

16. WHO ASSIST Working Group. The alcohol, smoking and substance involvement screening test (ASSIST): development, reliability and feasibility. Addiction. 2002;97(9):1183-94.

17. World Health Organization. mhGAP Intervention Guide for mental, neurological and substance use disorders in non--specialized health settings: mental health Gap Action Programme (mhGAP). Geneva: WHO; 2010.

18. World Health Organization. MI-mhGAP manual de intervenções para transtornos mentais, neurológicos e decorrentes do uso de álcool e outras drogas nos servços de atenção à saúde não especializados. Geneva: WHO; 2015.

19. Knapp P, Bertolote JM. Prevenção da recaída: um manual para pessoas com problemas pelo uso do álcool e de drogas. Porto Alegre: Artmed; 1994.

20. Bertolote JM, Kerr-Corrêa F. Cartilha de prevenção da recaída. Brasília: Secretaria Nacional de Políticas sobre Drogas; 2013.

21. Babor TF. Taking stock: twenty-five years of translational research on alcohol screening and brief intervention. NAT Nordisk Alkohol & Narkotikatidskrift. 2008;25(6):578-80.

22. Bertholet N, Daeppen JB, Wietlisbach V, Fleming M, Burnand, B. Reduction of alcohol consumption by brief alcohol intervntion in primary care: systematic review and meta-analysis. Arch Intern Med. 2005;165(9):986-95.

23. U.S. Preventive Services Task Force. Screening and behavioral counseling interventions in primary care to reduce alcohol misuse: recommendation statement. Ann Intern Med. 2004;140(7):554-6.

PSICOTERÁPICO

CAPÍTULO 16

ENTREVISTA MOTIVACIONAL

Renata Brasil Araujo
Anna Martha Vaitses Fontanari
Roseana Ribeiro

"As pessoas mudam de várias maneiras e por inúmeros motivos. A psicologia da mudança é um assunto por si só amplo e fascinante. De certa forma, a psicologia é, de fato, a ciência da mudança".[1] Essas palavras foram extraídas do prefácio da 1ª edição do livro *Entrevista motivacional: preparando as pessoas para a mudança de comportamentos adictivos*. Foi a partir desse momento que o interesse por estudar e desenvolver a motivação para a mudança foi despertado entre os profissionais dedicados ao tratamento das adicções.[1]

A entrevista motivacional (EM) pode ser entendida como:

> [...] um estilo de comunicação colaborativo e focal que dá especial atenção à linguagem de mudança. Ela é projetada para reforçar a motivação pessoal e o compromisso com um objetivo específico, evocando e explorando as razões da própria pessoa para a mudança, dentro de uma atmosfera de aceitação e compaixão.[2]

Além disso, a EM possibilita que o profissional organize as conversas para que o paciente fale de si a fim de promover mudanças a partir de seus próprios valores e interesses.[2]

A EM foi desenvolvida com base na abordagem centrada na pessoa, de Carl Rogers; na teoria da dissonância cognitiva, de Leon Festinger; no trabalho de Thomas Gordon, que acreditava veementemente que o uso do poder coercitivo prejudicava os relacionamentos; na terapia cognitivo-comportamental (TCC); e na terapia sistêmica.[3-5] Inicialmente, ela foi pensada para a abordagem de pacientes com transtornos aditivos, mas hoje é utilizada por profissionais do mundo todo para auxiliar no tratamento de diversos tipos de problemas e patologias, como, por exemplo: mudanças de hábitos envolvendo alimentação e prática de exercícios físicos, transtornos de ansiedade, depressão, esquizofrenia e comportamento suicida.[3,6]

Apesar de a EM ter uma estrutura clara, sua aplicação é heterogênea na prática: pode-se variar a formação do profissional (psicólogos, enfermeiros, médicos), o *setting* (clínica de saúde, sistema prisional), a duração e o número de sessões (uma ou mais sessões, com duração de poucos minutos a 1 ou 2 horas cada), bem como o seu formato (individual, em grupos e *on-line*).[7]

Em revisão sistemática e metanálise, Rubak e colaboradores[8] avaliaram a efetividade da EM – para os mais diversos desfechos – comparando-a ao método tradicional de aconselhar o paciente. Eles encontraram 72 ensaios clínicos randomizados, e nenhuma das publicações reportou eventos adversos decorrentes da aplicação. Entre os estudos descrevendo sessões de 60 minutos, 81% comprovaram a efetividade da intervenção; em contrapartida, quando consideradas sessões de 20 minutos, 64% demonstraram o impacto da EM nos desfechos avaliados. Depois de apenas uma consulta, obteve-se efetividade em 40% dos estudos. Com cinco ou mais sessões, 87% dos estudos reportaram efetividade da EM para mudança de comportamento. Além da duração e do número de sessões, a qualificação do profissional foi considerada determinante para o sucesso. Ensaios clínicos randomizados nos quais a EM foi aplicada por psicólogos ou médicos, em comparação com a aplicação por outros profissionais da saúde, descreveram mais frequentemente a efetividade da EM (79 a 83% *versus* 46%). Dos 28 estudos em que a EM objetivou redução do consumo de álcool, 23 demonstraram a sua efetividade.

Frost e colaboradores[9] identificaram 13 revisões com ênfase especificamente em problemas associados ao uso de álcool. Oito delas apresentaram evidências consistentes da efetividade da EM a curto prazo (menos de quatro meses depois da intervenção) para a redução do consumo de álcool, em termos tanto de frequência quanto de volume ingerido. Nesse caso, a EM foi comparada a múltiplas intervenções direcionadas a promover mudanças comportamentais, como métodos de autoajuda, psicoeducação breve por telefone e fornecimento de material didático.

A EM mostrou-se eficaz na mudança de comportamento de consumo de álcool de diferentes grupos populacionais: adultos jovens,[10] estudantes universitários[11-15] e gestantes,[16] podendo ser uma estratégia terapêutica útil no atendimento de indivíduos com transtorno por uso de álcool (TUA).

A AVALIAÇÃO DA PRONTIDÃO PARA MUDANÇA

Na mesma época do desenvolvimento da EM, em 1983, Prochaska e DiClemente[17] elaboraram o modelo transteórico, que pode ser utilizado para avaliar o nível de prontidão para mudança do paciente, o que é importante para a prática da EM. Eles identificaram alguns estágios motivacionais pelos quais os indivíduos transitariam de forma dinâmica. Tais estágios são elencados a seguir.

1. Pré-contemplação (ou pré-ponderação): o paciente não considera seu comportamento problemático e, por isso, não pensa em mudar.
2. Contemplação (ou ponderação): há uma ambivalência entre manter ou mudar o comportamento atual.
3. Determinação (ou preparação): houve a decisão pela mudança, mas nada foi feito nesse sentido.
4. Ação: as estratégias para a mudança são colocadas em prática.
5. Manutenção: a mudança foi feita e a recaída será prevenida.

A transição entre os estágios se daria sob a forma de uma espiral, pois a cada passagem pelos estágios o indivíduo teria uma aprendizagem, não voltando para a situação inicial. No entanto, a recaída poderia interromper o processo e levar a uma regressão em termos motivacionais.[3]

A EM pode ser utilizada em pacientes pré-contemplativos ou contemplativos para trabalhar seus níveis de prontidão para mudança. Ela também pode ser utilizada com aqueles em determinação e ação, auxiliando-os, nesse caso, na elaboração de um plano de mudança.[2,3]

A PRÁTICA DA ENTREVISTA MOTIVACIONAL

A prática da EM conta com quatro processos fundamentais, que, embora emerjam em sequência, se sobrepõem em seguida. Eles foram nomeados com os seguintes verbos de ação: engajar, focar, evocar e planejar. Sem dúvida alguma, não haverá engajamento se não for desenvolvida uma boa aliança de trabalho. Essa ligação pode ocorrer em segundos ou levar algumas sessões. É importante criar uma boa atmosfera e um relacionamento respeitoso e cordial. O paciente precisa sentir que está sendo ouvido e que alguém tem interesse em escutar e compreender o que ele tem a dizer. Afinal, além de não haver possibilidade de uma conversa proveitosa sem que haja engajamento, ninguém sabe mais sobre a própria história do que quem a viveu.[2]

O profissional é um guia na conversa e deve procurar saber tudo o que for necessário para que possa ajudar. O paciente, por sua vez, será alguém muito ativo no processo terapêutico, aspecto que determinou, aliás, a opção de Miller e Rollnick[1,2] pelo termo "cliente", e não "paciente".* Estabelecida a relação, o profissional deve descobrir o quê, por quê, como e quando o paciente pretende mudar. Para isso, é escolhido um foco de trabalho a partir do qual se desenvolve e mantém uma direção específica na conversa sobre a mudança.[2,3] O alvo (comportamento a ser trabalhado) frequentemente vem da agenda do paciente ou é prescrito pelo contexto. Uma vez estabelecido o foco, a tarefa principal será reconhecer as falas de mudança e as falas de manutenção do *status quo*. Como reconhecê-las, evocá-las e responder a elas?[2]

A tarefa seria simples se não precisássemos escutar e selecionar falas de discórdia e ambivalência e, ao mesmo tempo, frear nosso reflexo natural de corrigir, isto é, nosso desejo de consertar o que parece estar errado com o outro ou nossa inclinação ou impulso de agir para ver um problema solucionado. O terapeuta que entender a ambivalência como um fenômeno normal terá mais possibilidades de dar continuidade ao trabalho de modo construtivo. O que parece estranho e patológico não é exclusividade de comportamentos aditivos, e sim parte do comportamento ambivalente.[2] Por fim, o terapeuta vai oferecer um leque de opções para que seja elaborado um plano de mudança e, sempre que necessário, deve intervir com alguma informação, o que será feito com a permissão do paciente.[2]

A EM conta com habilidades básicas de comunicação, que são sintetizadas no acrônimo OARS: *open-ended questions* (perguntas abertas), *affirm* (validações), *reflect* (uso de reflexões) e *summarize* (síntese). Se queremos obter informações sobre o que se passa no universo do paciente, usamos perguntas abertas, que são aquelas que não podem ser respondidas com "sim" ou "não" e que permitem que o paciente fale mais a respeito dos seus dilemas. O paciente, à medida que fala, se escuta; como resposta, fazemos reflexões variadas de acordo com nossa intenção. As reflexões facilitam as falas de mudança e minimizam as falas de manutenção. Já as validações ou afirmações são usadas para ressaltar os pontos positivos do paciente, e nos resumos podemos ver o caráter diretivo da EM, porque o terapeuta enfatiza seletivamente e formata os aspectos importantes da discussão.[2] A seguir, são apresentados alguns exemplos de reflexões.[1-3]

Reflexões simples

São aquelas que ajudam a explorar melhor a situação a partir do resumo simples (refraseamento) ou da repetição exata do que foi dito pelo paciente.

- Repetição
  - Paciente: "Eu estou aqui porque minha mãe me obrigou".

* Usaremos o termo "paciente" neste capítulo para deixá-lo em sintonia com os demais capítulos e autores.

- Terapeuta: "Você está aqui porque sua mãe obrigou".
- Refraseamento
  - Paciente: "Eu não entendo por que estou aqui. Todo mundo bebe em dia de futebol".
  - Terapeuta: "Você acha que beber no futebol não é motivo para se tratar".

Reflexões complexas

Elas são inferências razoáveis do que o paciente quis dizer. Geralmente, adicionam um significado ou ênfase substancial ao que foi dito, transmitindo uma imagem mais profunda ou rica. Dividem-se nas categorias a seguir.

- Paráfrase: consiste em resumir o máximo possível a essência do que o paciente quis dizer por meio de uma afirmação.
  - Paciente: "Minha esposa sempre chega perto de mim para verificar se tenho cheiro de álcool".
  - Terapeuta: "Sua esposa está sempre o vigiando".
- Uso de metáforas: a ideia é escolher uma metáfora para ilustrar o que foi dito.
  - Paciente: "Minha esposa me colocou contra a parede, e eu não sei o que fazer".
  - Terapeuta: "Você se viu em uma encruzilhada e não sabe qual caminho tomar".
- Reflexão de sentimentos: o terapeuta revela os sentimentos por trás da fala do paciente.
  - Paciente: "O pior é quando eu bebo e passo mal".
  - Terapeuta: "Você sente medo de morrer".
- Continuação do parágrafo: o terapeuta completa a fala do paciente com o que poderia ser sua frase seguinte.
  - Paciente: "Eu queria mudar a minha vida...".
  - Terapeuta: "E você tem algumas ideias de como tornar isso possível".
- Reflexão amplificada: tem o propósito de encorajar a pessoa a recuar um pouco e extrair o outro lado da ambivalência. Refletir o que a pessoa falou de maneira ampliada ou exagerada para marcar a fala de um modo extremo pode ajudar o paciente a se dar conta dos prejuízos do seu comportamento-problema.
  - Paciente: "Eu não poderia apenas deixar de beber. O que os meus amigos iriam pensar?".
  - Terapeuta: "Para você, seria totalmente insuportável a reação dos seus amigos se você parasse de beber".
- Reflexão de dois lados: apresentam-se os dois lados da ambivalência. O terapeuta só pode usar o outro lado com algo que tenha sido dito pelo paciente, mesmo que em outra sessão. Deve-se usar, por exemplo, "e" em vez de "mas" para atribuir a mesma importância a cada uma das opções.
  - Terapeuta: "Por um lado, você acha que não deveria estar aqui e, por outro, quer ficar longe de encrenca".
- Reflexão com reformulação (reinterpretação): o terapeuta recontextualiza o que o paciente disse.
  - Paciente: "Já tentei parar de beber um monte de vezes e não consigo. Estou cansado!".
  - Terapeuta: "Mudar um comportamento que dá prazer é mesmo cansativo, mas o fato de você não ter conseguido até agora não significa que nunca vai conseguir".
- Concordância, mas com alguma mudança: a proposta é mudar sutilmente de direção, mas concordando com o paciente.
  - Paciente: "Não entendo por que todos implicam com o meu modo de beber! Todo mundo bebe!".
  - Terapeuta: "Você tem razão! A sociedade trata a bebida alcoólica com muito *glamour* e não quer ver as situações complicadas que alguns atravessam em função disso".
- Mudança de foco: quando surgir algum obstáculo no diálogo entre paciente e terapeuta, deve-se mudar a direção da conversa.

- Paciente: "Sei bem que você e a minha esposa querem me impedir de beber, mas isso eu não vou fazer!".
- Terapeuta: "Desculpa se passei essa impressão; estou apenas conhecendo a sua história. Quem sabe você me fala mais a respeito...".

◗ Ênfase na escolha e no controle pessoal: a ideia aqui é lembrar que a responsabilidade pela escolha relativa à mudança de comportamento é do paciente.
  - Terapeuta: "Ninguém melhor do que você para decidir o que fazer quanto ao seu uso de bebida alcoólica".

◗ Informação e aconselhamento: a permissão do paciente deve ser solicitada antes que o terapeuta informe ou aconselhe.
  - Terapeuta: "Há algumas informações que podem ser úteis para você entender melhor a respeito do uso de bebida alcoólica. Você permite que eu fale sobre elas?".

Miller e Rollnick[2] sugerem algumas estratégias para estimular a conversa sobre mudanças. A primeira delas é fazer perguntas evocativas: deve-se questionar o paciente a respeito do reconhecimento do problema, das suas preocupações, da sua intenção de mudar e do seu otimismo associado a parar de beber. Analisar os acrônimos a seguir ajudará a pensar em perguntas evocativas que devem ser feitas a fim de preparar o paciente para a conversa sobre mudanças e a fim de trabalhar a ambivalência.[3]

◗ DARN

- *Desire* (desejo): "Por que você deseja parar de beber?"
- *Ability* (habilidade): "Como você vai fazer isso? Será capaz de fazê-lo?"
- *Reason* (razão): "Diga três razões para parar de beber."
- *Need* (necessidade): "Qual é a importância de parar de beber?"

◗ CAT

- *Commitment* (compromisso): intenção, decisão e promessa de mudar.
- *Activation* (ativação): disposição, prontidão para mudar.
- *Taking steps* (dar passos): ação.

A segunda estratégia consiste em aprofundar: o terapeuta pede ao paciente que fale mais a respeito de conteúdos ligados a prejuízos causados pelo uso da bebida alcoólica. A terceira estratégia é a avaliação da importância e da confiança na mudança: o terapeuta pede ao paciente que indique, em uma escala de 0 a 10, uma nota para a importância que atribui à interrupção do consumo de bebidas alcoólicas, além de uma nota para a confiança que ele tem na sua capacidade de parar de beber.[3]

A quarta estratégia consiste em usar extremos: pede-se ao paciente que explore uma situação extrema ligada ao consumo de álcool. Ele pode, por exemplo, tentar responder à seguinte pergunta: "Como serão as coisas se você beber para o resto de sua vida?". A quinta estratégia é olhar para frente: questiona-se o paciente a respeito de como será sua vida consumindo ou não álcool. Já a sexta estratégia é olhar para trás: pergunta-se como era sua vida antes de ele iniciar o consumo de álcool ou em momentos em que conseguiu se abster. Por fim, a sétima estratégia consiste em explorar metas e valores: o terapeuta pergunta ao paciente sobre suas metas, avaliando com ele a compatibilidade entre elas e o consumo de bebidas alcoólicas.

Miller e Rollnick[2] sugerem o uso de cartões de valores[18] nas consultas, os quais estão disponíveis em português em Araujo e colaboradores.[3] O terapeuta apresenta ao paciente os cartões e lhe pede que escolha os três mais importantes para ele. Depois, ambos discutem a respeito dos cartões e de sua relação com o consumo do álcool. Outra opção é utilizar o inventário de avaliação de valores pessoais,[3] apresentado no Quadro 16.1, repetindo a mesma sequência descrita anteriormente.

O profissional precisa estar atento aos valores mais importantes para o paciente: ao entender o que o paciente valoriza, ele terá

Quadro 16.1 INVENTÁRIO DE AVALIAÇÃO DE VALORES PESSOAIS

Assinale os três valores que você considera mais importantes para sua vida.		
☐ Segurança	☐ Ecologia	☐ Tradição
☐ Independência	☐ Excitação	☐ Virtude
☐ Justiça	☐ Fidelidade	☐ Riqueza
☐ Responsabilidade	☐ Fama	☐ Paz mundial
☐ Conhecimento	☐ Família	☐ Prazer
☐ Confiança	☐ Condicionamento físico	☐ Paixão
☐ Compaixão	☐ Flexibilidade	☐ Organização
☐ Criatividade	☐ Amizade	☐ Equilíbrio
☐ Humor	☐ Perdão	☐ Inconformismo
☐ Aceitação	☐ Diversão	☐ Disponibilidade
☐ Realização	☐ Generosidade	☐ Solidariedade
☐ Precisão	☐ Autenticidade	☐ Dinheiro
☐ Aventura	☐ Vontade de Deus	☐ Cuidado
☐ Autoridade	☐ Crescimento	☐ Atenção
☐ Autonomia	☐ Saúde	☐ Satisfação
☐ Beleza	☐ Honestidade	☐ Experimentação
☐ Proteção	☐ Esperança	☐ Superação
☐ Atratividade	☐ Humildade	☐ Comprometimento
☐ Desafio	☐ Produtividade	☐ Dedicação
☐ Mudança	☐ Paz interior	☐ Eficiência
☐ Conforto	☐ Intimidade	☐ Domínio
☐ Racionalidade	☐ Lazer	☐ Perfeição
☐ Viver o presente	☐ Amor	☐ Conscientização
☐ Cooperação	☐ Controle	☐ Trabalho
☐ Cordialidade	☐ Competência	☐ Tolerância
☐ Popularidade	☐ Romance	☐ Consideração
☐ Poder	☐ Autoestima	☐ Outros valores:
☐ Objetividade	☐ Sexo	....
☐ Propósito	☐ Simplicidade	....
☐ Praticidade	☐ Isolamento	....
☐ Realismo	☐ Espiritualidade	....
☐ Risco	☐ Estabilidade	....
		....

Fonte: Araujo e colaboradores.[3]

o essencial para motivá-lo. Isso requer aceitação e respeito: é com uma escuta empática que o profissional vai compreender e explorar as razões do paciente, pois, mesmo adotando um comportamento com consequências prejudiciais, é natural que o paciente vá ao encontro de seus valores. O trabalho, no entanto, é muito delicado, pois não se pode assumir que o paciente verá o custo-benefício da situação do mesmo modo que o profissional, já que aquilo que é altamente valioso para algumas pessoas pode ter pouca importância para outras.[2]

Outro instrumento útil para estimular a motivação para a mudança é a balança decisória (Quadro 16.2), por meio da qual vão ser avaliadas com o paciente as vantagens e desvantagens de consumir bebida alcoólica e as vantagens e desvantagens de parar de beber.[19]

Caso o paciente demonstre que está motivado para parar de beber – o que pode ser verificado por meio de alguns comportamentos, como incremento de conversas sobre mudança e redução de conversas de sustentação, demonstração da resolução de mudar e tendência a imaginar a sua vida com a mudança –, pode-se passar para um novo momento da terapia, no qual ele será guiado na realização de um plano de mudança. Porém, antes disso deve ser feita uma recapitulação do que foi tratado. Tal recapitulação deve conter o resumo das percepções do paciente quanto ao problema de beber em demasia; as indicações que ele deu de querer mudar; o reconhecimento da sua ambivalência; a revisão de riscos e problemas; e a avaliação do terapeuta sobre a situação do paciente, enfatizando as preocupações deste quanto à mudança.[3]

O fato de o paciente parecer motivado não exclui a possibilidade de ele regredir motivacionalmente. Portanto, o terapeuta deve ficar bastante atento e, em caso de regressão, pode retomar as estratégias anteriores. Nessa etapa, deve-se ter cuidado para não fornecer orientações não solicitadas pelo paciente e para não o orientar sem pedir a sua permissão. Da mesma forma, devemos optar por orientações impessoais, para que não adquiram um caráter imperativo. Por exemplo, pode-se dizer: "Algumas pessoas gostam de frequentar grupos do Alcoólicos Anônimos. Como seria para você?".[3]

Ao elaborar um plano de mudança, devemos identificar o quanto está claro para o paciente o que ele quer fazer. Caso isso não tenha sido pensado, deverão ser levantadas e avaliadas as diversas opções, para que a melhor seja escolhida por ele. Após essa decisão, o terapeuta pode discutir os detalhes do plano utilizando o roteiro apresentado a seguir.[2,3]

- Evocar conversa sobre ativação: "O quanto você está pronto para realizar esta mudança?"
- Perguntar sobre o compromisso: "É isso que você pretende fazer?"
- Ser mais específico: "Como você pode se preparar?"
- Definir uma data: "Quando você pode fazer isso?"
- Preparar: "O que seria um primeiro passo?"
- Solucionar problemas: "O que poderia dar errado? Quais são os possíveis obstáculos ou dificuldades inesperadas que podem surgir?"

Ao realizar o fechamento do plano, faz-se um resumo e verifica-se a concordância do paciente. Caso haja ambivalência, devem-se rever as táticas usadas anteriormente, como já explicitado. Se o paciente não estiver pronto, não devemos pressioná-lo, mas mostrar que estamos disponíveis. Devemos lembrar

Quadro 16.2 BALANÇA DECISÓRIA

Vantagens de beber	Desvantagens de beber
Vantagens de parar de beber	Desvantagens de parar de beber

Fonte: Adaptado de Araujo.[19]

que tornar público o compromisso com a mudança, ter um suporte social e se automonitorar são ingredientes que podem ajudar muito na concretização das metas.[3]

Enfim, há muito que se pode aprender e fazer durante um atendimento com a EM. Ela é uma abordagem simples e rica que utiliza o que há de mais importante para que haja uma boa escuta. No entanto, por mais que usemos as habilidades e ferramentas necessárias para uma boa conversa, e mesmo que sejamos extremamente habilidosos nas reflexões, que são o coração da abordagem, nada acontecerá se não tivermos o espírito da EM.[2]

O ESPÍRITO DA ENTREVISTA MOTIVACIONAL

Sem o espírito que envolve a conversa sobre a mudança, a EM torna-se uma farsa. Não há como induzir ou seduzir para a motivação intrínseca. A mudança não será genuína; logo, o comportamento anterior retornará.[2] O espírito da EM emerge da intersecção de quatro elementos vitais interligados: colaboração, aceitação, evocação e compaixão, apresentados na Figura 16.1.[2]

Na colaboração, profissional e paciente são *experts* de si mesmos; portanto, só haverá mudança se houver consentimento.[2] Ninguém melhor do que o próprio paciente para saber a respeito da sua vida. Entre os dois, há uma colaboração ativa, não havendo um sujeito passivo; o paciente é um aliado, não um adversário. A EM é um meio de ativar a própria motivação e os próprios recursos para a mudança. A essência da parceria consiste em sintonizar e monitorar suas próprias aspirações tão bem quanto as do paciente. Além disso, deve haver um profundo respeito pelo paciente, e o profissional precisa estar certo de ser uma testemunha da história de vida do outro.

Com relação à evocação, compreende-se que o paciente tem as respostas necessárias dentro de si. Assim, a tarefa do profissional é evocá-las e estimulá-las para que sejam des-

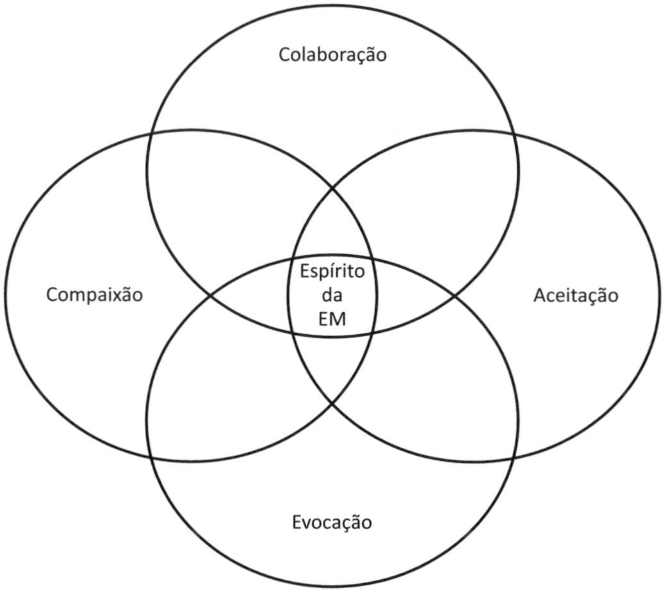

Figura 16.1. O ESPÍRITO DA EM.

Fonte: Adaptada de Miller e Rollnick.[2]

cobertas. Essa é a razão de focar e compreender os pontos fortes da pessoa e seus recursos.[2]

O termo "aceitação" não significa concordância: significa entender que o outro tem um valor absoluto. Aceitar envolve respeitar o direito do outro e compreender que ele precisa se revelar como realmente é, sem julgamentos. Faz parte da aceitação honrar e respeitar a autonomia do paciente, validá-lo em seus pontos fortes, ter empatia – um interesse genuíno e ativo de olhar o outro na perspectiva dele – e acreditar que ele, com suas características pessoais, vale a pena.[2]

Somente na 3ª edição do livro de Miller e Rollnick[2] surgiu o quarto elemento do espírito que envolve a EM: a compaixão. Entende-se por "compaixão" a promoção ativa do bem-estar do outro, dando prioridade às necessidades dele. Miller e Rollnick[2] contribuíram grandemente mais uma vez ao destacar a compaixão, visto que ela rompe qualquer possibilidade de se praticar a EM por interesse próprio.

CONSIDERAÇÕES FINAIS

A EM é muito útil em todos os momentos da terapia. É uma abordagem que se soma a outras formas de atendimento, como a TCC. Está desenhada para fortalecer a motivação pessoal e o compromisso com um objetivo específico, estimulando e explorando as próprias razões da pessoa para mudar, em um clima de aceitação e compaixão.

O profissional adota um estilo de comunicação colaborativo e orientado para objetivos, com atenção particular à linguagem de mudança. Ele honra cada pessoa ao encará-la como única, como alguém que vale a pena e que tem potenciais, reconhecendo e apoiando sua autonomia para escolher seu caminho. Ademais, busca uma empatia precisa para compreender a perspectiva do outro e valida o esforço e a força empreendidos por ele no enfrentamento dos desafios da vida. Assim, a EM pode ser um instrumento valioso no atendimento de pessoas que buscam tratamento para o TUA.

REFERÊNCIAS

1. Miller WR, Rollnick S. Entrevista motivacional: preparando as pessoas para a mudança de comportamentos adictivos. Porto Alegre: Artmed; 2001.

2. Miller WR, Rollnick S. Motivational interviewing: helping people change. 3rd ed. New York: Guilford Press; 2013.

3. Araujo RB, Castro MGT, Gonçalves H, Pedroso RS. A entrevista motivacional. In: Araujo RB, organizadora. Guia de teórico-prático de terapias cognitivo-comportamentais para os transtornos do exagero. Novo Hamburgo: Sinopsys; 2021. p. 69-92.

4. Serebrenic F, Lima DR. Rumo aos 40 anos de entrevista motivacional: evolução da abordagem. Mudanças. 2019;27(2):45-52.

5. Rollnick S, Miller WR, Butler CC. Entrevista motivacional no cuidado da saúde: ajudando os pacientes a mudar o comportamento. Porto Alegre: Artmed; 2009.

6. Burke BL. What can motivational interviewing do for you? Cogn Behav Pract. 2011;18(1):74-81.

7. Rollnick S, Miller WR. What is motivational interviewing? Behav Cogn Psychother. 1995;23(4):325-34.

8. Rubak S, Sandbæk A, Lauritzen T, Christensen B. Motivational interviewing: a systematic review and meta-analysis. Br J Gen Pract. 2005;55(513):305-12.

9. Frost H, Campbell P, Maxwell M, O'Carroll RE, Dombrowski SU, Williams B, et al. Effectiveness of motivational interviewing on adult behaviour change in health and social care settings: a systematic review of reviews. PloS One, 2018;13(10):e0204890.

10. Foxcroft DR, Coombes L, Wood S, Allen D, Santimano NMA, Moreira MT. Motivational interviewing for the prevention of alcohol misuse in young adults. Cochrane Database Syst Rev. 2016;7(7):CD007025.

11. Appiah-Brempong E, Okyere P, Owusu-Addo E, Cross R. Motivational interviewing interventions and alcohol abuse among college students: a systematic review. Am J Health Promot. 2014;29(1):e32-42.

12. Barrio P, Gual A. Patient-centered care interventions for the management of alcohol use disorders: a systematic review of randomized controlled trials. Patient Prefer Adherence. 2016;10:1823-45.

13. Branscum P, Sharma M. A review of motivational interviewing-based interventions targeting problematic drinking among college students. Alcohol Treat Q. 2009;28(1):63-77.

14. Carey KB, Scott-Sheldon LAJ, Carey MP, DeMartini KS. Individual-level interventions to reduce college student drinking: a meta-analytic review. Addict Behav. 2007;32(11):2469-94.

15. Carey KB, Scott-Sheldon LA, Elliott JC, Garey L, Carey MP. Face-to-face versus computer-delivered alcohol interventions for college drinkers: a meta-analytic review, 1998 to 2010. Clin Psychol Rev. 2012;32(8):690-703.

16. Gilinsky A, Swanson V, Power K. Interventions delivered during antenatal care to reduce alcohol consumption during pregnancy: a systematic review. Addict Res Theory. 2011;19(3):235-50.

17. Prochaska JO, DiClemente CC. Stages and processes of self-change in smoking: toward an integrative model of change. J Consult Clin Psychol. 1983;51(3):390-5.

18. Rosengren DB. Building motivational interviewing skills. New York: Guilford Press; 2009.

19. Araujo RB. Terapia cognitivo-comportamental no tratamento de adolescentes dependentes de substâncias psicoativas. In: Petersen CS, Wainer R, organizadores. Terapias cognitivo-comportamentais para crianças e adolescentes: ciência e arte. Porto Alegre: Artmed; 2011. p. 312-38.

PSICOTERÁPICO

CAPÍTULO 17

PREVENÇÃO DE RECAÍDA

Renata Brasil Araujo
Rodrigo Pereira Pio
Renata Kestering Santi

Indivíduos que consomem bebida alcoólica de forma descontrolada costumam ter dificuldade para mudar seus comportamentos mesmo após a decisão de interromper o uso. Com frequência, eles voltam a usar a substância mesmo depois de períodos consideráveis de sobriedade. Isso demonstra que a dependência química, e especificamente a dependência de álcool, é um transtorno crônico e que os lapsos e recaídas precisam ser abordados durante o tratamento, nas suas mais diferentes fases.[1]

Nesse contexto, tratamentos vêm sendo desenvolvidos com foco específico na prevenção de lapsos e recaídas, uma vez que esses eventos tendem a impor entraves à terapêutica dos pacientes. Marlatt e Gordon[2] propuseram o modelo da prevenção de recaída (PR) para a abordagem de transtornos aditivos. Por meio do treinamento de habilidades e técnicas cognitivas, a PR busca manter as mudanças comportamentais e, consequentemente, evitar a retomada de padrões aditivos prévios.[3] Entre os objetivos da PR, estão a modificação de crenças e expectativas a respeito do uso da substância psicoativa, a identificação e antecipação das situações de risco de recaída, o aprendizado de habilidades e estratégias de enfrentamento e a promoção de amplas modificações no estilo de vida do paciente.[4]

A eficácia da PR foi comprovada por Irving e colaboradores[5] em uma metanálise em que se compararam 26 ensaios clínicos realizados com sujeitos com transtorno por uso de substâncias ilícitas e transtorno por uso de álcool (TUA). Identificou-se que essa técnica produziu um efeito estatisticamente significante em alcoolistas, sobretudo quando associada ao uso concomitante de psicofármacos e quando a avaliação foi feita imediatamente após o tratamento.

Bowen e colaboradores,[6] em um estudo clínico comparando *mindfulness* na prevenção da recaída (MPR), prevenção de recaída do modelo cognitivo-comportamental (PR) e tratamento usual (TU), demonstraram que os indivíduos que receberam o tratamento nos termos tanto da PR quanto da MPR apresentaram um risco significativamente menor de recaída no uso de substâncias ilícitas e no uso excessivo de álcool. Além disso, tais indivíduos tiveram menos dias de uso de álcool nos primeiros seis meses após o tratamento.

LAPSO E RECAÍDA

Um aspecto central do modelo cognitivo-comportamental do alcoolismo ou do TUA é a elaboração dos conceitos de lapso e recaída. Esses conceitos diferem daqueles do modelo que define o TUA como um transtorno, em que o consumo de qualquer quantidade de bebida alcoólica já configura uma recaída (devido à violação da abstinência). Nesse modelo, a recaída seria qualquer recidiva dos sintomas após um período de remissão. Já o modelo cognitivo-comportamental propõe uma abordagem menos dicotômica do alcoolismo, a fim de superar a divisão entre sucesso e fracasso total no tratamento, apresentando o lapso como uma alternativa para a conceitualização dos comportamentos aditivos.[7,8]

O lapso é definido como um "deslize" ou "equívoco", uma nova ocorrência do comportamento aditivo, mas que não estabelece um retorno ao padrão anterior de uso da substância. Ele representaria uma falha no uso dos instrumentos de enfrentamento em uma situação na qual existe risco de beber. Uma situação de risco, por sua vez, pode ser definida como um potencial gatilho – interno (psicológico) ou externo (ambiental) – que impõe algum risco à percepção de autocontrole do paciente ante a possibilidade de uso da droga. Para essa abordagem, o lapso é uma ingestão de álcool em que o indivíduo não retoma os padrões aditivos prévios ao tratamento; caso isso ocorra, será configurada uma recaída.[7,8]

Esse conceito norteia um dos princípios da PR: no momento em que o indivíduo compreende que teve apenas um lapso e que ainda não perdeu o controle do seu comportamento-problema, ele apresenta reações cognitivas e afetivas mais assertivas, que são determinantes para que tal comportamento não evolua para a recaída.[7,8]

MODELO COGNITIVO-COMPORTAMENTAL DA RECAÍDA

De acordo com a premissa da PR, um indivíduo pode treinar seu comportamento a fim de identificar situações de risco de ingestão alcoólica e, a partir disso, criar estratégias que diminuam a possibilidade de lapso e recaída. Ao conseguir enfrentar com sucesso tais situações de risco e manter a abstinência, o sujeito fortalece seu sentimento de autoeficácia – confiança na sua capacidade de desempenhar determinados comportamentos. Além disso, ele armazena tais cenas em sua memória, podendo futuramente evocar as mesmas estratégias quando se deparar com situações de risco semelhantes, o que tende a diminuir a ocorrência da recaída. A sobriedade também contribui para o sentimento de autoeficácia, e, quanto maior for o tempo de abstinência, maior será a sensação de autocontrole.[7-9]

No entanto, quando o indivíduo se depara com uma situação de risco e repete o comportamento aditivo, não utilizando as habilidades de enfrentamento, essa sensação de autoeficácia tende a se reduzir. Com isso, é reforçada a crença de que ele não consegue ou tem dificuldade para modificar seu comportamento, o que pode levar à elaboração de expectativas de resultado positivo ("Se eu usar a substância, sentirei prazer"), aumentando a chance de ocorrência do lapso. Nesse contexto, as vantagens da gratificação imediata acabam superando os potenciais efeitos negativos; assim, aumenta a percepção de incapacidade e inabilidade para lidar com situações de risco de consumo de álcool. Isso desperta sentimentos de culpa no indivíduo e pensamentos do tipo "Como já perdi o controle, vou usar tudo o que puder".[8] Marlatt[7] denomina essa reação de "efeito de violação da abstinência" (EVA), efeito esse que tenderia a aumentar a chance de recaída.

O EVA é constituído por dois elementos cognitivo-afetivos: a dissonância cognitiva (culpa e conflito associados ao ato de beber) e o efeito da atribuição pessoal (acusação e autorresponsabilização pelo consumo). Assim, o lapso acaba por ter um efeito de encruzilhada: existem dois caminhos possíveis a partir dele. Um dos caminhos retorna ao problema inicial, e o outro segue em direção à mudança positiva.[7]

Ainda, é importante lembrar que os efeitos cognitivos e afetivos desencadeados pela recidiva do comportamento disfuncional podem levar a afetos negativos e, consequentemente, ao que Marlatt e Barret[3] descreveram como crise motivacional. Essa situação colocaria em risco a abstinência, favorecendo o retorno ou a manutenção de um padrão antigo de comportamento rememorado como um alívio para as emoções negativas. Nesse contexto, pode haver um retorno a estágios motivacionais prévios e a todos os afetos que os permeiam, como a ambivalência e a negação.[10]

O modelo do processo de recaída está esquematizado na Figura 17.1.

Nessa lógica, também é possível considerar que a pessoa pode aprender algo com esse processo. Uma ingestão alcoólica que antes representava um fracasso pode ser compreendida como uma chance de o paciente adquirir experiência e conhecimento a respeito de suas habilidades, fortalecendo-as e diminuindo a possibilidade de novos lapsos e recaídas ao longo do tratamento.[8]

No entanto, para reduzir a chance de o sujeito se deparar com situações de risco, são necessárias mudanças no seu estilo de vida. Isso é vantajoso na medida em que tais mudanças abrem espaço para novos hábitos e relacionamentos, potencialmente mais saudáveis do que os anteriores e menos associados ao consumo de álcool. Pessoas com um estilo de vida e valores mais inflexíveis, voltados para deveres e responsabilidades, podem não ter como prioridade momentos de lazer e apresentar dificuldades para desopilar ou sair da rotina. Quando se deixam tais momentos de prazer em segundo plano, pode

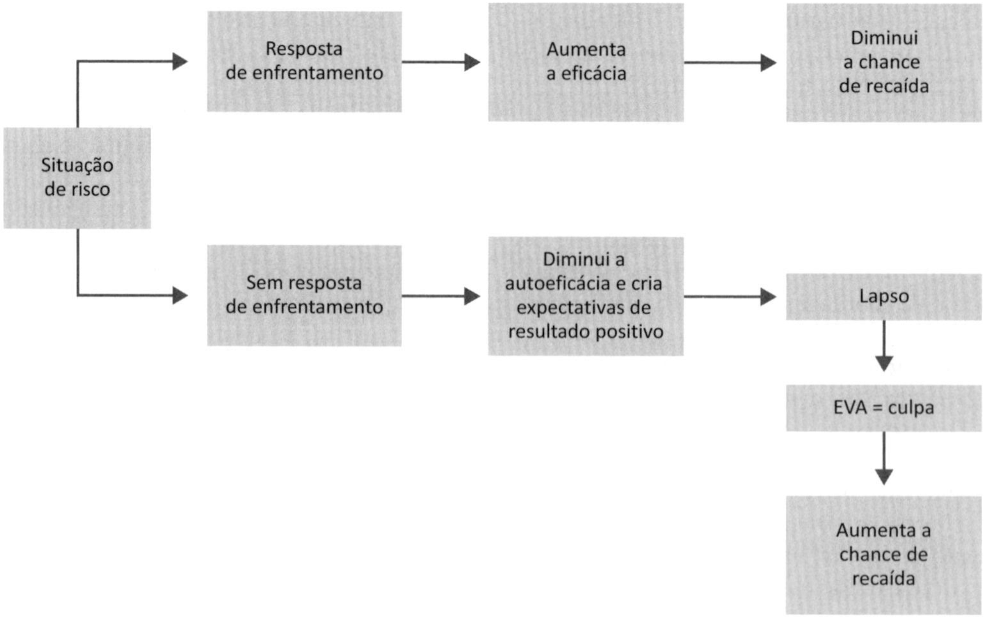

Figura 17.1 MODELO DO PROCESSO DE RECAÍDA.
Fonte: Maratt.[7]

surgir a sensação de privação, com potencial para desencadear a busca por prazeres imediatos, como o consumo de bebidas alcoólicas, na tentativa de restaurar o equilíbrio cotidiano.[8]

ANTECEDENTES ENCOBERTOS EM UMA SITUAÇÃO DE RECAÍDA

Marlatt e Gordon[2] descreveram que, sem perceber, o indivíduo pode se colocar em situações de risco para beber, o que pode ter origem em armadilhas mentais chamadas de "decisões aparentemente irrelevantes" (DAIs). Essas decisões não só aumentam a chance de lapso e recaída, como também afetam a percepção do paciente quanto à realidade, fazendo com que ele resista a intervenções que objetivam impedir o lapso aparentemente iminente.

Um sujeito que acorda mais cedo do que o habitual e opta por caminhar até o trabalho – em vez de usar o transporte público, como de costume – pode estar tomando uma DAI sem ter consciência disso, uma vez que essa escolha o leva a passar em frente ao bar onde seus amigos costumam beber, por exemplo. Por isso, é necessário fazer com que os pacientes reflitam a respeito de suas decisões, mesmo as aparentemente inofensivas, pois elas podem colocar o seu processo de abstinência em perigo.[8]

Podemos, ainda, dividir os determinantes de recaída em intrapessoais e interpessoais, como descrito por Witkiewitz e Marlatt.[11]

Componentes intrapessoais

- Autoeficácia: quanto maior for a autoeficácia, maiores serão as chances de manutenção da abstinência.
- Expectativa de resultados: a continuidade das crenças favoráveis ao comportamento aditivo leva ao retorno ao comportamento anterior.
- Fissura: é desencadeada pela expectativa antecipatória do comportamento aditivo.
- Motivação: relaciona-se à manutenção do comportamento aditivo conforme o estágio de motivação para mudança.
- Estado emocional: tanto os estados positivos quanto os negativos podem ser motivo para um lapso ou recaída.

Componentes interpessoais

- Suporte social e suporte emocional de qualidade: são preditores de manutenção da abstinência a longo prazo. Questões sociais como famílias desestruturadas ou com membros também acometidos por dependência química representam fatores de risco para recaída.

Ainda quanto aos antecedentes encobertos em uma situação de risco, alguns determinantes parecem cumprir uma função central e bastante prevalente nesses contextos. Em uma análise de 311 episódios de recaída ocorridos com dependentes de álcool, tabaco e heroína, indivíduos com compulsão alimentar e jogadores compulsivos, Cummings e colaboradores[12] identificaram que quase três quartos das recaídas se associaram a três tipos específicos de situações, listados a seguir.

1. Estados emocionais negativos (35% da amostra): sentimentos e estados emocionais desprazerosos (raiva, frustração, ansiedade, depressão).
2. Pressão social (20% da amostra): influência de uma ou mais pessoas, direta (contato interpessoal com persuasão verbal) ou indiretamente (observação ambiental sem pressão objetiva).
3. Conflitos interpessoais (16% da amostra): conflitos conjugais, entre amigos, membros da família ou relações empregador-empregado.

Nesse sentido, é importante tentar identificar junto ao sujeito alcoolista as situações e emoções que se encontram na base de seus lapsos e/ou recaídas. A partir disso, pode-se pensar em estratégias e mecanismos capazes de ajudá-lo a superar tais momentos e garantir a manutenção do tratamento.[8]

MODELO DINÂMICO DO PROCESSO DE PREVENÇÃO DE RECAÍDA

Witkiewitz e Marlatt[11] propõem um novo modelo dinâmico do processo de PR. Eles sugerem que, no aparecimento de uma situação de alto risco, se pense a respeito de uma maior interação entre os processos cognitivos do indivíduo, levando em conta também o seu estado físico e emocional e as suas vulnerabilidades pessoais.

Nesse modelo, considera-se que tais aspectos atuam uns sobre os outros e são também influenciados por questões externas ao indivíduo, como suporte social e familiar, sendo importante avaliar o papel que o uso do álcool desempenha na vida daquela pessoa e a sua relação com esse consumo. Tal conhecimento daria ao terapeuta uma chance de antecipar os comportamentos disfuncionais que levam o indivíduo à recaída. Assim, se oferece também um pano de fundo no qual se podem trabalhar as mudanças comportamentais e o treinamento de estratégias para o enfrentamento de situações de risco de lapso ou recaída. O modelo é ilustrado na Figura 17.2.

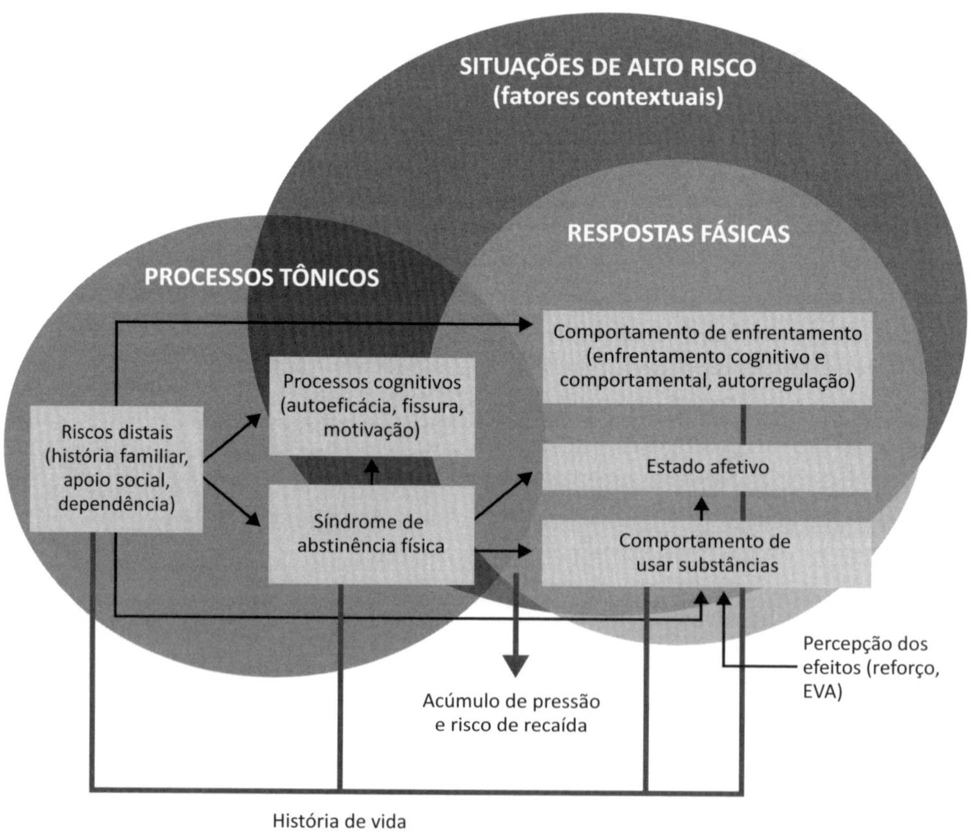

Figura 17.2 MODELO DINÂMICO DO PROCESSO DE PR.

Fonte: Elaborada com base em Witkiewitz e Marlatt.[11]

TRATAMENTO

A PR tem como base a reestruturação de processos cognitivos que facilitam a manutenção da adicção, além do estabelecimento de estratégias eficazes de enfrentamento. Nesse modelo terapêutico, são abordados o treinamento de habilidades de enfrentamento, os processos cognitivos que estimulam o consumo da substância e as intervenções no estilo de vida necessárias à abstinência. Para tal, devem ser identificadas as situações de risco que influenciam a tomada de decisão futura do usuário de álcool e elaboradas estratégias de enfrentamento adequadas para cada uma delas, sendo oferecida uma proposta terapêutica personalizada.[7]

Por exemplo, podemos imaginar dois indivíduos: o primeiro consome álcool sempre nos finais de semana, em festas e com uso concomitante de outras substâncias, ao passo que o segundo faz uso de álcool em seu domicílio, diariamente e de forma solitária. Podemos imaginar que as formas de enfrentamento dessas situações de risco serão completamente diferentes. Além disso, as habilidades sociais necessárias para manter a abstinência alcoólica não serão as mesmas.[7]

Para que haja sucesso no tratamento com o modelo da PR, é necessário seguir etapas; além disso, o indivíduo deve estar em um estágio motivacional mínimo para manter a abstinência de álcool. De acordo com Miller e Rollnick,[10] o desejo do indivíduo de suspender o consumo é fundamental para que se alcance o objetivo estabelecido. Dessa forma, optaremos pela PR quando os pacientes já estiverem motivados para interromper o consumo da bebida alcoólica. Os sujeitos que se encontram no estágio de pré-contemplação ou contemplação, portanto, não estão aptos a realizar a PR, devendo-se optar pela entrevista motivacional nesses casos.[8]

Marlatt[7] defende que a terapia seja encarada como um processo dinâmico e longitudinal, devendo explorar as vulnerabilidades, resistências e motivações do paciente ao longo do tempo, pois elas podem mudar à medida que o tratamento avança. Em caso de lapsos, é necessário atuar precocemente para que o sujeito não retorne ao padrão de consumo anterior.

Para a avaliação do paciente alcoolista, o terapeuta deve lançar mão de formulários e escalas específicas a fim de verificar as situações de alto risco. Ao redigir uma proposta terapêutica esquematizada, será possível otimizar o rendimento das sessões, melhorar o envolvimento do indivíduo e facilitar a sua compreensão quanto a possíveis desencadeantes de uso da substância.[4] A seguir, no Quadro 17.1, é apresentado o questionário de situações de risco de recaída publicado em Rodriguez e Araujo.[8]

A partir da identificação das principais situações de risco, o terapeuta e o paciente devem estabelecer, em conjunto, formas de enfrentamento para elas. Nessa etapa, é necessário criar estratégias para cada situação de risco,[13] sendo extremamente útil a elaboração de um quadro no qual estejam escritas detalhadamente todas essas informações (Quadro 17.2).[4,8]

Por exemplo, um paciente alcoolista pode marcar no seu questionário os seguintes itens: "fins de semana" e "ficar sozinho". O terapeuta vai incluir essas situações na coluna "Situações de risco" da lista e elaborar com o paciente o máximo possível de estratégias para cada uma delas, o que será transcrito na coluna "Estratégias de enfrentamento". Para a situação de risco "fins de semana", seria possível montar um cronograma para o final de semana com atividades incompatíveis com o uso da bebida alcoólica; para a situação "ficar sozinho", seria possível combinar com amigos ou familiares algum programa ou contato telefônico. Quanto mais estratégias de enfrentamento forem elaboradas para uma mesma situação de risco, mais chances o paciente terá de ser bem-sucedido caso tenha de enfrentá-la na vida real.

Alguns profissionais têm dificuldades de elaborar estratégias de enfrentamento para as situações de risco. Nesse caso, pode ser utilizado o instrumento desenvolvido por Arau-

Quadro 17.1 QUESTIONÁRIO DE SITUAÇÕES DE RISCO DE RECAÍDA

Marque com um X as situações que você associa ao risco de retomar o comportamento de _______.	
☐ Receber convite de amigos para _______. ☐ Ir a festas. ☐ Ir a alguns lugares onde se comportava de modo disfuncional. ☐ Ter dinheiro. ☐ Não ter nada para fazer. ☐ Sentir-se triste. ☐ Sentir-se feliz demais. ☐ Sentir-se ansioso, tenso ou preocupado. ☐ Sentir-se envergonhado. ☐ Sentir-se entediado. ☐ Pular carnaval. ☐ Ter que se aproximar de alguém por quem se interessa em uma festa. ☐ Ter um desempenho ruim no colégio ou no trabalho. ☐ Lidar com brigas de familiares. ☐ Ficar doente. ☐ Ter de apresentar um trabalho. ☐ Ser reprovado no colégio, na faculdade ou em um concurso público. ☐ Ter sua atenção chamada por professor ou outra autoridade. ☐ Ser rejeitado ou terminar um relacionamento afetivo. ☐ Brigar com colegas ou amigos.	☐ Não ter um relacionamento afetivo. ☐ "Falhar" no sexo. ☐ Ter um mau desempenho esportivo, acadêmico ou profissional. ☐ Ter problemas para dormir. ☐ Ter uma namorada (ou um namorado) ou cônjuge que usa drogas. ☐ Ter um familiar que usa drogas. ☐ Ficar sozinho. ☐ Ficar com raiva ou irritado. ☐ Estar apaixonado. ☐ Praticar esportes ou ir à academia. ☐ Enfrentar a morte de alguém de quem gostava. ☐ Ir a *shows*. ☐ Ir a partidas de futebol. ☐ Estar com fissura (desejo de usar). ☐ Fins de semana. ☐ Férias. ☐ Viagens. ☐ Certos horários (especificar): _______. ☐ Certos dias da semana ou do mês (especificar): _______. ☐ Outras (escrever aqui se lembrar de outras situações): _______.

Fonte: Elaborado com base em Rodriguez e Araujo.[8]

jo[14] chamado *Baralho do exagero*, que serve não somente para alcoolistas, mas para pacientes com adicções em geral. Com esse instrumento, são identificadas situações de risco e sugeridas estratégias de enfrentamento e técnicas de manejo de fissura úteis para a PR.

Para a elaboração das estratégias de enfrentamento, é utilizado o treinamento de habilidades, cujo objetivo é fazer com que o indivíduo aprenda a reagir às situações de risco de forma mais assertiva, evitando lapsos e recaídas. No treino das habilidades, além de treinar a resposta comportamental, podem-se tanto avaliar as expectativas relativas ao efeito do álcool na situação em questão quanto aplicar técnicas de regulação emocional.[8,9]

As habilidades de enfrentamento se subdividem, segundo Zanelatto e Sakiyama,[15] em interpessoais e intrapessoais. Elas são descritas a seguir.

- Habilidades de enfrentamento interpessoais: estão ligadas à comunicação/interação social. Por exemplo: comunicação verbal e não verbal, assertividade e críticas construtivas.
- Habilidades de enfrentamento intrapessoais: estão relacionadas ao manejo de situações estressoras. Por exemplo: manejo da fissura, controle da raiva, automonitoramento de pensamentos disfuncionais, ocorrência de DAIs, situações de emergên-

Quadro 17.2 LISTA DE SITUAÇÕES DE RISCO COM ESTRATÉGIAS DE ENFRENTAMENTO

Situações de risco	Estratégias de enfrentamento

Fonte: Rodriguez e Araujo.[8]

cia e necessidade de resolução de problemas.

Uma técnica muito útil no treinamento de habilidades é o *role-play*, que pode ser realizado individualmente ou em grupo. Por meio dele, o paciente e o terapeuta farão uma dramatização de uma ou mais situações de risco. Nessa técnica, é importante haver improvisações e troca de experiências; deve haver alternância de papéis e ser fornecido um *feedback* por todas as partes até que a ação ocorra da forma mais assertiva possível. A simulação deve ser treinada quantas vezes forem necessárias enquanto ainda houver falhas na competência social específica do indivíduo.[8]

Rangé e Marlatt[9] defendem a necessidade de relacionar o consumo de álcool com o estilo de vida do indivíduo: rotina, padrões alimentares, atividade física, relação com sua atividade laboral e com seu círculo social. Com a cronicidade do uso, o indivíduo adapta a substância à sua rotina, fenômeno que acaba gerando diversas consequências negativas a longo prazo.

Assim, uma medida facilitadora para a PR é a intervenção em hábitos relacionados ao consumo de álcool, o que Marlatt e Gordon[2] denominam "mudanças de hábitos de vida". O usuário compulsivo de álcool geralmente usa a substância como forma de obter gratificação e reverter seu desequilíbrio emocional. É comum que indivíduos modifiquem seu estilo de vida para que ele se adeque mais ao seu consumo de bebidas alcoólicas, sendo necessárias a detecção e a prevenção de comportamentos que levam ao risco de recaída.

Além disso, observa-se, ao longo do tempo, que objetivos existenciais do sujeito vão se perdendo devido ao protagonismo do álcool. Nesses casos, o terapeuta terá o papel de resgatar os projetos de vida do paciente e promover sentidos existenciais para a reformulação completa daquele sujeito. O Quadro 17.3 consiste num instrumento que pode ser útil para o paciente avaliar as mudanças que precisa realizar no seu estilo de vida a fim de manter a abstinência. Tal quadro deve ser preenchido pelo paciente durante a consulta com seu terapeuta.[4]

Além disso, incentivar o paciente a registrar os seus planos a curto (um mês), médio (seis meses) e longo prazo (um ano) pode ser uma excelente forma de estimulá-lo a manter sua abstinência e consolidar as mudanças no estilo de vida trabalhadas na terapia.[4]

CONSIDERAÇÕES FINAIS

A PR é um dos modelos reconhecidos para o tratamento das adicções, entre as quais está o TUA. Ela deve ser realizada por um profissional capacitado e com um paciente motivado. No caso do consumo de álcool, por essa ser uma droga lícita, é comum que a maioria dos

Quadro 17.3 MUDANÇAS NO ESTILO DE VIDA

1. Físicas: ____________________
2. Psicológicas/emocionais: ____________________
3. Comportamentais/atitudinais: ____________________
4. Familiares: ____________________
5. Relativas a relacionamentos sociais/amizades: ____________________
6. Relativas ao lazer: ____________________
7. Financeiras: ____________________
8. Espirituais: ____________________

Fonte: Adaptado de Knapp.[4]

hábitos de vida do indivíduo esteja relacionada a ela. Portanto, é necessária uma abordagem global para que a abstinência seja alcançada.

REFERÊNCIAS

1. Araújo RB, Oliveira MS, Nunes MLT, Piccoloto LB, Melo WV. A avaliação do craving em alcoolistas na síndrome de abstinência. Psico-USF. 2004;9(1):71-6.

2. Marlatt GA, Gordon JR. Prevenção da recaída: estratégia e manutenção no tratamento de comportamentos aditivos. Porto Alegre: Artes Médicas; 1993.

3. Marlatt GA, Barrett K. Prevención de recaída. In: Galanter M, Kleber HD, organizadores. Tratamiento de los transtornos por abuso de sustâncias de la American Psychiatric Press. Barcelona: Masson; 1997. p. 291-303.

4. Knapp P. Prevenção de recaída. In: Ramos SP, Bortolote JM, organizadores. Alcoolismo hoje. Porto Alegre: Artes Médicas; 1997. p.149-59.

5. Irvin JE, Bowers CA, Dunn ME, Wang MC. Efficacy of relapse prevention: a meta-analytic review. J Consult Clin Psychol. 1999;67(4):563-70.

6. Bowen S, Witkiewitz K, Clifasefi SL, Grow J, Chawla N, Hsu SH, et al. Relative efficacy of mindfulness-based relapse prevention, standard relapse prevention, and treatment as usual for substance use disorders: a randomized clinical trial. JAMA Psychiatry. 2014;71(5):547-56.

7. Marlatt GA. Racionalidade teórica e visão geral do modelo. In: Marlatt GA, Gordon JR, organizadores. Prevenção de recaída: estratégia e manutenção no tratamento de comportamentos adictivos. Porto Alegre: Artmed; 1993. p. 3-63.

8. Rodriguez VC, Araujo RB. Prevenção da recaída, treinamento de habilidades e manejo de contingências. In: Araujo RB, organizadora. Guia teórico-prático de terapias cognitivo-comportamentais para os transtornos do exagero. Novo Hamburgo: Sinopsys; 2021. p. 123-44.

9. Rangé BP, Marlatt GA. Terapia cognitivo-comportamental de transtornos de abuso de álcool e drogas. Rev Bras Psiquiatria. 2008;30(suppl. 2):88-95.

10. Miller WR, Rollnick S. Motivational interviewing: helping people change. 3rd ed. New York: Guilford Press; 2013.

11. Witkiewitz K, Marlatt GA. Relapse prevention for alcohol and drug problems: that was Zen, this is Tao. Am Psychol. 2004;59(4):224-35.

12. Cummings C, Gordon JR, Marlatt GA. Relapse: prevention and prediction. In: Miller WR, editor. The addictive behaviors. New York: Pergamon; 1980.

13. Araujo RB. Terapia cognitivo-comportamental no tratamento de adolescentes dependentes de substâncias psicoativas. In: Petersen CS, Wainer R, organizadores. Terapias cognitivo-comportamentais para crianças e adolescentes: ciência e arte. Porto Alegre: Artmed; 2011. p. 312-38.

14. Araujo RB. Baralho do exagero: manejando a fissura e prevenindo recaídas. Novo Hamburgo: Sinopsys; 2013.

15. Zanelatto N, Sakiyama HMT. Terapia cognitivo-comportamental das habilidades sociais e de enfrentamento. In: Diehl A, Cordeiro DC, Laranjeira R, organizadores. Dependência química: prevenção, tratamento e políticas públicas. Porto Alegre: Artmed; 2011. p. 288-300.

PSICOTERÁPICO

CAPÍTULO 18

TERAPIA COGNITIVO--COMPORTAMENTAL

Renata Brasil Araujo
Gabriela Manfron Pellissari
Luiz Gustavo Mendes Coimbra

Na década de 1960, ao atender pacientes deprimidos utilizando psicoterapia, Aaron Beck observou que, adotando posturas mais proativas e acolhedoras nas consultas, conseguia obter um resultado terapêutico melhor. Isso fez com que ele elaborasse um novo raciocínio clínico. Tal raciocínio, além de explicar o surgimento e a manutenção dos transtornos mentais, seria utilizado na construção de uma nova forma de tratamento, a terapia cognitivo-comportamental (TCC). Ela incorporou conceitos da psicanálise, do comportamentalismo e do humanismo; ademais, foi influenciada por fundamentos filosóficos e religiosos.[1]

A TCC demonstrou ser um tratamento eficaz para as mais diversas condições psiquiátricas, incluindo os transtornos aditivos, como o alcoolismo – ou transtorno por uso de álcool (TUA), segundo a versão revisada da 5ª edição do *Manual diagnóstico e estatístico de transtornos mentais* (DSM-5-TR). A eficiência da TCC nesses casos pode ser verificada em diversos ensaios clínicos randomizados, metanálises e revisões.[2-7]

O MODELO COGNITIVO

O elemento-guia da TCC é a forma como o indivíduo enxerga e interage com o mundo ao seu redor. É compreensível que uma pessoa perceba os fatos da sua vida de forma negativa enquanto outra, na mesma situação, os avalia de um ponto de vista esperançoso.[8] Essas interpretações da realidade decorrem de tendências inatas (temperamento herdado) influenciadas pelas experiências ocorridas nos anos iniciais da vida (infância e adolescência). Elas geram crenças que influenciam os pensamentos, os quais, por sua vez, desencadeiam sentimentos e comportamentos.[1,8] Portanto, na TCC o tratamento fundamenta-se nos dois pilares apresentados a seguir.[1]

- Ensinar o paciente a reconhecer as cognições (pensamentos) que tenham vieses negativos e a ligação delas com o afeto e o comportamento.
- Substituir cognições distorcidas.

Durante as sessões de terapia, o profissional deve manter um comportamento dinâmico e proativo, ao mesmo tempo que analisa os pensamentos disfuncionais do paciente. O objetivo é que, em um trabalho conjunto, se possam desfazer as distorções cognitivas do paciente e diminuir a valência das crenças que geram conflitos e sofrimento.[9]

Para alcançar esse objetivo, a terapia deve ser ativa, estruturada e limitada no tempo. O terapeuta deve estipular metas para trabalhar em cada sessão e entregar ao paciente um resumo do que foi discutido, para que ele possa acompanhar o seu progresso e sentir que é parte fundamental da própria melhora. Em média, são realizadas 16 sessões para tratar os transtornos mentais, mas é possível que o tratamento se estenda por mais tempo, dependendo do caso.[10] O terapeuta deve estabelecer, ainda, uma ligação (uma espécie de "ponte") entre as sessões. Além disso, deve solicitar tarefas de casa, para que o tratamento continue mesmo fora do *setting* terapêutico. É por meio dessas tarefas que o paciente pode praticar, nas diversas situações da sua vida, aquilo que trabalhou na sessão.[9]

TRÍADE COGNITIVA

Beck e colaboradores[1] observaram, inicialmente em deprimidos, que os pacientes sempre apresentavam uma visão negativa a respeito de três aspectos centrais:

- a respeito de si mesmos;
- a respeito do ambiente e do mundo;
- a respeito do futuro.

Eles denominaram esse fenômeno "tríade cognitiva" e posteriormente expandiram esse conceito para além da depressão, notando que ocorriam variações da tríade de acordo com a personalidade e o transtorno mental apresentado pelo sujeito. Reconhecer e alterar essas crenças seria fundamental para o sucesso terapêutico.[1]

PENSAMENTO AUTOMÁTICO

Um objeto importante para o trabalho terapêutico da TCC é o pensamento automático (PA), que pode ser entendido como um pensamento que invade a nossa mente sem ser convidado, interrompendo o nosso fluxo normal de ideias. Ele tende a ser curto, pode ser ou não disfuncional e está em um nível mais acessível à consciência.[8] Por exemplo, um indivíduo com TUA está em uma fila de banco para pagar uma conta e tem o seguinte PA disfuncional: "Não vão aceitar o meu cheque". Ele não estava pensando nisso, mas a ideia surgiu e causou ansiedade.

Os PAs disfuncionais também são chamados de "pensamentos quentes", pois eles geram emoções negativas (como ansiedade), repercussões fisiológicas (como taquicardia) e determinados comportamentos (como gritar). A função do terapeuta é ajudar o paciente a reconhecer essas cognições disfuncionais e corrigi-las antes que desencadeiem consequências negativas.[9]

CRENÇAS

Assim como os PAs, as crenças são objetos de estudo na TCC. Elas podem ser divididas em dois tipos: crenças nucleares e crenças intermediárias.[11] As crenças nucleares (também chamadas de "crenças centrais" ou "crenças básicas") são ideias inflexíveis que regem a vida do indivíduo e determinam como ele deve entender a si, ao mundo e ao futuro (tríade cognitiva). Existem crenças relativamente positivas (como "Sou inteligente") e negativas (como "Sou um fracasso"), e elas representam a maneira como as coisas "são" para aquela pessoa.[1,8,9,11]

Essas crenças estão por trás dos PAs quentes: elas são o "motor" que os fabrica.[9] O objetivo durante a TCC é diminuir a valência das crenças disfuncionais para torná-las relativas. Por exemplo, devemos fazer com que o indivíduo com a crença nuclear "Sou vulnerável" compreenda que existem momentos em que ser vulnerável é um aspecto desejável da vida humana, como para fugir de uma ameaça. Da mesma forma, devemos indicar que, apesar de ele se perceber como uma pessoa frágil, pode ser forte em algumas situações.[10]

Já as crenças intermediárias são aquelas que o indivíduo relaciona com diversos aspectos da vida; elas geram pressupostos, regras e atitudes. Essas crenças sofrem influência direta das crenças nucleares, existem dentro da sua lógica; ademais, elas contribuem para o surgimento e a manutenção de cognições disfuncionais. Deve-se notar que a crença intermediária está entre a crença nuclear e os PAs em termos de consciência. Em razão disso, entende-se que as crenças intermediárias, por não serem tão rígidas e "profundas", podem ser modificadas (e acessadas) mais facilmente do que as nucleares.[11]

Para que possamos entender melhor as crenças intermediárias, precisamos conhecer o conceito de estratégias compensatórias. Elas são "táticas" que os indivíduos utilizam para lidar com as suas crenças nucleares.[9,10] Utilizar a bebida alcoólica de forma compulsiva é um exemplo de estratégia compensatória para lidar com uma crença nuclear como "Sou vulnerável".

O pressuposto, então, é uma assertiva condicional relacionada à crença nuclear e à estratégia compensatória do indivíduo. Ele determina que, se dada condição for satisfeita (estratégia compensatória), a crença nuclear não se ativará (pressuposto positivo); por outro lado, caso a condição não seja satisfeita, a crença se ativará (pressuposto negativo).

Vamos considerar, por exemplo, um indivíduo com TUA que tem uma crença nuclear "Sou vulnerável" e que utiliza a estratégia compensatória de beber em demasia. Tal indivíduo poderia apresentar os seguintes pressupostos: "Se eu beber em excesso, não ficarei vulnerável" (pressuposto positivo) e "Se eu não beber em excesso, ficarei vulnerável" (pressuposto negativo). Enquanto esse sujeito conseguir beber e não se sentir vulnerável (o que acaba não funcionando na maioria das vezes, devido ao próprio efeito do álcool), não ativará emoções negativas, como ansiedade, mas, no momento em que ele não bebe, a parte negativa do pressuposto entra em ação e ele fica ansioso.[9] Podemos ilustrar isso com o caso de uma pessoa com TUA e ansiedade social que bebe para ter coragem de conversar com alguém por quem se interessa em uma festa.

A regra, por sua vez, é um imperativo associado à estratégia compensatória, o qual deve começar sempre com "devo", ou "tenho que". No caso anterior, por exemplo, o sujeito poderia pensar na seguinte regra: "Devo beber bastante" ou "Tenho que beber bastante". Por fim, a atitude é a forma como o indivíduo avalia a sua crença nuclear. Nesse caso: "É perigoso sentir-se vulnerável".[9]

Para que as crenças nucleares continuem sendo consideradas verdades absolutas, é preciso que a nossa mente distorça a realidade, não levando em conta as evidências que as contrariam. Diversos tipos de distorções cognitivas são responsáveis por essas operações; algumas delas são apresentadas a seguir.[1,11]

- Catastrofização: prever um futuro negativo/catastrófico sem levar em consideração outros desfechos mais prováveis.
- Personalização: acreditar que os comportamentos de terceiros são voltados para si.
- Leitura mental: acreditar que sabe o que os outros pensam sem levar em consideração cenários mais realistas.
- Visão em túnel (também chamada de "abstração seletiva" ou "filtro mental"): dar atenção indevida a detalhes negativos de um acontecimento.
- Pensamento do tipo "tudo ou nada": ter uma percepção dicotômica segundo a qual não há um *continuum*.
- Argumentação emocional: ignorar ou desvalorizar as evidências contrárias ao pensamento disfuncional.
- "Eu deveria": ter uma idealização cristalizada de como os outros devem se comportar, bem como hipervalorizar o pensa-

mento negativo quando uma expectativa é frustrada.
- Desqualificação do positivo: ter um pensamento disfuncional de diminuição do positivo.

DIAGRAMA DE CONCEITUAÇÃO COGNITIVA

De forma geral, a terapia tende a se iniciar com a modificação dos elementos mais superficiais da cognição, trabalhando com os PAs antes de se aprofundar nas crenças do paciente. Essas etapas são fundamentais para o vínculo e o sucesso terapêutico. Por isso, o profissional deve estar atento ao funcionamento do paciente e formular hipóteses relativas às crenças e pensamentos disfuncionais daquele indivíduo. Para facilitar esse "entendimento cognitivo", o terapeuta deve elaborar o diagrama de conceituação cognitiva (Figura 18.1), que explica de forma didática o funcionamento do paciente.[11]

O terapeuta deve iniciar o tratamento sem a preocupação de completar o diagrama na primeira entrevista, pois existe um grande risco de o resultado ser enganoso, uma vez que ainda não será possível determinar se os PAs descritos correspondem ao padrão do paciente, informação essa que será mais fidedigna após 3 ou 4 sessões.[11] De forma geral, é recomendado iniciar o diagrama pela parte inferior da conceituação, anotando três situações-gatilho para as queixas do paciente e associando a cada situação o principal PA, o seu significado, a emoção subsequente do paciente e o comportamento desencadeado (se houver).[11]

Após acessar o PA do paciente, o terapeuta deve identificar a crença nuclear que influencia esse jeito de pensar e agir. Essa informação pode ser obtida por meio da técnica da seta descendente:[12] a partir de perguntas sequenciais, o paciente esgota as justificativas para os PAs e lhes atribui um significado que costuma se tornar repetitivo na prática, fornecendo a importante dica de que esse significado repetitivo é a própria crença nuclear.[10] A seguir, é apresentado um exemplo de seta descendente.

- Situação: alguém é convidado para uma festa.
  - PA: "Não vou me sentir à vontade."
  - Pergunta 1 da seta descendente: "Por que você não ficaria à vontade?"
  - Resposta: "Porque vão ficar me analisando."
  - Pergunta 2 da seta descendente: "E o que isso significaria?"
  - Resposta: "Que vão rir de mim pelo meu jeito."
  - Pergunta 3 da seta descendente: "E se isso acontecer?"
  - Resposta: "Não vou conseguir me defender."
  - Pergunta 4 da seta descendente: "E como é alguém que não consegue se defender?"
  - Resposta: "Alguém frágil."
  - Crença nuclear: "Sou frágil."

Ao extrair o significado do PA relatado no item Situação, o terapeuta poderá preencher o item Significado do PA e também completar uma das crenças nucleares na parte de cima do diagrama de conceituação.[9]

Em seguida, o terapeuta pode voltar-se aos outros itens da parte superior, preenchendo objetivamente dados relevantes da infância, isto é, vivências que podem ter originado e mantido as crenças do paciente. Os pacientes costumam associar seus comportamentos a eventos importantes, como divórcio dos pais, abusos e maus-tratos, mas também podem apresentar esses dados de forma mais sutil, como ao relatar as percepções de si em relação ao meio e às dinâmicas dos seus relacionamentos (p. ex., sentir-se menos valorizado do que o irmão ou pressionado na escola ou em casa). O terapeuta deve estar atento a essas nuanças.[11]

Por último, o profissional deve indagar-se: "Como o paciente enfrentou tais crenças dolorosas? Que crenças intermediárias (pressu-

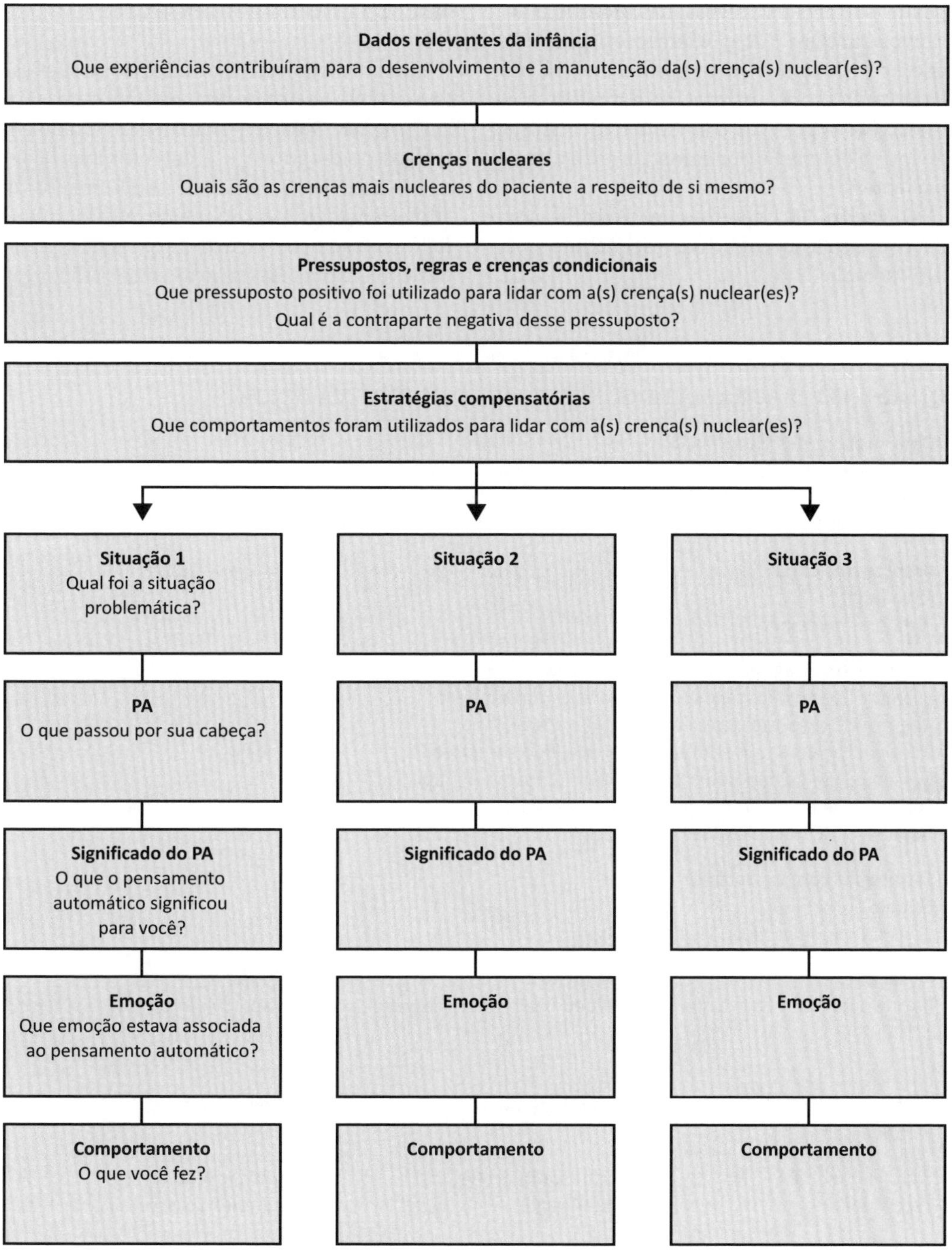

Figura 18.1 DIAGRAMA DE CONCEITUAÇÃO COGNITIVA.

Fonte: Adaptada de Beck.[11]

postos subjacentes, regras e atitudes) ele desenvolveu? Que comportamentos passou a adotar?". Com isso, o terapeuta poderá utilizar todas as ferramentas para modificar as distorções cognitivas com facilidade, agindo de forma objetiva e por camadas até a alta do paciente.[11]

O Quadro 18.1 consiste em um diagrama de conceituação cognitiva preenchido com um exemplo fictício.

ESTRUTURA DA SESSÃO

A TCC deve acontecer por meio de sessões estruturadas, seguindo um padrão durante o tratamento. O paciente deve ser avaliado em termos de diagnóstico e entendimento cognitivo pelo profissional de saúde mental e, então, envolvido diretamente no tratamento. De início, deve-se fazer a psicoeducação do paciente: explica-se como as sessões são orga-

Quadro 18.1 DIAGRAMA DE CONCEITUAÇÃO COGNITIVA DE JOÃO

<table>
<tr><td colspan="3">Dados relevantes da infância
Pai rígido e exigente
Divórcio dos pais
Mãe alcoolista</td></tr>
<tr><td colspan="3">Crenças nucleares
"Sou frágil."
"Sou um fracassado."</td></tr>
<tr><td colspan="3">Pressupostos, regras e crenças condicionais
Positivo: "Se eu não me expuser, não serei um fracasso."
Negativo: "Se eu me expuser, serei um fracasso."
Positivo: "Se eu beber compulsivamente, não serei frágil."
Negativo: "Se eu não beber compulsivamente, serei frágil."
Positivo: "Se eu não me expuser, não serei frágil."
Negativo: "Se eu me expuser, serei frágil."</td></tr>
<tr><td colspan="3">Estratégias compensatórias
Evita expor-se.
Consome bebidas alcoólicas compulsivamente.</td></tr>
<tr><td>Situação 1
É convidado para uma festa.</td><td>Situação 2
Bebeu bastante na véspera.</td><td>Situação 3
Foi aberto um concurso público.</td></tr>
<tr><td>PA
"Não me sinto à vontade para ir."</td><td>PA
"Não tenho jeito."</td><td>PA
"Não vou passar."</td></tr>
<tr><td>Significado do PA
"Sou frágil."</td><td>Significado do PA
"Sou frágil."</td><td>Significado do PA
"Sou um fracasso."</td></tr>
<tr><td>Emoção
Ansiedade</td><td>Emoção
Culpa</td><td>Emoção
Tristeza</td></tr>
<tr><td>Comportamento
Fica em casa e compra bebida alcoólica.</td><td>Comportamento
Chora.</td><td>Comportamento
Bebe compulsivamente e não se inscreve no concurso.</td></tr>
</table>

nizadas e qual será a participação de cada um, sendo explicitada a participação ativa do terapeuta e realizado o contrato de trabalho e de sigilo.[11] Silva e Serra[13] sugerem que, no início do tratamento, a abordagem enfatize o estabelecimento do vínculo paciente-terapeuta e a identificação do foco principal do tratamento, para então seguir com o modelo tradicional.

O conhecimento dos elementos da sessão terapêutica, é importante destacar, facilita a adesão do paciente ao método cognitivo-comportamental e diminui as chances de digressão.[10] A sessão deve contemplar os passos elencados a seguir.[11]

1. Checar o humor: variações de humor influenciam diretamente a manutenção da abstinência ou a recaída. Portanto, em toda consulta devem-se avaliar sintomas como tristeza, ansiedade e desesperança (dependendo da patologia que o paciente apresentar). Em casos de alcoolismo, é preciso avaliar a fissura (*craving*) pela bebida alcoólica, bem como o consumo desta na última semana. Inventários como os de Beck para depressão ou ansiedade, ou, ainda, escalas com notas de 0 a 10 para as emoções do paciente, devem ser frequentemente utilizados.[14]
2. Fazer uma ponte com a última sessão: a tarefa de casa é abordada junto aos temas que o paciente considerou mais importantes na última sessão, o que fornece elementos para a elaboração da agenda e a resolução de pendências, criando, ainda, uma continuidade entre as sessões.
3. Estabelecer a pauta: o paciente, em acordo com o terapeuta, determina a prioridade dos temas a serem discutidos naquela sessão, que devem ser anotados e entregues junto à tarefa de casa.
4. Comentar itens da pauta: devem-se iniciar os comentários pelos temas mais relevantes.
5. Apresentar ou solicitar um resumo: os resumos devem conter a essência da sessão, permitir o aprendizado e corrigir mal-entendidos.
6. Solicitar exercícios a serem realizados em casa: os exercícios devem ser preferencialmente escritos. Essa atividade é uma forma de conectar as sessões; ela permite que o paciente reflita e realize um trabalho contínuo visando à abstinência e prestando atenção nos conteúdos trabalhados que repercutem no seu dia a dia.
7. Solicitar *feedback* da sessão: o paciente expõe como se sente em relação ao terapeuta, à sessão e ao tratamento.

TERAPIA COGNITIVO-COMPORTAMENTAL NO TRANSTORNO POR USO DE ÁLCOOL

A TCC aplicada ao tratamento do TUA é baseada no modelo cognitivo de Beck, utilizado inicialmente para depressão. Tal modelo determina que os distúrbios psicológicos têm origem em pensamentos distorcidos,[15] que seriam consequência do modo como as experiências internas e externas foram interpretadas e traduzidas em crenças nucleares.[16]

A diferença importante, no caso do alcoolismo, é que o paciente, além das crenças nucleares, desenvolve crenças aditivas que justificam e mantêm o uso da bebida alcoólica, gerando fissura nos momentos em que são ativadas. Existem três tipos de crenças aditivas: as crenças antecipatórias antecipam o resultado do uso do álcool, seja tal resultado de gratificação ou de ausência de consequências negativas ("Vou me divertir mais bebendo"); as crenças de alívio levam o paciente a acreditar que o álcool elimina emoções negativas e sensações ruins ("A bebida vai acabar com minha ansiedade"); e as crenças permissivas justificam o uso ("Só hoje", "Só um gole").[9]

Para combater as crenças aditivas, o terapeuta tenta desenvolver racionalmente, junto ao paciente, as crenças de controle, que são protetivas e atuam quebrando a sequência de eventos do modelo de uso de substâncias ("Depois sinto mal-estar", "O álcool estraga minha saúde").[17]

Na Figura 18.2, podemos observar o modelo de recaída proposto por Beck e colaboradores.[17] Para entender esse modelo, vamos utilizar o exemplo de um paciente com TUA que passa pela situação de risco de ter que apresentar uma palestra. Ele tem o seguinte PA: "Não vou conseguir". A crença nuclear relacionada ao PA é "Sou frágil". Em seguida, aparece um novo PA: "Vou beber"; por trás desse PA, está a crença aditiva "A bebida alcoólica me dá coragem". Isso gera fissura, e as crenças permissivas são ativadas: "Só uma cerveja não faz mal". Assim, o indivíduo bebe compulsivamente.[9]

O objetivo da TCC no tratamento do TUA é identificar e modificar os PAs, as crenças nucleares e as crenças aditivas. Para isso, é necessário que o paciente entenda alguns princípios básicos do tratamento e que as crenças de controle sejam trabalhadas. Com a psicoeducação, o paciente percebe de forma mais clara a diferença entre situações, pensamentos e emoções; assim, desenvolve a habilidade de identificar as crenças nucleares, questioná-las racionalmente e avaliar os seus efeitos negativos.[18] Do mesmo modo, ele aprende a respeito dos efeitos do álcool e dos prejuízos que o uso dessa substância causa em sua vida.[9]

Outro ponto central do tratamento é o manejo da fissura, pois, devido a esse desejo intenso pelo álcool, o paciente pode apresentar sintomas físicos, pensamentos obsessivos e atitudes impulsivas.[19] Existem quatro tipos principais de fissura: como resposta à síndrome de abstinência; como resposta à falta de prazer; condicionada a estímulos relacionados às substâncias psicoativas; e como tentativa de intensificar o prazer de determinadas atividades.[17] O paciente pode apresentar essa urgência para o uso durante todas as fases do tratamento e até mesmo depois de longos períodos de abstinência. Para que o paciente desenvolva um enfrentamento eficaz nesses períodos, deve ficar claro que a fissura é temporária (dificilmente dura mais de oito minutos) e que técnicas de manejo podem ser aplicadas.[9,19]

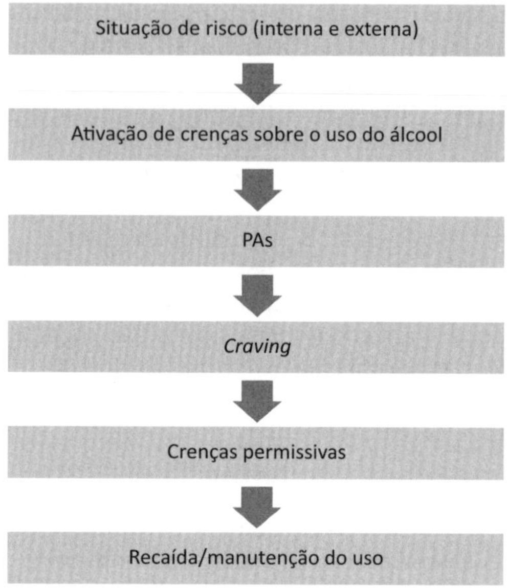

Figura 18.2 MODELO DE RECAÍDA.
Fonte: Elaborada com base em Beck e colaboradores.[17]

Técnicas de manejo da fissura

O registro de pensamentos disfuncionais (RPD) – que, no caso do tratamento de transtornos aditivos, pode ser chamado de **registro da fissura** (Figura 18.3) – é uma ferramenta facilitadora no processo de aplicação da TCC ao TUA.[9,17]

Nesse registro, o paciente pode anotar e classificar a fissura considerando os itens listados a seguir.

- Data e hora
- Situação (acontecimento atual desencadeante)
- PA (classificar o quanto acredita nele com nota de 0 a 10)
- Emoção (especificar se sente tristeza, ansiedade ou outra emoção e classificar a intensidade com nota de 0 a 10)
- Fissura (classificar a intensidade com nota de 0 a 10)

Além de ser uma distração, o registro ajuda o paciente a criar uma resposta racional,

DIA/ HORA	SITUAÇÃO	PA	EMOÇÃO	AÇÃO	FISSURA (0-10)	RESPOSTA RACIONAL
10/12 17h45	Dar aula	"Vou pagar mico."	Ansiedade	Bebi cachaça.	10	Se eu bebo, o mico é muito pior.

Figura 18.3 REGISTRO DA FISSURA COM RESPOSTA RACIONAL.

questionando a validade do seu pensamento e detectando fatores internos e externos que podem ser modificados. Adicionam-se, então, as anotações a seguir.

- Resposta racional (advogar contra os PAs e classificar com nota de 0 a 10)
- Resultado (reavaliar a crença nos PAs com nota de 0 a 10 e identificar as emoções geradas)

Os **cartões de enfrentamento** consistem em outra técnica, usada principalmente no início da abstinência. Eles podem ser medalhas, fichas ou conter frases de impacto, fotos ou desenhos. Devem ser de fácil manejo e levados junto ao paciente para que ele questione seus PAs, ajudando no controle externo da fissura.[8]

A **indução de imagens** é uma técnica por meio da qual o paciente é orientado a visualizar imagens negativas ou positivas de fatos consequentes de uma recaída que pode ocorrer no presente ou no futuro. Não é indicado considerar situações que já tenham ocorrido, pois as lembranças relacionadas a elas podem gerar fissura.[9] Por fim, há a refocalização, na qual o paciente volta sua atenção aos estímulos do ambiente, descrevendo-os de forma detalhada.[9]

CONSIDERAÇÕES FINAIS

A TCC é uma opção amplamente estudada e indicada de terapia estruturada e breve para o tratamento do TUA. Por meio do envolvimento direto e contínuo do paciente no tratamento, as crenças nucleares e aditivas são questionadas, diminuindo a ocorrência de fissura ou propiciando o seu manejo mais adequado, o que leva à prevenção de recaídas. Assim, é importante que o terapeuta que trabalha com esses pacientes tenha conhecimento e domínio desse modelo de tratamento.

REFERÊNCIAS

1. Beck AT, Rush AJ, Shaw BF, Emery G. Terapia cognitiva da depressão. Porto Alegre: Artmed; 1982.

2. Finney JW, Monahan SC. The costeffectiveness of treatment for alcoholism: a second approximation. J Stud Alcohol. 1996;57(3):229-43.

3. Roth A, Fonagy P. What works for whom: acritical review of psychotherapy research. New York: Guilford Press; 1996.

4. Carroll KM, Onken LS. Behavioral therapies for drug abuse. Am J Psychiatry. 2005;162(8):1452-60.

5. Magill M, Ray LA. Cognitive-behavioral treatment with adult alcohol and illicit drug users: a meta-analysis of randomized controlled trials. J Stud Alcohol Drugs. 2009;70(4):516-27.

6. Magill M, Ray L, Kiluk B, Hoadley A, Bernstein M, Tonigan JS, et al. A meta-analysis of cognitive-behavioral therapy for alcohol or other drug use disorders: treatment efficacy by contrast condition. J Consult Clin Psychol. 2019;87(12):1093-105.

7. Ray LA, Meredith LR, Kiluk BD, Walthers J, Carroll KM, Magill M. Combined pharmacotherapy and cognitive behavioral therapy for adults with alcohol or substance use disorders: a systematic review and meta-analysis. JAMA Netw Open. 2020;3(6):e208279.

8. Araujo RB. Terapia cognitivo-comportamental no tratamento de adolescentes dependentes de substâncias psicoativas. In: Petersen CS, Wainer R, organizadores. Terapias cognitivo-comportamentais para crianças e adolescentes: ciência e arte. Porto Alegre: Artmed; 2011. p. 312-38.

9. Araujo RB, Lucena-Santos P, Castro MGDC. Terapia cognitivo-comportamental de Beck. In: Araujo RB, organizadora. Guia teórico-prático de terapias cognitivo-comportamentais para os transtornos do exagero. Novo Hamburgo: Sinopsys; 2021. p. 93-121.

10. Beck JS. Terapia cognitiva: teoria e prática. Porto Alegre: Artmed; 1997.

11. Beck JS. Terapia cognitivo-comportamental: teoria e prática. 2. ed. Porto Alegre: Artmed; 2013.

12. Burns DD. Feeling good: the new mood therapy. New York: Morrow; 1980.

13. Silva CJ, Serra AM. Terapias cognitiva e cognitiva-comportamental em dependência química. Rev Bras Psiquiatria. 2004;26(suppl 1):33-9.

14. Cunha JA. Manual da versão em português das Escalas Beck. São Paulo: Casa do Psicólogo; 2001.

15. Beck AT. Cognitive therapy and emotional disorders. New York: International Universities Press; 1976.

16. Berking M, Margraf M, Ebert D, Wupperman P, Hofmann SG, Junghanns K. Deficits in emotion-regulation skills predict alcohol use during and after cognitive-behavioral therapy for alcohol dependence. J Consult Clin Psychol. 2011;79(3);307-18.

17. Beck AT, Wright FD, Newman CF, Liese BS. Terapia cognitiva de las drogodependencias. Buenos Aires: Paidós; 1999.

18. Gehlhaar P, Mcmullin RE. Terapia de reestruturação cognitiva com pacientes adictos. In: McMullin RE. Manual de técnicas em terapia cognitiva. Porto Alegre: Artmed; 2005. p. 243-60.

19. Araujo RB, Oliveira MS, Pedroso RS, Miguel AC, Castro MGT. Craving e dependência química: conceito, avaliação e tratamento. J Bras Psiquiatria. 2008;57(1):57-63.

PSICOTERÁPICO

CAPÍTULO 19

A FAMÍLIA E SUA RELAÇÃO COM O ALCOOLISTA

Maria Odete Simão
Sumaia Inaty Smaira

O uso excessivo e a dependência de álcool continuam sendo problemas de saúde pública associados ao aumento do consumo de outras substâncias psicoativas lícitas e ilícitas, gerando consequências na vida do indivíduo, em seu contexto familiar e na sociedade como um todo.[1] Neste capítulo, abordaremos especificamente os impactos do uso abusivo e da dependência de álcool na família e na rede de relações dos usuários. As orientações e abordagens apresentadas também se aplicam ao usuário de outras substâncias e, consequentemente, aos seus familiares.

O álcool é uma droga legal de baixo custo e fácil acesso que está associada a momentos de relaxamento, ao alívio de tensões e a encontros com amigos e familiares. Ele está presente nas festas e comemorações. Até aí, não há nenhum problema. Mas a situação muda quando o indivíduo perde a capacidade de perceber e definir o momento de interromper o consumo e não consegue mais escolher quanto e quando beber. A linha que separa esses dois momentos pode ser muito tênue e não ser percebida pelo indivíduo ou pela sua família. O indivíduo passa do beber de risco para a dependência, do desconforto pós-uso para o início dos problemas de saúde, trabalhistas, econômicos, legais, sociais e interpessoais (relações familiares e conjugais).[2-4] Nesse momento, conseguimos reconhecer que o indivíduo adoeceu e necessita de tratamento, mas é importante perceber que a família também adoeceu e precisa de cuidados para ser capaz de fornecer suporte e apoio.

Assim como a sociedade moderna, a família vem sofrendo transformações decorrentes de fenômenos diversos: globalização, liberação sexual, movimento feminista, movimento de apoio e respeito às diversidades de gênero, urbanização desenfreada, crise econômica, entre outros. Tais transformações produziram, e ainda produzem, reflexos nas leis civis e impactos que ocasionam mudanças profundas na estrutura, nas funções e nas formas de composição do núcleo familiar. Diante desse cenário, não é possível pensar em um único modelo de família – aquela estrutura tradicional composta por pai, mãe e filhos que coabitam a mesma casa. Segundo Christiano e Nunes,[5] as mudanças sociais levaram à constituição de novos arranjos ou modelos familiares, e a família nuclear foi aos poucos deixando de ser dominante. Optamos aqui por desenvolver uma discussão baseada na concepção da família como um grupo de pessoas (com ou sem laços consanguíneos) convivendo sob o mesmo teto que se articula com a estrutura social na qual está inserido. A tarefa primordial da família seria o cuidado e a proteção de seus membros.[4-10]

Agora você talvez esteja se perguntando: qual é a importância dessa discussão? Se os profissionais de saúde não reconhecem a constituição e a dinâmica dos grupos de apoio do usuário, como a família, perdem um elo importante para o estabelecimento de um programa terapêutico adequado para cada paciente. A participação da família na organização do tratamento pode ser determinante para o seu resultado. São os familiares que melhor conhecem o paciente, sua forma de lidar com os desafios que a vida lhe apresenta e suas estratégias de enfrentamento dos processos de adoecimento; em especial, eles percebem o quanto as relações também estão adoecidas.[10,11] Para Vilela e colaboradores,[12] a família é uma unidade imprescindível ao tratamento, sendo parceira no processo de cuidado e reinserção social do indivíduo, pois o conhece e vivencia as preocupações e conflitos na convivência familiar.

Outro ponto é que a família pode contribuir para o tratamento indicando como aproveitar melhor os recursos da comunidade em que está inserida e como envolver outros colaboradores na recuperação e no tratamento dos usuários.[13] Não podemos deixar de avaliar o quanto a família também está adoecida e sem perspectivas, muitas vezes vivenciando sentimentos dúbios: se de um lado ela deseja a melhora, de outro deseja, ainda que inconscientemente, que o indivíduo dependente de álcool tenha uma recaída. Esses sentimentos se misturam, gerando culpa, incerteza e solidão, muitas vezes afastando os familiares do processo de tratamento.[2,14]

O modelo de assistência que inclui a família no tratamento implica uma série de desafios – não apenas para os serviços e a sua organização, mas também, e principalmente, para as famílias e/ou cuidadores que ampliam o seu papel e o seu envolvimento no tratamento. Os familiares precisam ser acolhidos em suas angústias, medos e sentimentos ambivalentes de amor e ódio, que se misturam a dúvidas sobre como lidar com um agravo de saúde tão complexo e associado a tantos estigmas e preconceitos como a dependência de substâncias.[4,13]

Quando falamos de preconceito, temos como referência Barroco,[15] que o define tanto como uma forma de reprodução do conformismo que impede os indivíduos de assumir uma atitude crítica diante dos conflitos quanto como uma forma de discriminação, tendo em vista a não aceitação daquilo que não se adequa aos padrões de comportamento estereotipados como "corretos". Tais fatores têm repercussão direta no trabalho desenvolvido pelos profissionais de saúde junto aos familiares, não só no que diz respeito à maior compreensão e aceitação do paciente, mas também no que concerne à possibilidade de oferecer um espaço de escuta e atenção ao sofrimento, ao estresse e à sobrecarga da família. Assim, pode-se interferir no bem-estar, na qualidade de vida e na esperança dos familiares.[16]

Em suma, não existe uma família ideal ou um modelo predeterminado de família. Existem famílias reais, e elas é que serão atendidas durante o tratamento de usuários e dependentes de álcool e outras drogas.

FORMAS DE ABORDAGEM E TERAPIA FAMILIAR

Para melhor conduzir esta discussão, apresentamos a seguir o relato da situação vivenciada pela família de um dependente de álcool.

Raquel, 50 anos, casada há 35 anos e mãe de dois filhos (20 e 22 anos), chega ao serviço solicitando um remédio, pois tem chorado muito. Queixa-se de insônia, depressão, desânimo e falta de coragem para viver; além disso, menciona estar sem vontade de ter relações sexuais, embora o marido (Antônio) poucas vezes a procure.

Antônio, 54 anos, é autoritário, agressivo e fica pouco em casa. Quando presente, costuma maltratá-la dizendo que os filhos são "moles" porque ela não soube criá-los; afirma ainda que ela é responsável pelo fato de a família ser tão desunida. Ele faz uso excessivo de álcool desde a adolescência, mas nunca perdeu um dia de trabalho nem deixou de suprir a casa com alimentos e de pagar as contas. Todas as vezes que Raquel tenta falar com o marido sobre o seu comportamento e sobre a importância de sua participação nas discussões da família, ele inicia uma briga e diz que a culpa é dela. Assim, ela acaba desistindo de conversar e fica chorando pelos cantos. Os filhos cobram uma atitude, mas Raquel sente-se sozinha e incapaz.

Percebe-se que Raquel também está adoecida pela convivência com o marido alcoolista, sendo "invisível" para a família. Fragilizada pela situação, ela sente-se incapaz de fazer o enfrentamento e em alguns momentos se convence de que é realmente responsável pela situação da família, afinal fica em casa para cuidar de todos. Os filhos não entendem o problema, cobrando dela uma posição, mas sem apoiá-la nas atitudes.

A proposta terapêutica deverá acolher Raquel em seu sofrimento e discutir o alcoolismo como doença; também deve fortalecer Raquel a fim de que ela possa argumentar com o marido e levá-lo para iniciar um tratamento. O primeiro passo é reconhecer que os problemas decorrentes do consumo de álcool afetam a todos os membros da família, pois dessa forma os resultados serão mais efetivos. São várias as possibilidades de abordagem, não havendo consenso sobre qual seria a melhor. O que se sabe é que tratar é melhor do que ignorar ou negar o problema. Alguns teóricos acreditam que as reações apresentadas pela família são, de certa forma, semelhantes às do próprio usuário, podendo ser divididas em quatro etapas, descritas a seguir.[17]

1 No primeiro momento, ocorre a negação, isto é, as pessoas agem como se o problema não existisse ou fosse menor do que realmente é.
2 No segundo momento, a família já percebe e assume que há um problema. Ela tenta controlar todas as situações que envolvem o uso de substâncias e suas consequências físicas, emocionais, sociais e laborais. A regra é não falar do assunto (esse é um segredo familiar), mantendo a ilusão de que as drogas e o álcool não estão causando problemas na família.
3 No terceiro momento, a família passa a assumir a responsabilidade por atos que não são seus, tirando do paciente a oportunidade de perceber as consequências da dependência. Nesse contexto, ocorre uma mudança nos papéis familiares: a família se reorganiza a fim de assumir as responsabilidades que seriam do paciente.
4 O quarto momento é caracterizado pela presença de comportamentos e sentimentos que demonstram o início do adoecimento da família e que alguns autores denominam "exaustão emocional". Diante dessa situação instável, geralmente ocorre o afastamento entre os membros da família.

Embora esses estágios sejam utilizados para definir de que forma a convivência com usuários de álcool e outras drogas afeta a família ao longo do processo, não é possível afirmar que eles ocorrerão em todas as famílias nem que seguirão exatamente essa sequência.

Dados da literatura indicam que os resultados das terapias em grupo são mais eficazes.[18,19] Nos últimos anos, foram desenvolvidas técnicas para atendimento grupal de populações específicas em contextos diversos. Tal tendência aponta para a necessidade de mais especificidade na atuação, o que é vantajoso, pois grupos com características semelhantes facilitam a identificação, a revelação de intimidades, o oferecimento de apoio e o desenvolvimento de um objetivo em comum, possibilitando a resolução de dificuldades e desafios que se assemelham.

A proposta de terapia grupal tem muitas vantagens, não só para o paciente, mas também para a sua família. O grupo tem dupla função, a pedagógica e a terapêutica. Por meio da primeira, a família tem a possibilidade de compreender melhor o processo de adoecimento que ocorre em casos de dependência. Reforça-se também a ideia de que, por se tratar de doença, a dependência precisa de tratamento. Por meio da segunda função, o grupo permite o compartilhamento de vivências e estratégias para lidar com as diversas situações decorrentes da mudança de comportamento provocada pela dependência (tanto no paciente quanto na dinâmica familiar e nas relações sociais em geral).

O tratamento familiar deve ter uma abordagem multidisciplinar, oferecendo acolhimento e escuta. Também deve incluir ações integradas, envolvendo psicoterapia, grupos psicoterápicos e educativos, prevenção de recaídas e orientação sobre benefícios socioassistenciais. Assim, possibilita-se a melhora da qualidade de vida dos familiares, o que facilita o estabelecimento de um elo entre a família e os profissionais da equipe de tratamento da unidade de saúde.[14,11,20]

Embora não haja consenso quanto ao melhor modelo de terapia familiar, há uma tendência, uma indicação para as abordagens sistêmicas e cognitivo-comportamentais. Por focar as relações e os padrões de comportamento (não somente a abstinência), tais técnicas apresentam os melhores resultados quando utilizadas no atendimento de indivíduos alcoolistas e seus familiares, o que também se aplica a pacientes com outras dependências.

A psicoterapia familiar tem o objetivo de auxiliar a família a entender e melhorar as relações entre seus membros. Ela também pode ter como foco o tratamento de um de seus membros. Muitas vezes, a dependência de um filho, o alcoolismo do pai ou um problema psíquico da mãe é o desencadeante que indica que as relações familiares precisam de alguma intervenção.

No modelo sistêmico, parte-se do pressuposto de que a família é um sistema social auto-organizado e hierarquizado que interage com outros sistemas. A atenção é voltada ao comportamento interativo, à estrutura, ao equilíbrio, à estabilidade e à mudança do que é identificado como disfuncional nas relações. O foco da terapia sistêmica não são as percepções, emoções e fantasias de um dos membros da família, e sim as do grupo como um todo, com suas partes. Considera-se que, qualquer que seja o problema comportamental apresentado, cada componente da família contribui, a seu modo, para mantê-lo. Assim, o comportamento sintomático reflete a disfunção do sistema total, seja em suas relações internas, seja nas relações com o ambiente externo.[10, 21]

Nessa modalidade de terapia, foca-se tanto o papel de cada familiar no grupo quanto o modo como as relações se estabelecem, e o objetivo é romper o ciclo do funcionamento familiar. O modelo sistêmico está focado na solução dos problemas, no intuito de orientar e informar os membros e de melhorar as relações familiares. Esse modelo procura trabalhar o aspecto emocional com os familiares, permitindo que se analisem as atitudes encorajadoras do tratamento e se desenvolvam meios capazes de sensibilizar o usuário para uma boa qualidade de vida.

No modelo de terapia cognitivo-comportamental (TCC), procura-se identificar os comportamentos do grupo familiar que levam à dependência ou a reforçam, auxiliando na busca de estratégias que viabilizem a mudança de hábitos (comportamentos) e a abstinência. A técnica da TCC foca as queixas e é realizada em grupo, em sessões semanais que duram 90 minutos. Podem participar os indivíduos que mantêm vínculo estreito e próximo com o usuário, isto é, os participantes não se restringem à família biológica.[22]

O adequado é a participação de no máximo 15 familiares, de modo que se possam acolher e discutir todos os tópicos apresentados. Os temas mais abordados são as queixas, emoções e reações que surgem quando se enfrenta a questão da dependência, as dificuldades para a realização do tratamento (sejam sociais, físicas ou psicológicas) e as formas de tratamento. Também é importante discutir regras, limites, combinações e comportamentos que devem ser evitados. Inicialmente, a família se sente muito culpada e acaba cedendo em algumas situações: solicitações de dinheiro e liberdade, quebra ou não cumprimento de algum acordo previamente firmado. Quando isso ocorre, o tratamento costuma ser dificultado – não só o da família, mas também o do próprio dependente químico.[4,10]

De acordo com o referencial utilizado pelo profissional, as abordagens psicoterápicas podem ser utilizadas tanto para o dependente quanto para a sua família, no atendimento individual ou grupal. Sabe-se que o dependente tem muita dificuldade de aceitar sua situação ou se considerar doente. Nesses casos, quando a família procura o serviço de saúde no intuito de engajar o dependente no tratamento, mas o próprio dependente recusa-se a aceitar ajuda, indica-se que a família inicie seu próprio tratamento. Ao entender o alcoolismo e suas consequências, a família consegue elaborar novos discursos e atitudes que podem facilitar ou culminar na reconsideração, pelo dependente, de sua participação no tratamento.

Vale lembrar que todo processo terapêutico é pautado no contrato terapêutico e que as formas de atendimento devem ser acordadas previamente entre as partes, no intuito de criar uma aliança terapêutica e evitar a quebra de confiança no terapeuta. A orientação familiar é de suma importância e tem como objetivo esclarecer à família o que diga respeito à doença e ajudá-la a criar algumas estratégias para lidar com o dependente e com os conflitos que surgem nessa nova e desconhecida rotina.[9]

Devemos ter um roteiro de acolhimento e realizar uma boa avaliação familiar, que certamente auxiliará na obtenção de um diagnóstico mais preciso do dependente e de seus familiares; como vimos, em muitos casos os familiares fornecem informações a respeito do indivíduo e dos seus hábitos. Com tais informações, é possível estabelecer o tipo de intervenção mais adequado para a família e o alcoolista.

As propostas terapêuticas das equipes interdisciplinares devem incluir ações pautadas no coletivo (paciente alcoolista, família e comunidade) e levar em consideração as políticas existentes. Essas ações devem ser focadas na reinserção social do dependente de álcool, no resgate de seu papel social e na sua independência. Também devem ter como objetivo a segurança da família: ela precisa ser acolhida e ouvida em suas dificuldades sem o olhar preconceituoso que infelizmente ainda encontramos não só na comunidade, mas também em profissionais de saúde.

CONSIDERAÇÕES FINAIS

O trabalho com a família por meio de técnicas terapêuticas específicas demonstra que são muitas as vantagens de aproximar e envolver o grupo familiar no tratamento dos pacientes (tanto para os pacientes propriamente ditos quanto para os seus familiares). Como visto, há diversos fatores que corroboram essa ideia. Um deles consiste no fato de que os familiares podem indicar como aproveitar melhor os recursos da comunidade em que estão inseridos e como envolver outros colaboradores na recuperação e no tratamento do paciente. Com o uso adequado das técnicas, é possível tentar reduzir as chances de recaída.

Nessa perspectiva, espera-se contribuir de maneira efetiva para suscitar reflexões acerca das relações que se estabelecem nas famílias adoecidas, bem como das possíveis intervenções, tanto preventivas quanto terapêuticas. Além disso, deseja-se possibilitar a proposição de novos modelos de políticas públicas que contemplem a inserção da família nos contextos terapêuticos da dependência de álcool e outras drogas.

REFERÊNCIAS

1. Antunes F, Oliveira MLF. Relações familiares e uso de álcool: uma revisão integrativa. Rev Uningá Rev. 2015;21(3):27-32.

2. Ferraboli CR, Guimarães AN, Kolhs M, Galli KSB, Guimarães AN, Schneider JF. Alcoolismo e dinâmica familiar: sentimentos manifestos. Cienc Cuid Saúde. 2015;14(4):1555-63.

3. Barbosa AC, Barreiro DP, Santos EM, Veneziani IR, Liberato EM. Uso excessivo de álcool: patologia e suas influências na família e na sociedade. In: XIII Encontro Latino Americano de Iniciação Científica e IX Encontro Latino Americano de Pós-Graduação; 2009 out 5-11; São José dos Campos, Brasil.

4. Halpern SC. Abordagem familiar. In: Brasil. Ministério da Justiça. Secretaria Nacional de Políticas sobre Drogas. Tratamento da dependência de crack, álcool e outras drogas: aperfeiçoamento para profissionais de saúde e assistência. Brasília: SENAD; 2012. p. 149-15.

5. Christiano RM, Nunes NRA. A família na contemporaneidade: os desafios para o trabalho do serviço social. Em Debate. 2013;2(11):32-56.

6. Seibel BL, Falceto OG, Hollist CS, Springer P, Fernandes CLC, Koller SH. Rede de apoio social e funcionamento familiar: estudo longitudinal sobre famílias em vulnerabilidade social. Pensando Fam. 2017;21(1):120-36.

7. Mioto RCT. Família, trabalho com famílias e serviço social. Serv Soc Rev. 2010;12(2):163-76.

8. Campos FAAC. Terapia familiar: contribuições a prática clínica em saúde mental. Saúde Redes. 2020;6(2):115-26.

9. Mioto RCT. Trabalho com famílias: um desafio para os assistentes sociais. Textos Contextos. 2010;3(1):1-15.

10. Simão MO, Smaira SI. Abordagem familiar na dependência de crack, álcool e outras drogas. In: Kerr-Corrêa F, Maximiano, VAZ, organizadores. Capacitação para comunidades terapêuticas: curso para lideres, voluntários, profissionais e gestores de comunidades terapêuticas. Brasília: MJ; 2013. p. 221-33.

11. Koch RF, Manfio DP, Hildebrandt LM, Leite MT. As relações familiares de usuários de álcool: uma revisão bibliográfica. Rev Contexto Saúde. 2011;11(20):151-60.

12. Vilela JS, Loreto MDS, Vilela JM, Silva AO. Influence of alcoholism in dependents family life projects. Oikos. 2015;26(1):18-45.

13. Monteiro CFS, Veloso LUP. A família frente ao alcoolismo: um estudo fenomenológico. Rev Enferm UFPI. 2012;1(1):14-21.

14. McCrady BS, Flanagan JC. The role of the family in alcohol use disorder recovery for adults. Alcohol Res. 2021;41(1):06.

15. Barroco MLS. Ética e serviço social: fundamentos ontológicos. 3. ed. São Paulo: Cortez, 2005.

16. Robaina CMV. O trabalho do serviço social nos serviços substitutivos de saúde mental. Serv Soc Soc. 2010;(102):339-51.

17. Payá R, Figlie NB. Abordagem familiar em dependência química. In: Figlie NB, Bordin S, Laranjeira R, organizadores. Aconselhamento em dependência química. 2. ed. São Paulo: Roca; 2010. p. 405-25.

18. Pagani R, Minozzo F, Quaglia G. Abordagem familiar: cuidados às famílias com pessoas que usam álcool e outras drogas pelas equipes de saúde da família. In: Formigoni MLOS, Duarte PCVA, organizadores. Módulo 7: recursos da comunidade e da família para cuidado e redução de danos associados ao uso de drogas. v. 8. São Paulo: SENAD; 2018. p. 48-76.

19. Paz FM, Colossi PM. Aspectos da dinâmica da família com dependência química. Estud Psicol. 2013;18(4):551-8.

20. Silva EA. A participação da família na prevenção e no tratamento de dependência de álcool e outras drogas: o papel dos pais e dos cônjuges. In: SUPERA: sistema para detecção do uso abusivo e dependência de substâncias psicoativas: encaminhamento, intervenção breve, reinserção social e acompanhamento. Goiânia: UFG; 2006. cap. 2, p. 17-26.

21. Nichols MP, Schwartz RC. Terapia familiar sistêmica: conceitos e métodos. 7. ed. Porto Alegre: Artmed, 2007.

22. Grant P, Young PR, Derubeis RJ. Terapias cognitivas e comportamentais. In: Gabbard GO, Beck JS, Holmes J. Compêndio de psicoterapia de Oxford. Porto Alegre: Artmed; 2007. p. 30-44.

AMBIENTE

CAPÍTULO 20

TRATAMENTO AMBULATORIAL E TRATAMENTO RESIDENCIAL DE CURTA E LONGA PERMANÊNCIA

Angelo Campana
Nino Marchi

A organização de serviços de tratamento para o alcoolismo no Brasil ainda representa um desafio a ser vencido. Encontramos inúmeros serviços na rede pública e privada, talvez todos os necessários para um bom tratamento, mas eles são segmentados; não há construção de redes, normatização dos diversos níveis de tratamento nem definição de como os profissionais devem atuar. Em se tratando de doença crônica, não há programas de acompanhamento ou monitoramento a longo prazo (exceto o Alcóolicos Anônimos – AA), embora tais programas sejam fundamentais para a recuperação.[1]

Segundo evidências científicas, não existe um ambiente de tratamento melhor do que o outro, e sim níveis de tratamento que deveriam se complementar.[2] Todo serviço deve definir uma demanda a ser atendida a fim de tratar com mais eficácia o paciente que o procura e se conectar aos demais serviços disponíveis constituindo redes de apoio mútuo.[3,4] Isso reforça e amplia as estratégias de tratamento, possibilitando a continuidade do atendimento às diversas necessidades ao longo da recuperação.

Neste capítulo, vamos tratar dos ambientes disponíveis que compõem as redes pública e privada, tais como os Centros de Atenção Psicossocial (Caps), os hospitais gerais, as clínicas especializadas, as comunidades terapêuticas (CTs) e as moradias assistidas.

CENTROS DE ATENÇÃO PSICOSSOCIAL

Após longo processo de desconstrução do tratamento de doenças mentais no Brasil (voltado quase exclusivamente aos manicômios), com a Portaria SAS/MS nº 224, de 29 de janeiro de 1992,[5] os manicômios passaram a ser substituídos pela Rede de Atenção Psicossocial (Raps). Com a Lei da Reforma Psiquiátrica,[6] considerando a necessidade de atualização das normas constantes, a Portaria nº 336, de 19 de fevereiro de 2002,[7] propôs que os Caps fossem os ordenadores dessa rede de atenção. Desde então, pessoas com alcoolismo são tratadas nos Caps Álcool e Drogas (Caps-AD), juntamente a usuários de outras drogas e comorbidades psiquiátricas. Na rede privada, o tratamento é coberto por planos de saúde; no regime ambulatorial, em consultórios médicos conveniados ou privados, raramente encontramos ambulatórios especializados em alcoolismo, mesmo nos centros universitários.

Os Caps, nas suas diferentes modalidades, são pontos de atenção estratégicos da Raps. Eles são serviços de saúde de caráter aberto e comunitário constituídos por equipe multiprofissional que atua sob a óptica interdisciplinar e atende prioritariamente pessoas com transtorno mental em sua área territorial. Entre os pacientes, incluem-se pessoas com necessidades decorrentes do uso de álcool e outras drogas, seja em situação de crise ou em processo de reabilitação psicossocial. Esses serviços são substitutivos ao modelo asilar.[7]

Modalidades

- Caps I: atendimento a todas as faixas etárias em cidades e/ou regiões com pelo menos 15 mil habitantes.
- Caps II: atendimento a todas as faixas etárias em cidades e/ou regiões com pelo menos 70 mil habitantes.
- Caps i: atendimento a crianças e adolescentes em cidades e/ou regiões com pelo menos 70 mil habitantes.
- Caps-AD: atendimento a todas as faixas etárias; especializado em transtorno por uso de álcool (TUA) e transtornos por uso de outras drogas; atende cidades e/ou regiões com pelo menos 70 mil habitantes.
- Caps III: atendimento com até cinco vagas de acolhimento noturno e observação. Atende todas as faixas etárias em cidades e/ou regiões com pelo menos 150 mil habitantes.
- Caps-AD III: atendimento e 8 a 12 vagas de acolhimento noturno e observação; funcionamento 24 horas. Atende pessoas de todas as faixas etárias com TUA e transtornos por uso de outras drogas; atende cidades e/ou regiões com pelo menos 150 mil habitantes.

Caps-AD

São especializados no atendimento de pessoas que têm problemas com o uso de álcool e outras drogas. Organizam-se com base nas orientações elencadas a seguir.

a Constituir-se em serviço ambulatorial de atenção diária, de referência para a área de abrangência populacional definida pelo gestor local.
b Sob coordenação do gestor local, responsabilizar-se pela organização da demanda e da rede de instituições de atenção a usuários de álcool e drogas, no âmbito de seu território.
c Ter capacidade técnica para desempenhar o papel de regulador da porta de entrada da rede assistencial local no âmbito de seu território e/ou do módulo assistencial, definido na Norma Operacional de Assistência à Saúde (Noas), de acordo com a determinação do gestor local.
d Coordenar, no âmbito de sua área de abrangência e por delegação do gestor local, as atividades de supervisão de serviços de atenção a usuários de drogas, em articulação com o Conselho Municipal de Entorpecentes.
e Supervisionar e capacitar as equipes de atenção básica, serviços e programas de saúde mental local no âmbito do seu território e/ou do módulo assistencial.
f Realizar e manter atualizado o cadastramento dos pacientes que utilizam medicamentos essenciais para a área de saúde mental.
g Funcionar das 8 às 18 horas, em dois turnos, durante os cinco dias úteis da semana, podendo comportar um terceiro turno funcionando até as 21 horas.
h Manter de 2 a 4 leitos para desintoxicação e repouso.

Caps-AD IV

Os Caps-AD IV foram criados pela Portaria nº 544, de 7 de maio de 2018.[8] Têm como atividade principal a atenção psicossocial e atendem pessoas com quadros graves e intenso sofrimento decorrentes do uso de *crack*, álcool e outras drogas (dependência de substâncias psicoativas). Têm no mínimo 10 e no máximo 20 leitos, e seu funcionamento é 24 horas. Os Caps-AD IV deverão contar com equipes multiprofissionais de atenção especializada em saúde mental e atuar obrigatoriamente por ao menos 30 horas semanais. No nosso atual sistema, representam, junto com ambulatórios especializados e outros centros de internação, peças fundamentais para o tratamento de pessoas com alcoolismo.

INTERNAÇÃO EM UNIDADES ESPECIALIZADAS

A internação integral e parcial em unidades especializadas para o tratamento do alcoolismo constitui peça fundamental na rede de cuidados, principalmente para casos de maior gravidade, com síndrome de abstinência severa e complicações físicas ou psiquiátricas. Ela também pode ser indicada quando há fracasso após tentativas de tratamento ambulatorial ou ser escolhida pelo próprio paciente.

Nos anos 1970, o modelo Minnesota[9] inspirou a criação de unidades especializadas nos hospitais psiquiátricos, separando os pacientes com alcoolismo daqueles com outras patologias mentais. O modelo de tratamento privilegiava a internação integral e, por vezes, hospital-dia, com tempo de internação de 28 dias, sob significativa influência do modelo de doença adotado pelo AA.[10] A principal difusora do sistema foi a clínica Hazelden,[11] nos Estados Unidos, gerando similares em todo o mundo; até hoje, ele persiste em muitos países. Os resultados da recuperação melhoraram,[12] e esse foi o primeiro passo para vencer o estigma moral que rondava esses pacientes. Assim, eles passaram a ser considerados doentes, inclusive pela *Classificação internacional de doenças* (CID).

Com esse mesmo modelo, proliferaram clínicas especializadas fora do hospital psiquiátrico, principalmente de iniciativa particular. A tendência de migrar os tratamentos para hospitais gerais e clínicas especializadas começou nos anos 1980, com o conceito de síndrome de dependência do álcool, antecipando a reforma psiquiátrica.[6] Estimulados pela mudança conceitual, os serviços de tratamento buscavam atender às necessidades individuais em termos de enquadre terapêutico, ambiente de tratamento, voluntariedade, tratamento de comorbidades clínicas e psiquiátricas e tempo adequado de permanência. Em 1984, foi criada uma das primeiras unidades de dependência química em hospital geral, a Unidade de Dependência Química do Hospital Mãe de Deus, em Porto Alegre (RS).

A tendência de hospitalizar pacientes com transtornos psiquiátricos em hospitais gerais foi depois oficializada na reforma psiquiátrica, em 2001.[6] O propósito seria diminuir o estigma ao retirar o tratamento de dentro de instituições psiquiátricas e atender à própria demanda das emergências e unidades de internação clínicas, que sabidamente tinham um grande contingente de alcoolistas não diagnosticados ou tratados, além de recursos de laboratório, medicamentos, atendimento de emergência e UTI para casos graves. Criaram-se programas voltados para desintoxicação (7 a 14 dias) e tratamento intensivo (14 a 30 dias), com técnicas cognitivo-comportamentais, grupos de autoajuda, avaliação clínica, avaliação psiquiátrica, testagem psicológica, testes para detecção de drogas, medicamentos e ressocialização.

Em geral, os tratamentos ambulatoriais, principalmente para problemas relacionados ao uso de álcool, são tão eficazes quanto a internação prolongada e de menor custo.[13] Porém, para determinados casos, sobretudo os mais graves, isso pode não ser verdade,[14] isto é, a internação pode apresentar melhores taxas de recuperação. Também no ambiente hospitalar, programas de desintoxicação estendidos apresentam melhores resultados quanto a taxas de morbidade e mortalidade.[15] A opção também pode ser feita pelo paciente, de acordo com suas necessidades.

Com o aumento do número de usuários de cocaína e *crack* a partir de 2000, muda completamente o perfil da população assistida, com muitas comorbidades psiquiátricas e a necessidade de internação longa em ambiente protegido. Dessa forma, a internação em hospital geral tornou-se inviável devido ao alto custo do tratamento (a maioria dos hospitais é de alta complexidade). A permanência em leitos clínicos de pacientes que não usam os recursos disponíveis, por sua vez, gera prejuízo financeiro. Ademais, há carência de leitos e, em geral, superlotação, bem como ambiente inadequado para convívio social de longa permanência e falta de proteção para casos de comorbidades psiquiátricas (é necessário ambiente protegido para internações involuntárias ou compulsórias). A rejeição dos pacientes por outros profissionais de saúde ligados ao hospital geral – rejeição que parecia menor no caso dos alcoolistas – recrudesceu com usuários de *crack* e cocaína, principalmente pelos distúrbios de comportamento associados a comorbidades psiquiátricas.

COMUNIDADES TERAPÊUTICAS: MODELO E MÉTODO DE TRATAMENTO DOS USUÁRIOS DE ÁLCOOL

As primeiras experiências em CTs com finalidade de tratar usuários de álcool e outras drogas derivam dos modelos que ofereciam auxílio a soldados britânicos traumatizados após lutar nos campos de batalha da Segunda Guerra Mundial. O trauma poderia ser correlato ou não ao abuso de substâncias psicoativas, entre elas o álcool. Os indivíduos acometidos por esses danos eram acolhidos nos hospitais de Mill Hill, Belmont (em Sutton), na parte periférica de Londres.[16,17] No campo da saúde mental, o psiquiatra Thomas Forest Main foi o primeiro a utilizar a expressão "comunidade terapêutica", ao relatar sua prática médica no Hospital Militar Cassel.[18]

Um grupo de médicos composto por Maxwell Jones, Wilfred Bion e John Rickman liderou essas primeiras experiências envolvendo as CTs. Eles utilizavam novas técnicas para a época, como terapia de grupo e vivência comunitária por meio dos próprios pares (usuários de álcool e outras drogas em abstinência por tempo considerável), ambas como métodos de terapia e reabilitação. Tais técnicas diferiam bastante da medicina tradicional e dos tratamentos usuais encontrados em hospitais psiquiátricos.[19]

A primeira CT focada em usuários de álcool e drogas no Brasil foi a do Movimento Jovens Livres, fundada pela missionária presbiteriana Ana Maria do Brasil em 1968, na cidade de Goiânia (GO). Mas é importante ressaltar que anteriormente, na década de 1950, um pregador religioso norte-americano chamado David Wilkerson fundou a Comunidade Desafio Jovem, experiência que possibilitou o alastramento das CTs pelo Brasil, inclusive o da própria Desafio Jovem.[20]

Outra importante figura pioneira no campo foi o padre Haroldo J. Rahm. Em 1978, o religioso católico fundou a Fazenda Senhor Jesus, em Campinas (SP), possibilitando a abertura de CTs em todo o Brasil, provenientes das conexões com o Movimento do Amor Exigente.[21] Outro religioso emblemático no cenário brasileiro é o frei alemão Hans Stapel, franciscano da Ordem dos Frades Menores (OFM). Em junho de 1979, ele tomou posse como pároco da Paróquia Nossa Senhora da Glória, em Guaratinguetá (SP) e, ao chegar lá, encontrou a Obra Social Nossa Senhora da Glória em plena atividade (desde 1970); a partir do trabalho do seu grupo dedicado a reflexões, mais tarde seria fundada a Fazenda da Esperança. O número de comunidades no mundo já ultrapassou uma centena de unidades estruturadas, localizadas em países da Ásia, da África, das Américas e da Europa.[22]

As comunidades terapêuticas como modelo e método de tratamento

No que tange à variedade e às diferenças históricas, as CTs tentam operar como versões de microssociedades. Nelas, os acolhidos e a equipe e/ou voluntários trabalham na tentativa de obter uma espécie de consonância, facilitando o processo de recuperação. Eles cumprem papéis específicos a cada cargo que ocupam, aderindo às regras da instituição e transmitindo-as de maneira uníssona.

De Leon[22] exprime que o método dessas organizações precisa facilitar as mudanças sociais e psicológicas nos indivíduos que as frequentam. Não fugir às origens e utilizar intencionalmente a vivência entre os pares (ou seja, trocar experiências com pessoas que têm problemas semelhantes) são recursos terapêuticos efetivos para o processo de recuperação.

Em estudo comparativo entre CTs europeias e americanas, De Leon[22] constata que as CTs consideradas tradicionais, quando comparadas às modernas, julgam essencial a função dos pares (ou seja, dependentes químicos, inclusive alcoolistas, em abstinência) de auxiliar os recém-ingressados no tratamento, atuando como "guardiões terapêuticos". O papel da família como partícipe desde as primeiras etapas do tratamento em CTs é outro componente fundamental.[22]

As comunidades brasileiras atuais especializadas no tratamento do alcoolismo se desenvolveram inspiradas nas comunidades terapêuticas existentes nos Estados Unidos e foram consolidadas com base em uma estrutura hierárquica e em princípios de autoajuda (por meio de encontros grupais).

Componentes essenciais das comunidades terapêuticas

No cenário nacional, a reforma psiquiátrica tem cinco bases conceituais norteadoras das práticas em saúde: desospitalização, desinstitucionalização, modelo psicossocial, singularização e ressocialização. Tais bases estão contidas na Lei nº 10.216, de 6 de abril de 2001,[6] que dispõe sobre a proteção e os direitos das pessoas com transtornos mentais e redireciona o modelo assistencial em saúde mental.[23] Portanto, podemos considerar que as CTs, tanto as tradicionais quanto as modernas (credenciadas e regularizadas pelos órgãos competentes), foram e são um modelo de dispositivo de práticas humanas, sendo possuidoras dos princípios e bases conceituais da reforma psiquiátrica. A seguir, estão listadas as principais características do modelo de atendimento das CTs.

a Todo acolhido em CT precisa ingressar de forma *voluntária*, sendo permitido desistir do processo de tratamento a qualquer momento.
b Indivíduos com sintomas psicóticos, sinais de intoxicação aguda ou síndrome de abstinência grave não devem ser admitidos em CT sem terem antes avaliação médica adequada e sem terem passado por processo de estabilização, bem como por exames laboratoriais. Eles devem ser referenciados por outros equipamentos da Raps ou por clínicas privadas.
c O acolhimento em CT é de caráter transitório, ou seja, deve haver um tempo máximo preestabelecido e acordado entre o acolhido, seus familiares e a equipe da CT.

Importância da equipe e dos monitores

A presença de uma equipe multiprofissional é essencial. Tanto essa equipe quanto os conselheiros e monitores da CT preferencialmente devem ser habilitados e ter *expertise* acadêmica e prática em transtornos por uso de substâncias (TUS), dominando o modelo mais preconizado na literatura científica atual.[24] A capacitação continuada deve ser uma das prioridades das CTs. Quando grupos de profissionais são capacitados, muitas vezes é possível reduzir os valores das inscrições em cursos teóricos e práticos. O ideal é procurar sempre entidades de renome que ofereçam embasamento científico atualizado.

A modalidade de capacitação individual dos membros da equipe também deve ser priorizada pela direção das CTs. A figura diferencial, porém, é a do ex-usuário de álcool que, ao longo de seu processo de recuperação, assumiu papéis cada vez mais complexos na administração e nos cuidados da comunidade, até tornar-se um funcionário.[24] O grande diferencial da CT tradicional é a combinação de técnicos, corpo clínico, medicação, períodos mais curtos de internação e períodos mais intensos de estudo. Isso tudo atua em prol da construção da consciência, da adesão ao programa e da recuperação.[24]

Considerações sobre as comunidades terapêuticas

As CTs vêm sofrendo verdadeiras revoluções ao longo dos últimos 50 anos. Na década de 1970, o instrumento terapêutico mais utilizado nas reuniões e/ou sessões de terapia de grupo era o confronto, e não se tinha nem de longe a presença de profissionais na equipe. No final dos anos 1980 e início dos 1990, as CTs assumiram papéis diferentes; foi possível perceber a inclusão de referenciais teóricos humanistas, psicanalíticos e, posteriormente, de terapias cognitivo-comportamentais e blocos teóricos.

As CTs modernas, urbanas ou rurais, desafiam os seus modelos anteriores e seus aspectos históricos. Atualmente, a CT é considerada uma estrutura de sofisticado arsenal terapêutico que oferece efetiva abordagem de tratamento a usuários de álcool. Por isso mesmo, ela necessita de constantes pesquisas e da capacitação contínua de toda a sua equipe, a fim de oferecer aos acolhidos e seus familiares um tratamento respeitoso e baseado em evidências científicas. Assim, será possível contribuir para resultados profícuos no estilo de vida dos seus frequentadores, sobretudo por serem indivíduos que costumam apresentar "sede" de sentido e "fome" de transcendência.

MORADIAS ASSISTIDAS

As moradias assistidas, ou residenciais terapêuticos, surgiram nos anos 1960 nos Estados Unidos. Elas eram chamadas de *halfway houses*,[25] sistema de habitação intermediário entre o sistema manicomial e a comunidade. Seus objetivos consistiam em aliviar o isolamento social dos doentes mentais, diminuir o estigma imposto pelo modelo médico de doença e oferecer um ambiente familiar sem prisão. Com a reforma psiquiátrica[6] ocorrida no Brasil em 2001, a versão brasileira dessas moradias (o sistema residencial terapêutico) passou a fazer parte do sistema de saúde como alternativa para a desospitalização dos manicômios.

Calcula-se que em 2004 já existiam 256 residenciais em 14 Estados brasileiros, mas voltados principalmente ao público com transtornos mentais graves, como esquizofrenia.[25] Nesses locais, os residentes ficam por tempo determinado (dependendo do tipo de tratamento), têm assessoria de profissionais de saúde mental e financiamento público. A meta principal é a reinserção social dos residentes. Uma das únicas moradias voltadas ao alcoolismo de que se tem notícia por meio de publicações é o Jardim Angela, que funcionou como serviço de casa de passagem do final de 1999 a setembro de 2003, na periferia de São Paulo.[25] Ele tinha capacidade para 10 leitos, e a permanência de dependentes de álcool era limitada a 30 dias. O objetivo do serviço era se tornar um lar temporário comunitário, apoiado principalmente por funcionários não especializados e/ou dependentes de álcool em recuperação.[25]

Em outubro de 1975, em Maryland, nos Estados Unidos, foi fundada a Oxford House System, que inspirou a criação das *sober living homes*, voltadas à abstinência de alcoolistas. Essas casas são ambientes livres de álcool direcionados a indivíduos que tentam manter a abstinência. As *sober living homes* diferem das *halfway houses* iniciais por não receberem ajuda governamental; elas são sustentadas pelos próprios moradores, que podem viver lá por tempo indeterminado. Pelo fato de não oferecerem serviços formais de tratamento, elas não são monitoradas por agências oficiais, mas já existem modelos híbridos com ambulatórios de suporte para atendimento; eles são inspirados no programa de 12 passos do AA, encorajando seus residentes a participar dos grupos.

O modelo social entende que o ambiente é o próprio modelo de tratamento: cada indivíduo tem responsabilidades por si próprio e pelo coletivo da casa, o que implica ter noção de direitos, desenvolver coerência em suas obrigações e ter responsabilidade perante os outros, construindo confiança e comprometendo-se com sua recuperação.[26]

As moradias são indicadas para egressos de CTs e de serviços especializados de hospitais gerais e psiquiátricos e como suporte de tratamentos ambulatoriais.[27] Pesquisas mostram que elas geram melhorias a longo prazo nas taxas de uso de substâncias, na gravidade da dependência e nos problemas relacionados ao álcool e a outras drogas. Também há resultados positivos quanto à estabilização de sintomas psiquiátricos, além de diminuição do número de prisões e aumento das taxas de empregabilidade entre essa população.[28] Contudo, a rejeição da comunidade onde as moradias são implantadas e o estigma social são fortes barreiras à sua implantação.[28] Portanto, apesar de esse ser um tratamento de baixo custo, sua implementação encontra forte resistência. Há mais de 40 anos o assunto é proposto no Brasil, mas efetivamente nada acontece, tal como em outros países.[27]

REFERÊNCIAS

1. Hilton ME, Fleming M, Glick H, Gutman MA, McKay J, McLellan AT, et al. Services integration and cost-effectiveness. Alcohol Clin Exp Res. 2003;27(2):271-80.

2. National Institute on Drug Abuse. Principles of drug addiction treatment: a research-based guide. 3rd ed. Bethesda: NIDA; 2020 [capturado em 22 jul. 22] Disponível em: https://www.drugabuse.gov/publications/principles-drug-addiction-treatment-research-based-guide-third-edition/principles-effective-treatment.

3. Edwards G, Marshall EJ, Cook CCH. Ambientes de tratamento, papéis profissionais e organização de serviços de tratamento. In: Edwards G, Marshall EJ, Cook CCH. O tratamento do alcoolismo. Porto Alegre: Artmed; 1999. p. 285-300.

4. Ribeiro M. Organização de serviços para o tratamento da dependência do álcool. Braz. J. Psychiatry. 2004;26(suppl 1):59-62.

5. Brasil. Ministério da Saúde. Portaria SAS/MS n° 224, de 29 de janeiro de 1992. Brasília: MS; 1992.

6. Brasil. Lei nº 10.216, de 6 de abril de 2001. Dispõe sobre a proteção e os direitos das pessoas portadoras de transtornos mentais e redireciona o modelo assistencial em saúde mental [Internet]. Brasília: Presidência da República; 2001 [capturado em 22 jul. 2022]. Disponível em: http://www.planalto.gov.br/ccivil_03/leis/leis_2001/l10216.htm.

7. Brasil. Ministério da Saúde. Portaria nº 336, de 19 de fevereiro de 2002 [Internet]. Brasília: MS; 2002 [capturado em 22 jul. 2022]. Disponível em: https://bvsms.saude.gov.br/bvs/saudelegis/gm/2002/prt0336_19_02_2002.html.

8. Brasil. Ministério da Saúde. Portaria nº 544, de 7 de maio de 2018. Define diretrizes para o cadastro do novo porte de Centro de Atenção Psicossocial de Álcool e Outras Drogas do Tipo IV (CAPS AD IV) Cadastro Nacional de Estabelecimentos de Saúde (CNES) e dá outras providências [Internet]. Brasília: MS; 2018 [capturado em 22 jul. 2022]. Disponível em: https://www.gov.br/cidadania/pt-br/acesso-a-informacao/legislacao/portaria-sas-ms-544-de-7-de-maio-de-2018.

9. Cook CC. The Minnesota Model in the management of drug and alcohol dependency: miracle, method or myth? Part I: the philosophy and the programme. Br J Addict. 1988;83(6):625-34.

10. Kelly JF. Is alcoholics anonymous religious, spiritual, neither? Findings from 25 years of mechanisms of behavior change research. Addiction. 2017;112(6):929-36.

11. Stinchfield R, Owen P. Hazelden's model of treatment and its outcome. Addict Behav. 1998;23(5):669-83.

12. Gallagher C, Radmall Z, O'Gara C, Burke T. Effectiveness of a national 'Minnesota Model' based residential treatment programme for alcohol dependence in Ireland: outcomes and predictors of outcome. Ir J Psychol Med. 2018;35(1):33-41.

13. Finney JW, Hahn AC, Moos RH. The effectiveness of inpatient and outpatient treatment for alcohol abuse: the need to focus on mediators and moderators of setting effects. Addiction. 1996;91(12):1773-96.

14. Rychtarik RG, McGillicuddy NB, Papandonatos GD, Whitney RB, Connors GJ. Randomized clinical trial of matching client alcohol use disorder severity and level of cognitive functioning to treatment setting: a partial replication and extension. Psychol Addict Behav. 2017;31(5):513-23.

15. Manthey J, Lindemann C, Kraus L, Reimer J, Verthein U, Schulte B, et al. The potential effects of an extended alcohol withdrawal treatment programme on morbidity and mortali-

ty among inpatients in the German city of Bremen: a simulation study. Subst Abuse Treat Prev Policy. 2020;15(1):1.

16. Gibbons W, Anderson D, Garm A. The therapeutic community treatment model: overview and analysis of key themes and issues. Vancouver: The John Volken Society; 2002.

17. Vandevelde S. Maxwell Jones and his work in the therapeutic community [thesis]. Ghet: Ghet University; 2008.

18. Foresti G, Pedrialli E. Tom Main e la storia del Cassel Hospital, In: Ferruta A, Foresti G, Pedriali E, Vigorelli M. La comunitá terapêutica: mito e realtá. Milano: Raffaelo Cortina; 1998.

19. Jones M. The terapeutic community: a new treatment method in psychiatry. New York: Basic Books; 1953.

20. Cinti C. A origem das comunidades terapêuticas [Internet]. Educação restaurativa; 2016 [capturado em 22 jul. 2022]. Disponível: http://educacaorestaurativa.blogspot.com.br/2012/01/origem-das-comunidades-terapeuticas.html.

21. Rahm HJ. O caminho da sobriedade: a fazenda do senhor Jesus e o amor-exigente. 3. ed. São Paulo: Edições Loyola; 2001.

22. De Leon G. A comunidade terapêutica: teoria, modelo e método. São Paulo: Edições Loyola; 2003.

23. Sampaio JJC, Guimarães JMX, Carneiro C, Garcia Filho C. O trabalho em serviços de saúde mental no contexto da reforma psiquiátrica: um desafio técnico, político e ético. Ciênc Saúde Coletiva. 2011;16(12):4685-94.

24. Federação Brasileira de Comunidades Terapêuticas. Filiados [Internet]. Campinas: FEBRACT; 2022 [capturado em 28 jul. 2022]. Disponível em: www.febract.org.br/filiadas.htm.

25. Reis AD, Laranjeira R. Halfway houses for alcohol dependents: from theoretical bases to implications for the organization of facilities. Clinics. 2008;63(6):827-32.

26. Diehl A, Elberder MF, Laranjeira R. Moradias assistidas para dependência química. In: Diehl A, Cordeiro DC, Laranjeira R, organizadores. Dependência química: prevenção, tratamento e políticas públicas. Porto Alegre: Artmed; 2011.

27. Polcin DL, Henderson D, Trocki K, Evans K, Wittman F. Community context of sober living houses. Addict Res Theory. 2012;20(6):480-91.

28. Mericle AA, Mahoney E, Korcha R, Delucchi K, Polcin DL. Sober living house characteristics: a multilevel analyses of factors associated with improved outcomes. J Subst Abuse Treat. 2019;98:28-38.

CAPÍTULO 21

GRUPOS DE AJUDA MÚTUA PARA PESSOAS COM TRANSTORNOS DEVIDOS AO USO DE ÁLCOOL E DE OUTRAS SUBSTÂNCIAS PSICOATIVAS

José Manoel Bertolote

Quando qualquer um, seja onde for, estender a mão pedindo ajuda, quero que a mão de AA esteja sempre ali. E, por isso: Eu sou responsável.[1]

Este capítulo apresenta uma breve história do desenvolvimento e do funcionamento de grupos de ajuda mútua voltados a dependentes e demais usuários de álcool e outras substâncias psicoativas, tendo o Alcoólicos Anônimos (AA) como paradigma. Apresenta, ainda, uma breve revisão das mais recentes evidências científicas sobre a eficácia dessa modalidade de ajuda, apontando para teorias sólidas a respeito de seus possíveis mecanismos de ação. Ademais, os diversos grupos de autoajuda existentes e sua distribuição geográfica no Brasil são apresentados. Ao fim, indica-se o papel dos grupos de ajuda mútua tanto no manejo clínico de dependentes e demais usuários de álcool e outras substâncias psicoativas quanto em serviços de saúde pública, como o Sistema Único de Saúde (SUS).

Embora os grupos de ajuda mútua (também chamados de "grupos de autoajuda" ou "fraternidades") pareçam ser algo recente, popularizado pelo AA,[2] já no século VI[2] os membros da Maçonaria forneciam uns aos outros apoio de diversas naturezas, geralmente não profissional e não material, centrado numa característica comum a eles, no mais das vezes onerosa. A participação nesse tipo de grupo proporciona a possibilidade de partilhar experiências, de nutrir um sentimento de pertencimento e de se sentir aceito, apoiado e fortalecido.

Em 1935, surgiu o AA, uma fraternidade de pessoas com problemas relacionados ao uso de bebidas alcoólicas que seguia essa abordagem e que se tornou paradigma para muitos outros grupos de ajuda mútua. Hoje, podemos identificar mais de uma centena de problemas (relacionados à saúde ou a outros âmbitos) para os quais existem grupos específicos de ajuda mútua.

ALCOÓLICOS ANÔNIMOS

O AA surgiu do encontro, em Akron (Ohio, Estados Unidos), de um operador da bolsa de valores, um alcoolista em abstinência recente (Bill W.), com um médico que vinha se esforçando para se manter em sobriedade (doutor Bob). Ambos tinham o objetivo comum de atingir e manter a sobriedade e usaram suas vivências místico-religiosas prévias tanto para ajudar um ao outro quanto para auxiliar outras pessoas que enfrentavam problemas com a bebida semelhantes aos seus. Eles perceberam que ficava mais fácil manter a própria sobriedade quando ajudavam o outro a manter a sua.

Desse encontro resultou o livro, publicado em 1939, que deu nome ao movimento criado por Bill e Bob, *Alcoólicos Anônimos: a história de como mais de cem homens recuperaram-se do alcoolismo.*[3] Nessa obra, cuja tiragem em inglês ultrapassa os 30 milhões de exemplares, são sugeridas atividades para o crescimento espiritual conhecidas como 12 passos. Segundo o próprio AA, "o sucesso do programa de AA deve-se ao fato de que quem não está bebendo tem uma excepcional facilidade de ajudar um bebedor-problema".[4] O Quadro 21.1 apresenta os 12 passos que norteiam esse programa.

Posteriormente, Bill publicou *As doze tradições,*[5] um conjunto de diretrizes espirituais táticas e estratégicas para assegurar a continuidade dos grupos do AA, que são os pilares dessa irmandade. Elas alinham os meios para a organização – cuja estrutura administrativa é descrita por Bill W. como uma "anarquia benigna" –, mantêm sua unidade e orientam os membros a se relacionar com o mundo exterior, organizar sua forma de viver e desenvolver-se. Embora menos conhecidas do que os 12 passos, as 12 tradições foram – e continuam sendo – fundamentais para o sucesso da disseminação do AA, inicialmente nos Estados Unidos e posteriormente em praticamente todo o mundo.

As tradições, que compõem um verdadeiro código de conduta individual e institucional, são apresentadas no Quadro 21.2.

Todavia, o AA não se constitui apenas dos 12 passos e das 12 tradições. Ademais, seu modo de funcionamento, que segue as 12 tra-

Quadro 21.1 OS 12 PASSOS DO AA

1. Admitimos que éramos impotentes perante o álcool – que tínhamos perdido o domínio sobre nossas vidas.
2. Viemos a acreditar que um Poder Superior a nós mesmos poderia devolver-nos à sanidade.
3. Decidimos entregar nossa vontade e nossa vida aos cuidados de Deus, na forma em que O concebíamos.
4. Fizemos minucioso e destemido inventário moral de nós mesmos.
5. Admitimos perante Deus, perante nós mesmos e perante outro ser humano a natureza exata de nossas falhas.
6. Prontificamo-nos inteiramente a deixar que Deus removesse todos esses defeitos de caráter.
7. Humildemente rogamos a Ele que nos livrasse de nossas imperfeições.
8. Fizemos uma relação de todas as pessoas a quem tínhamos prejudicado e dispusemo-nos a reparar os danos a elas causados.
9. Fizemos reparações diretas dos danos causados a tais pessoas, sempre que possível, salvo quando fazê-las significasse prejudicá-las ou a outrem.
10. Continuamos fazendo o inventário pessoal e, quando estávamos errados, nós o admitíamos prontamente.
11. Procuramos, por meio da prece e da meditação, melhorar nosso contato consciente com Deus, na forma em que O concebíamos, rogando apenas o conhecimento de Sua vontade em relação a nós e forças para realizar essa vontade.
12. Tendo experimentado um despertar espiritual graças a estes passos, procuramos transmitir esta mensagem aos alcoólicos e praticar estes princípios em todas as nossas atividades.

Fonte: Alcoólicos Anônimos do Brasil.[4]

Quadro 21.2 AS 12 TRADIÇÕES DO AA

1. Nosso bem-estar comum deve estar em primeiro lugar; a recuperação individual depende da unidade do AA. **2.** Para nosso propósito de grupo, há somente uma autoridade suprema – um Deus amantíssimo que se manifesta em nossa consciência de grupo. Nossos líderes são apenas servidores de confiança; não governam. **3.** O único requisito para ser membro do AA é o desejo de parar de beber. **4.** Cada grupo deve ser autônomo, salvo em assuntos que digam respeito a outros grupos ou ao AA em seu conjunto. **5.** Cada grupo é animado por um único propósito primordial – o de transmitir sua mensagem ao alcoólico que ainda sofre. **6.** Nenhum grupo do AA deverá jamais emprestar o nome do AA, endossar ou financiar qualquer sociedade ou empreendimento alheio à irmandade, a fim de que problemas de dinheiro, propriedade e prestígio não nos afastem do nosso objetivo primordial.	**7.** Todos os grupos do AA deverão ser totalmente autossuficientes, rejeitando quaisquer doações de fora. **8.** O AA deverá manter-se sempre não profissional, embora nossos centros de serviços possam contratar funcionários especializados. **9.** O AA, como tal, jamais deverá ser organizado; podemos, porém, criar juntas ou comitês de serviço diretamente responsáveis perante aqueles a quem prestam serviços. **10.** O AA não opina sobre questões que lhe são alheias; portanto, o nome do AA jamais deverá aparecer em controvérsias públicas. **11.** Nossa política de relações públicas baseia-se na atração em vez de na promoção; precisamos sempre manter o anonimato pessoal na imprensa, na rádio e em filmes. **12.** O anonimato é o alicerce espiritual de todas as nossas tradições, lembrando-nos sempre da necessidade de colocar os princípios acima das personalidades.

Fonte: Alcoólicos Anônimos Área 40.[6]

dições descritas, nem sempre é adotado por outras organizações que, todavia, utilizam os 12 passos. Dois instrumentos particulares devem ser considerados para se entender a magnitude e a profundidade do trabalho do AA: o grupo e o apadrinhamento.

O grupo do Alcoólicos Anônimos

"Dois ou três alcoólicos quaisquer, reunidos em busca de sobriedade, podem autodenominar-se um grupo de AA, desde que, como grupo, não possuam outra afiliação".[7] Cada grupo de AA, com um número variável de participantes, é uma entidade em si autônoma, autossustentável e sem personalidade jurídica que depende inteiramente das contribuições voluntárias de seus membros. Os grupos não dependem politicamente (nem financeiramente) de outras instâncias do AA – como, no Brasil, distritos, áreas, Escritório de Serviços Gerais (ESG) e Junta Nacional de Alcoólicos Anônimos do Brasil (Junaab) –, e nenhum deles tem poder de mando sobre os demais. O ESG e a Junaab subsistem da venda de literatura própria e de contribuições voluntárias de grupos e membros do AA.

O relacionamento entre grupos, distritos, áreas, ESG e Junaab é descrito como uma "pirâmide invertida" (os grupos na base, que figura no topo, e a Junaab no vértice, representado embaixo) sem vínculo hierárquico entre seus níveis nem no âmbito de cada nível. No regime de "anarquia absoluta", ninguém tem poder de mando sobre ninguém e ninguém pode ser expulso, punido ou exposto publicamente.

As reuniões de grupo têm um caráter simples, informal, de natureza espiritual. Elas são dedicadas à troca de experiências e ao estudo da literatura do AA. As decisões são tomadas por consenso ou por maioria absoluta.

O apadrinhamento

O AA define o apadrinhamento como o processo pelo qual "um alcoólico que já tenha feito certo progresso na recuperação compartilha essa experiência, de uma maneira contínua e individual, com outro alcoólico que ainda esteja tentando conseguir ou manter a sobriedade através de AA",[8] o que corresponde ao 12º passo.

Os membros recém-chegados ao AA são encorajados a escolher um membro mais experiente (de preferência do mesmo sexo) para ajudá-los a entender e a seguir o programa do grupo. Além desse auxílio, o padrinho, devido ao seu tempo de abstinência, serve não só como modelo a ser seguido, mas também como "boia salva-vidas" em momentos de crise, sobretudo as associadas ao risco de romper a sobriedade ou mesmo de escorregadelas ou recaídas. Todavia, há quem julgue que esse instrumento pode beneficiar tanto o apadrinhador quanto o apadrinhado, ou mais ainda aquele.[9]

A autoajuda do Alcoólicos Anônimos durante a pandemia de covid-19

Após a eclosão da pandemia de covid-19, as regras de distanciamento físico e a proibição de reuniões públicas afetaram gravemente as organizações de ajuda mútua que, como o AA, têm nas reuniões de grupo sua base, sua razão de ser e sua sustentação econômica; sua sobrevivência chegou a ser momentaneamente ameaçada.

Porém, rapidamente foi encontrada uma alternativa: a realização de reuniões a distância, por meio de plataformas da internet. Com isso, os membros dos grupos passaram a se encontrar virtualmente, em reuniões específicas para membros antigos e novos ingressantes, bem como em reuniões específicas para mulheres, entretanto não sem uma série de contratempos.

Por um lado, muitos membros do AA dispunham de pouco ou nenhum acesso a essas plataformas ou eram pouco hábeis para operá-las. Por outro lado, muitos temiam que, mesmo em reuniões fechadas, o princípio sagrado da anonimidade (12ª tradição) fosse quebrado por meio da divulgação indevida ou pirateada de reuniões ou de partes delas. Contudo, como não há males que sempre durem, em pouco tempo a participação cresceu, atingindo, em agosto de 2021, a marca de 644 reuniões abertas (nas quais são acolhidos os novos ingressantes) e 768 reuniões institucionais (para membros mais antigos) por semana, com mais de 10 mil participantes apenas nesse mês.*

Um destaque dessas reuniões virtuais foi a elevada participação de novos ingressantes: pouco mais de 40% eram mulheres (contra 10% antes da pandemia), sendo a maioria constituída por jovens (antes da pandemia, a maioria dos participantes tinha 40 anos ou mais). Esses ingressantes admitiram que o formato virtual, que não exige presença física, facilitou muito sua chegada ao AA. Em particular, foram beneficiados residentes de regiões remotas e isoladas onde não há grupos de autoajuda nem equipamentos do SUS capacitados para o atendimento de seus problemas e necessidades. Diante disso, a irmandade cogita e debate agora a possibilidade de manter reuniões virtuais, além das tradicionais presenciais, após o fim das medidas restritivas impostas pela covid-19.

* As informações desse parágrafo e do seguinte foram fornecidas pelo Comitê de Assuntos de Tecnologia da Informação da Junaab, em 31 de agosto de 2021.

OUTROS GRUPOS SEGUIDORES DOS 12 PASSOS

O sucesso do programa dos 12 passos levou diversos outros grupos a se organizar com base nesses princípios. O primeiro deles foi o grupo de familiares de alcoólicos Al-Anon, fundado em 1951 por Anne B. e Lois W. (esposa de Bill W., cofundador do AA). O Alateen, divisão jovem do Al-Anon, entrou em funcionamento apenas em 1957, por iniciativa de um jovem chamado Bob. O objetivo desses grupos era ajudar os familiares a superar o problema da bebida e, ao mesmo tempo, viabilizar um apoio mútuo do ponto de vista emocional, em decorrência dos traumas advindos do uso de bebida por seus parentes.[*,4]

No âmbito internacional, além do Al-Anon/Alateen, identificam-se hoje mais de 40 grupos de ajuda mútua que seguem os 12 passos. Alguns são grupos de usuários de outras substâncias psicoativas em geral (Narcóticos Anônimos – NA) ou de substâncias específicas (cocaína, maconha, nicotina, heroína). Também há grupos de pessoas com outros transtornos mentais, como os relacionados a jogos, alimentação e sexo.

No Brasil, além dos grupos mencionados nos parágrafos anteriores, todos de origem estrangeira, temos duas outras organizações de ajuda mútua a usuários de álcool e outras substâncias psicoativas. Eles são descritos a seguir.

Amor Exigente

Fundado em 1984, o Amor Exigente (AE) "atua como apoio e orientação aos familiares de dependentes químicos e às pessoas com comportamentos inadequados".[10] O AE segue 12 princípios básicos e 12 princípios éticos, além de uma espiritualidade pluralista e de responsabilidade social. Ele desenvolve "preceitos para a reorganização familiar, sensibilizando as pessoas e levando-as a perceber a necessidade de mudar o rumo de suas vidas a partir de si mesmas, proporcionando equilíbrio e melhor qualidade de vida".[10] Atualmente, o AE conta com regionais em 21 Estados brasileiros, no Distrito Federal e em dois países da América do Sul (Argentina e Uruguai).

Pastoral da Sobriedade[11]

A Pastoral da Sobriedade é uma ação concreta da Igreja Católica Romana voltada à prevenção e à recuperação da dependência química. Ela foi criada em 1998, com a finalidade de formar, capacitar, treinar e implantar grupos de ajuda mútua em dioceses, paróquias e comunidades, em consonância com as diretrizes de evangelização da Conferência Nacional dos Bispos do Brasil (CNBB).

A Pastoral da Sobriedade atua por meio de reuniões semanais que seguem 12 passos baseados no Evangelho e na doutrina da Igreja. Ela trabalha em cinco frentes: prevenção, intervenção, reinserção familiar, reinserção social e atuação política. Atualmente, a Pastoral da Sobriedade conta com 1.293 grupos, distribuídos em 15 Estados brasileiros.

EFICÁCIA DOS 12 PASSOS

Embora não haja dois grupos de ajuda mútua exatamente idênticos (a quarta e a sétima tradições garantem isso para os grupos de AA), todos são semelhantes em sua simplicidade e sua segurança, dispensando formulações teóricas, técnicas elaboradas e métodos complicados. Apesar disso, diversos pesquisadores independentes identificaram grande variedade de fatores psicossociais responsáveis pela efetividade desses grupos. Tais fatores são resumidos por Solomon[12] nos cinco referenciais teóricos descritos a seguir.

---

* Problema longamente ignorado e que agora é reconhecido como um diagnóstico de transtorno mental pela *Classificação internacional de doenças* (CID-11) (dano aos outros).

- Apoio social: consiste num fator de redução da evolução de certas doenças físicas e mentais.
- Conhecimento e experiência: a validação de vivências próprias por pessoas mais experientes e informadas aumenta a autoconfiança.
- Teoria do aprendizado social: pessoas com experiência tornam-se modelos confiáveis.
- Teoria da comparação social: pessoas com doenças similares ajudam a criar um sentimento de normalidade e são um incentivo para a mudança, seja pela imitação de modelos desejáveis, seja pelo distanciamento de modelos indesejáveis.
- Teoria do cuidador: ajudar e cuidar de alguém aumenta o sentimento de competência interpessoal e a autoestima; a pessoa que ajuda sente que ganha tanto quanto a pessoa ajudada.

Apesar do ceticismo de alguns pesquisadores,[13,14] estudos mais recentes demonstraram a eficácia de programas que seguem os 12 passos para dependentes de álcool e identificaram alguns elementos que contribuem para essa eficácia.

Kelly, Humphreys e Ferri, em nova revisão da Colaboração Cochrane, constataram que programas de 12 passos para dependentes de álcool, comparados a outros tipos de programa, têm maior probabilidade de viabilizar abstinência por até três anos.* Eles verificaram, ainda, que tais programas podem ter desempenho equivalente ao de outras intervenções clínicas quanto à intensidade de desfechos de ingestão de álcool. Ademais, concluíram, por meio de análises econômicas, que a associação sistemática de intervenções clínicas com programas que usam a estratégia dos 12 passos pode proporcionar economia substancial.[15]

Usando metodologia diferente (ressonância magnética funcional e autorrelato de membros do AA), Galanter e colaboradores,[16] em 2017, relataram que a leitura da "Oração da serenidade"** (que sempre inicia e encerra as reuniões do AA), comparada com a leitura de notícias irrelevantes e com a observação de paisagens neutras, resultou em menor intensidade autorrelatada da fissura (*craving*) e ativação aumentada de áreas que refletem o controle da atenção e da emoção: (i) giro pré-central esquerdo, (ii) lóbulo parietal superior esquerdo, (iii) giros temporais médios bilaterais e pré-cúneos bilaterais. Por outro lado, a intensidade da fissura após a oração esteve inversamente associada à ativação de áreas cerebrais envolvidas com o processamento da autorreferência e com a rede cerebral padrão (rede de modo padrão – RMP).[16]

Achados similares foram relatados em 2019 por McKintock e colaboradores,[17] que mediram a atividade cerebral de sujeitos envolvidos em atividades espirituais e compararam os resultados com os de sujeitos envolvidos em outras atividades (estressantes ou relaxantes). Os primeiros tiveram a ativação de áreas cerebrais frontotemporais diferenciada em comparação com os demais, o que sugere a existência de uma rede neuronal funcional em regiões ventrofrontoparietais associadas a vivências espirituais, sendo o grau de ativação diretamente relacionado ao grau de espiritualidade.[17]

Outra informação sobre a eficácia dos 12 passos vem não de pesquisas formais, mas da inferência de uma sólida experiência clínica associada a uma profunda reflexão. Griffith Edwards, em 1982, em conferência pronunciada durante o Congresso da Associação

* Ferri foi o principal coautor da revisão anterior da Colaboração Cochrane, que em 2004 não havia identificado a eficácia desses programas.[13]

** "Concedei-nos, Senhor, a serenidade necessária para aceitar as coisas que não podemos modificar, coragem para modificar aquelas que podemos e sabedoria para distinguir umas das outras."

Brasileira de Estudos sobre Álcool e outras Drogas (Abead), postulou que uma pessoa dependente de álcool ou de outras drogas – presa de uma paixão avassaladora – não deixa, simplesmente, essa substância; na melhor das hipóteses, troca-a por outra paixão: "Um novo amor, uma nova religião, um novo time, um novo *hobby*".[18]

Ora, uma religião é um sistema sociocultural particular caracterizado por:[19,20]

1 crença num poder superior, sobre-humano, abrangente e onipresente;
2 conjunto de normas e valores norteadores que dão um sentido à vida;
3 textos fundamentais que devem ser preservados e transmitidos às futuras gerações e que regulamentam seus ritos e suas práticas;
4 missão apostólica de levar adiante sua mensagem (a palavra) em âmbito universal.

Não é difícil identificar essas características no AA, tanto em seus textos básicos quanto em seu modo de funcionamento. Seria o AA uma "nova religião" ou "quase religião"[21] que pode, em alguns casos, substituir o "fervor" pelo álcool a que se referia Edwards?

Com isso, temos atualmente não apenas medidas da eficácia do tipo de programa que é a base do funcionamento do AA (e de grupos similares), mas também hipóteses neurofuncionais de seus mecanismos subjacentes e de elementos socioculturais que referendam seus resultados. A relevância desses achados estende-se desde o campo da clínica até o da pesquisa e o da gestão de programas e sistemas de saúde, com especial relevância para a saúde pública e, em particular no Brasil, para o SUS.

GRUPOS DE AUTOAJUDA NO BRASIL

Estima-se que haja atualmente mais de 118 mil grupos ativos do AA, com mais de 2,5 milhões de membros em 180 países.[22] No Brasil, de acordo com o Ministério da Cidadania,[23] existem atualmente cerca de 4.400 grupos de AA em todos os Estados e no Distrito Federal. Recentemente, o Ministério da Cidadania publicou um mapeamento dos grupos de ajuda mútua voltados a pessoas com transtornos por uso de substâncias psicoativas no Brasil (como utilidade pública). Ele é apresentado na Tabela 21.1, a seguir.[23]

À guisa de comparação, o Ministério da Saúde indicava a existência de 2.661 Centros de Atenção Psicossocial (Caps) em todo o país em 2020,[24] sem especificação de quantos

Tabela 21.1 SERVIÇOS DE AJUDA MÚTUA RELATIVOS A TRANSTORNOS POR USO DE SUBSTÂNCIAS PSICOATIVAS NO BRASIL

Serviço	Grupos existentes	Estados com grupos
AA	4.393	26 (+ DF)
NA	1.065	26 (+ DF)
Familiares Al-Anon	430	20 (+ DF)
Familiares Nar-Anon	203	17 (+ DF)
Cruz Azul	121	8
AE	1.293	25

Fonte: Elaborada com base em Brasil. Ministério da Cidadania.[23]

eram Caps Álcool e Drogas (Caps-AD), específicos para o tratamento de transtornos por uso de substâncias psicoativas. Com a chegada da pandemia de covid-19, não há informações sobre um eventual aumento do número desse tipo de serviço.

Ainda como comparação, o município de São Paulo tinha, em julho de 2021, 97 Caps, dos quais 32 eram Caps-AD. À mesma época, o município contava com 121 grupos de AA, 34 de NA, 30 de Al-Anon, 11 de Nar-Anon e 12 da Pastoral da Sobriedade.[25]

CONSIDERAÇÕES FINAIS

Considerando-se o tempo de experiência de programas de 12 passos para pessoas com dependência de álcool (e de outras substâncias psicoativas) e as recentes evidências científicas de sua eficácia, comparável e equivalente à de outras intervenções clínicas que visam à sobriedade, parece insensato e contraproducente não os incluir em programas terapêuticos que buscam a sobriedade dos dependentes, no mínimo como coadjuvantes de tratamentos mais convencionais.

Considerando-se, ainda, sua capilaridade e sua vasta distribuição geográfica, não limitada por critérios populacionais (como é o caso dos Caps), parece de todo recomendável a inclusão de programas de ajuda mútua baseados na abordagem dos 12 passos em programas de saúde coletiva, no SUS (de maneira generalizada) e, particularmente, na Rede de Atenção Psicossocial (Raps).

REFERÊNCIAS

1. Alcoólicos Anônimos do Brasil. Plano de inventário da conferência conclusões dos inventários [Internet]. São Paulo: AA do Brasil; 2022 [capturado em 22 jul. 2022]. Disponível em: https://www.aa.org.br/membros/comites/cac-assuntos-da-conferencia/recomendacoes-aprovadas-nas-csgs/subtitulo-25.

2. Chevalier Ramsay lodge. What is freemasonry? [Internet]. Chevalier Ramsay lodge; 2022 [capturado em 22 jul. 2022]. Disponível em: https://chevalierramsay.be/what-is-freemasonry/.

3. Wilson B. Alcoholic Anonymous: the story of how more than one hundred men have recovered from alcoholism. New York: Works Publishing Company; 1939.

4. Alcoólicos Anônimos do Brasil. Os doze passos [Internet]. São Paulo: AA do Brasil; 2022 [capturado em 22 jul. 2022]. Disponível em: https://www.aa.org.br/informacao-publica/principios-de-a-a/os-passos.

5. Bill W. Twelve points to assure our future. New York: Grapevine; 1946.

6. Alcoólicos Anônimos Área 40. Quem somos [Internet]. São Vicente: Alcoólicos Anônimos Área 40; 2022 [capturado em 22 jul. 2022]. Disponível em: https://aaarea40.org.br/12tradicoes/.

7. Alcoólicos Anônimos do Brasil. Pirâmide invertida [Internet]. São Paulo: AA do Brasil; 2022 [capturado em 22 jul. 2022]. Disponível em: https://www.aa.org.br/membros/index.php/comites/cto/newsletters-cto/piramide-invertida.

8. Alcoólicos Anônimos do Brasil. Apadrinhamento em A.A. [Internet]. São Paulo: AA do Brasil; 2022 [capturado em 22 jul. 2022]. Disponível em: https://www.aa.org.br/membros/index.php/comites/cto/newsletters-cto/apadrinhamento-aprendizado.

9. Zemore SE, Kaskutas LA, Ammon LN. In 12-step groups, helping helps the helper. Addiction. 2004;99(8):1015-23.

10. Amor Exigente. Quem somos [Internet]. Campinas: Amor Exigente; 2022 [capturado em 22 jul. 2022]. Disponível em: https://amorexigente.org.br/quem-somos/.

11. Pastoral da Sobriedade. Sobre a Pastoral [Internet]. Curitiba: Pastoral da Sobriedade; 2022 [capturado em 22 jul. 2022]. Disponível em: http://www.sobriedade.org.br/sobre.

12. Solomon P. Peer support/peer provided services underlying processes, benefits, and critical ingredients. Psychiatr Rehabil J. 2004;27(4):392-401.

13. Ferri M, Amato L, Davoli M. Alcoholics anonymous and other 12-step programmes for alcohol dependence. Cochrane Database Syst Rev. 2006;(3):CD005032.

14. Terra MB, Barros HMT, Stein AT, Figueira I, Palermo LH, Athayde LD, et al. Do alcoholics anonymous groups really work? Factors of adherence in a Brazilian sample of hospitalized alcohol dependents. Am J Addict. 2008;17(1):48-53.

15. Kelly JF, Humphreys K, Ferri M. Alcoholic Anonymous and other 12-step programs for alcohol use disorder. Cochrane Database Syst Rev. 2020;3(3):CD012880.

16. Galanter M, Josipovic Z, Dermatis H, Weber, J, Milliard MA. An initial fMRI study on neural correlates of prayer in members of Alcoholics Anonymous. Am J Drug Alcohol Abuse. 2017;43(1):44-54.

17. McClintock CH, Worhunsky PD, Xu J, Balodis IM, Sinha R, Miller L, et al. Spiritual experiences are related to engagement of a ventral frontotemporal functional brain network: implications for prevention and treatment of behavioral and substance addictions. J Behav Addict. 2019;8(4):678-91.

18. Edwards G. Congresso da Associação Brasileira de Estudos sobre Álcool. São Paulo; 1982. Apresentação oral.

19. Nongbri B. Before religion: a history of a modern concept. New Haven: Yale University Press; 2003.

20. Harari YN. Sapiens: uma breve história da humanidade. Porto Alegre: L&PM; 2018.

21. Rudy DR, Greil AL. Is alcoholics anonymous a religious organization? Meditations on marginality. Sociol Analysis. 1988;50(1):41-51.

22. Alcoholics Anonymous. A.A. around the world [Internet]. New York: Alcoholics Anonymous; 2022 [capturado em 22 jul. 2022]. Disponível em: https://www.aa.org/pages/en_US/aa-around-the-world.

23. Brasil. Ministério da Cidadania. Grupos de ajuda mútua [Internet]. Brasília: Ministério da Cidadania; 2022 [capturado em 22 jul. 2022]. Disponível em: https://aplicacoes.mds.gov.br/sagi/app-sagi/geosagi/maps/?g=1.

24. Senado Notícias. Após 20 anos, reforma psiquiátrica ainda divide opiniões [Internet]. Brasília: Agência Senado; 2021 [capturado em 22 jul. 2022]. Disponível em: https://www12.senado.leg.br/noticias/materias/2021/04/06/apos-20-anos-reforma-psiquiatrica-ainda-divide-opinioes.

25. São Paulo. Centros de Atenção Psicossocial (CAPS) [Internet]. São Paulo: Prefeitura; 2021 [capturado em 22 jul. 2022]. Disponível em: https://www.prefeitura.sp.gov.br/cidade/secretarias/saude/atencao_basica/index.php?p=204204.

PARTE V

POLÍTICAS

CAPÍTULO 22

PREVENÇÃO DOS PROBLEMAS RELACIONADOS AO ÁLCOOL NOS SISTEMAS DE EDUCAÇÃO E DE SAÚDE

Ana Cecilia Petta Roselli Marques

As políticas de drogas estão e sempre estiveram fundamentadas no modelo conceitual adotado pela sociedade e pelo Estado. Países em desenvolvimento, como o Brasil, ainda sem autonomia diante de fenômenos complexos, bem como países dependentes economicamente de nações desenvolvidas, têm "importado" modelos de prevenção de drogas, isto é, não têm marcos ideológicos próprios.

Segundo a ideologia do Movimento de Temperança, organizado pela classe média americana entre o final do século XIX e o início do século XX, o abuso de álcool precisava ser reprimido, pois cursava com a destruição da esfera moral do indivíduo, de sua saúde física e mental, da família e da sociedade.[1] Fundamentada nesse modelo, a prevenção do uso de álcool começa somente na década de 1960, por meio da "pedagogia do terror".

Na década de 1970, foi instituída a política de "guerra às drogas" dos Estados Unidos, e os programas preventivos seguiram o conceito de doença inata e abstinência compulsória. Nesse contexto, o *Just say no* ("Basta dizer não") foi incorporado ao currículo escolar.[2] No Brasil, até 1990 as ações preventivas importadas dos Estados Unidos pouco se ajustaram à realidade local.[3]

A partir de 1990, a Organização das Nações Unidas para a Educação, a Ciência e a Cultura (Unesco) passa a apoiar, com recursos financeiros e técnicos, projetos para a prevenção do uso de drogas no âmbito da educação. Isso ocorreu porque as pesquisas internacionais mostravam que os adolescentes experimentavam as drogas lícitas para adultos, como o álcool e o tabaco, por volta dos 13 anos, e as medidas preventivas não controlavam nem a iniciação, nem a escalada para as drogas ilícitas.[4]

No Brasil, a Associação Brasileira de Estudos sobre o Álcool e outras Drogas (Abead), por meio de seus membros-fundadores, elaborou um programa de prevenção de drogas na escola, o *Valorização da vida*, que foi implantado pelo governo do Rio Grande do Sul em 1990 e 1991, sendo apresentado ao governo federal em seguida.[5]

Em 1996, a Fundação para o Desenvolvimento da Educação (FDE), da Secretaria da Educação do Estado de São Paulo, elaborou o projeto *Prevenção também se ensina*, com o objetivo de estabelecer na rede estadual de ensino a capacitação permanente de professores e alunos. A ideia era propiciar condições para a redução da vulnerabilidade de alunos e alunas à gravidez na adolescência, às doenças sexualmente transmissíveis e ao uso de álcool, tabaco e outras drogas, bem como divulgar informações sobre a diversidade sexual. Até hoje, esse programa beneficiou aproximadamente 3,7 milhões de alunos dos ensinos fundamental e médio.[6]

A Secretaria Nacional de Políticas sobre Drogas (Senad), do Ministério da Justiça e Segurança Pública, foi criada em 1998. Ela é voltada à coordenação de ações de prevenção ao abuso de drogas, atenção e reinserção social de usuários e repressão ao tráfico, seguindo os modelos propostos pelo governo dos Estados Unidos.[7]

O modelo do currículo estadunidense foi replicado no Brasil, mas produziu pouco impacto e foi seguido pelo modelo da educação afetiva, focado no desenvolvimento da autoestima, no manejo da ansiedade, no ajuste da comunicação verbal e na capacidade de resistir às pressões do grupo.[8] Todavia, em 2009, os programas americanos foram avaliados e mostraram mais limitações do que efetividade, segundo vários pesquisadores.[9]

Hoje, existe a ciência da prevenção. Ela mostra os fatores que levaram os modelos citados e os demais – como o da informação científica, o de jovens lideranças saudáveis e o da oferta de alternativas – a resultados nulos, ínfimos e pontuais ou negativos.[10]

Na adolescência, quando o contato com o grupo de amigos e com a sociedade é o mais importante, o indivíduo sofre influências marcantes dos modelos sociais; logo, ele precisaria estar protegido desde a infância.[11] Sabe-se que na escola acontece uma parte da socialização da criança, mas que a mais forte influência vem de casa, dos pais e do entorno, isto é, do microssistema ao qual o indivíduo pertence e do qual depende desde o início de sua vida.[12] Se os pais recebem um treinamento, o resultado é melhor;[13] se as atividades preventivas atingem a comunidade, o desfecho pode ser ainda mais eficaz.[14]

No Brasil, a lei de drogas vigente reafirma que todas as instituições de ensino devem adotar ações de prevenção, mas os professores não se sentem habilitados a manejar o tema.[15]

Abreu e colaboradores[16] desenvolveram uma revisão sistemática e mostraram que os programas preventivos nacionais são executados por universidades públicas do Sudeste, com uma pequena parcela apoiada por agências de fomento à pesquisa. Eles verificaram também que 62,7% dos programas acontecem em escolas (sem o apoio do Ministério da Educação) e que apenas 6,8% têm foco no uso de drogas. A avaliação da efetividade desses programas é escassa e pouco valorizada.[16]

As ações oficiais de prevenção que tiveram alcance nacional e que se mantêm até os dias atuais são muito restritas, pois se resumem a cursos de capacitação a distância, um programa desenvolvido pela Polícia Militar, e a programas importados, que, mesmo aculturados, se mostraram ineficazes e até iatrogênicos.[17] A maior parte das ações depende da aprovação da gestão política, muito distante dos escassos grupos de pesquisa e pouco ciente das necessidades de cada região do país.

Mesmo com tantas dificuldades, as medidas preventivas são aquelas que apresentam a melhor relação custo-benefício para a redução tanto do uso problemático quanto de suas consequências até hoje: para cada dólar usado em programas de prevenção escolar, evita-se o gasto de 18 dólares com o custo social das drogas.[18] E, para o mesmo dólar gasto com prevenção, economizam-se 10 com saúde e outros impactos.[19]

Os programas de prevenção de drogas na escola serão mais efetivos se criarem um ecossistema de manutenção e sustentabilidade e se viabilizarem o envolvimento de todos a fim de manter a saúde da comunidade.[20] O papel do professor consistiria em acompanhar o surgimento do pensamento crítico do aluno, na tentativa de estimulá-lo a ter comportamentos favoráveis ao seu equilíbrio na adolescência, mas é desde a infância que se constroem hábitos e atitudes, e a escola acaba assumindo um papel importante nesse processo, auxiliando a família.[21]

O passo seguinte para adequar uma política preventiva é definir a intersetorialidade e a corresponsabilização entre algumas áreas da gestão, como a saúde, a assistência social, a segurança e todas aquelas que têm alguma relação com o usuário e sua família, considerando as ações indicadas nas leis brasileiras.[22]

Recomenda-se que os programas de prevenção na escola sejam pautados pelas evidências científicas, pela cultura e pelas necessidades locais. Eles também devem ter múltiplos componentes, entre os quais está a coalizão com os pais e a comunidade. Ademais, devem ser avaliados quanto à sua efetividade, garantindo, assim, sua normatização e sua sustentabilidade.

ÂMBITO DA SAÚDE

Em 1960, Leavel e Clark[23] propuseram um modelo de prevenção para as doenças crônicas não transmissíveis (DCNTs) baseado naquele já utilizado para doenças infecciosas, como parte do programa de saúde comunitária. Eles estabeleceram níveis de prevenção primária, secundária e terciária (antes promoção e proteção específica; identificação e tratamento precoce; e reabilitação). A influência desse modelo é observada até hoje.[23]

O consumo de álcool é um dos fatores de risco mais relevantes para a saúde da população mundial, pois o consumo *per se* – não só o consumo excessivo – comprovadamente produz muitos danos. Além de sua interface com todo o sistema nervoso central, o álcool desregula vários sistemas, como o cardiovascular, aumentando as taxas de infarto, e o imunológico, que, em cascata, aumenta a chance de infecção pelo HIV, de pneumonia e de miocardite. O consumo de álcool na gestação já mostrou o seu potencial teratogênico, e mesmo o uso de baixas doses mostra um potencial carcinogênico, além de aumentar a taxa de transtornos mentais e suicídio, o que aumenta ainda mais a taxa de mortalidade. Absenteísmo, desemprego, renda familiar baixa, violência, destruição da propriedade pública e/ou privada, abuso e negligência, impacto na saúde mental dos familiares, lesões no trabalho, no trânsito, em casa e em locais públicos são outras consequências.[24]

Segundo a 10ª versão da *Classificação estatística internacional de doenças e problemas relacionados à saúde* (CID-10), consumir álcool correlaciona-se com mais de 200 códigos de doenças diferentes, agudas e crônicas, além de causar dano ao entorno. Por esse motivo, a Organização Mundial da Saúde (OMS) desenvolveu um plano estratégico global para reduzir tal impacto, apontando para a urgência de implantar a prevenção em todos os níveis do sistema de atenção à saúde. A edição de 2011 do *Relatório mundial de saúde mental* reuniu 10 recomendações básicas para ações na área de saúde mental e uso de substâncias de abuso (SAs):[25]

1. começar na atenção primária;
2. disponibilizar fármacos de uso essencial;
3. promover cuidados comunitários;
4. educar a população;
5. envolver comunidades, famílias e usuários;
6. estabelecer políticas, programas e legislação específica;
7. desenvolver recursos humanos;
8. atuar de forma integrada com outros setores;
9. monitorizar a saúde mental da comunidade;
10. apoiar pesquisas.

Para avaliar a carga de doenças crônicas incapacitantes e a mortalidade precoce, a OMS criou o *Global Burden of Disease* (GBD), um índice que classifica os fatores de risco nacionais para a saúde, do maior ao menor, de acordo com variáveis como gênero e faixa etária.[26] Dele é possível extrair o *disability-adjusted life years* (Dalys), uma medida no tempo que combina os anos de vida perdidos por mortalidade prematura (*years of life lost* – YLLs) e os anos perdidos por estar limitado ou incapacitado por doença crônica (*years lived with disability* – YLDs); um Daly representa a perda de um ano por doença. A OMS vem avaliando o impacto do consumo de álcool na mortalidade precoce no mundo, mostrando seu aumento desde 2004 até os dias de hoje. Em 1990, o Dalys era de 15 anos; em 2019, foi de nove anos, 14 anos para mulheres e oito para homens. Em geral, o álcool é responsável por 5,1% da carga mundial de doenças e lesões, o que provoca perdas sociais e econômicas significativas para os indivíduos e para a sociedade.[27]

Os efeitos do consumo são determinados por duas dimensões: o volume total de álcool consumido e o padrão de consumo, diferentes segundo gênero, faixa etária, doenças preexistentes, entre outras variáveis. Existem diferenças de gênero tanto nas taxas de mortalidade decorrente do uso de álcool (7,7% para os homens e 2,6% para as mulheres) quanto nas taxas de morbidade decorrente desse uso (7,1% para os homens e 3,2% para as mulheres) na região das Américas. O peso do fator de risco álcool no GBD vem aumentando 0,5% ao ano em todas as faixas etárias (era de 2,6% em 1990 e foi para 3,7% em 2019), principalmente em países em desenvolvimento de baixa e média rendas.[27] Junto com a poluição ambiental, os riscos metabólicos (obesidade, hipertensão e dieta rica em carboidratos) foram os principais responsáveis pelas DCNTs.[27]

O número de mortes atribuíveis ao álcool por ano chega a 3 milhões, representando 5,3% de todas as mortes no mundo; na faixa etária de 20 a 39 anos, o número chega a 13,5%.[27] Entre os adolescentes usuários (13 a 15 anos), mais de 51% afirmam ter iniciado o consumo de álcool antes dos 14 anos.[27]

As ações recomendadas pela OMS por meio do Sistema Mundial de Informação sobre o Álcool e a Saúde (Global Information System on Alcohol and Health – Gisah) foram: desenvolver liderança, conscientização e compromisso para garantir as políticas baseadas em evidências científicas; desenvolver monitoramento e vigilância; realizar ação comunitária de sensibilização para fiscalização das políticas; viabilizar resposta dos serviços de saúde, oferecendo identificação precoce, intervenção breve e tratamento acessível e atualizado para os transtornos por uso de álcool (TUAs); reduzir as consequências negativas do consumo e da intoxicação; reduzir o impacto na saúde do álcool ilícito e do produzido informalmente.[28]

Nem a *Estratégia global* da OMS, nem o *Plano estratégico 2014-2019* da Organização Pan-Americana da Saúde (Opas) estabeleceram indicadores para medir a redução do consumo e do uso prejudicial do álcool. Contudo, a redução relativa de 10% no uso prejudicial do álcool foi incluída como um dos indicadores de resultado da Categoria 2 no controle das DCNTs, por meio da prevenção e do tratamento daqueles que têm o transtorno.[29]

CONTEXTO BRASILEIRO

O Sistema Único de Saúde (SUS), instituído em 1990, é um conjunto de ações e serviços de saúde que têm por finalidade a promoção de maior qualidade de vida para toda a população brasileira. Seu intuito é garantir o acesso de todos a uma assistência integral e equitativa por meio de uma rede de cuidados que funcione de forma regionalizada, hierarquizada e integrada.[30]

A unidade básica de saúde (UBS) desenvolve a atenção primária no SUS por meio de programas para a promoção da qualidade de vida, de acordo com faixa etária e gênero, e nela um dos procedimentos mais importantes deveria ser a detecção precoce dos fatores de risco e pródromos de doenças preveníveis, bem antes que se instalem.[30] Entre essas doenças, estão os transtornos mentais e comportamentais devidos ao uso de álcool, codificados como F10 na CID-10.

A Lei nº 10.216, de 6 de abril de 2001, ratificou as diretrizes básicas do SUS e definiu que na prevenção primária o objetivo deveria ser evitar a iniciação do uso de álcool em todos os programas existentes. Quando detectado o consumo, deve-se aplicar um aconselhamento ou uma intervenção breve para mudança do padrão de beber, evitando as consequências.[31]

O Ministério da Saúde do Brasil instituiu, no âmbito do SUS, o Programa Nacional de Atenção Comunitária Integrada aos Usuários de Álcool e Outras Drogas (Portaria GM/MS nº 816, de 30 de abril de 2002), criando 250 Centros de Atenção Psicossocial Álcool e Drogas (Caps-AD) para atendimento diário, intensivo, semi-intensivo e não intensivo, permitindo o planejamento terapêutico individualizado.[31]

É na atenção primária à saúde que a prevenção pode atingir toda a população, considerando-se que a maioria da população não tem o problema, que uma parte está em grupos de baixo ou moderado risco e que a menor parte já tem o TUA, mas que todos devem ter acesso fácil à intervenção.[30]

Recomenda-se atualizar as premissas para a prevenção na saúde. As premissas a serem consideradas são elencadas a seguir.[32-34]

1. Na atenção básica à saúde, a prevenção do uso de álcool, isoladamente ou em associação a outros fatores de risco, é imprescindível, pois, se o uso não for detectado, pode ser fator causal relevante de DCNTs graves.
2. Em função do impacto causado pelo uso de álcool nos últimos 30 anos, as novas recomendações são: não existe uso seguro de álcool e até em pequenas quantidades a substância pode causar danos ao indivíduo e ao seu entorno. Se você não bebe, não comece, pois exercícios e dieta garantirão sua saúde. Se você é homem, não tem história de TUA e tem risco de doenças cardiovasculares (DCV), mas tem HDL baixo, faz exercícios e tem dieta saudável, se quiser beber, considere usar a menor dose/dia. Se você é mulher sem TUA, mas com DCV, considere beber a menor dose/dia; contudo, terá maior risco de ter câncer de mama. Se você começou ou está planejando beber e for homem, sua dose de menor risco é duas doses por dia; se for mulher, é uma dose por dia e 400 mcg de folato por dia.
3. A atualização dos profissionais de saúde é imprescindível, pois o álcool não é um produto qualquer. Estudos recentes mostram que profissionais da saúde têm pouco conhecimento sobre o tema e ainda desenvolvem uma prática curativista e preconceituosa junto àqueles que abusam e buscam atendimento em função das consequências.
4. O SUS é um sistema de saúde que permite a aplicação de estratégias preventivas em todos os níveis de atenção; na primária, o foco é a detecção precoce do uso problemático e a intervenção breve, efetivas em vários ambientes de saúde.
5. Todos os grupos vulneráveis (casais em planejamento familiar, crianças, adolescentes, mulheres, gestantes, adultos com DCNT e idosos) devem receber ações preventivas intensivas e especiais, e familiares podem ser orientados para fazer a prevenção em casa.
6. É nos serviços de saúde mental que acontece o tratamento especializado do TUA, mas o acesso a ele é muito escasso, pois a atenção básica não detecta precocemente o problema e não encaminha o paciente a profissionais especializados.
7. A prevenção baseada em riscos é uma ação que pode ser aplicada na atenção básica, nos diversos programas existentes. Também é possível realizar parcerias intersetoriais com o Sistema Único de Assistência Social (Suas) e com órgãos relacionados à educação, entre outros, desenvolvendo novos modelos.
8. O Ministério da Saúde gasta 2,4% do seu orçamento anual com saúde mental, mas segundo a OMS o gasto deveria ser de no mínimo 5%, o que não mantém a sustentabilidade de todas as políticas necessárias.

9 Além das consequências diretas na saúde, o uso de álcool pode provocar perdas sociais e econômicas significativas para o usuário e toda a sociedade. Ademais, ele tem uma interface muito importante com a violência.

10 Não basta desenvolver uma política preventiva; é necessária uma política completa para o álcool, com medidas de controle da oferta. Por exemplo: banimento de propagandas; *checkpoints* para controlar o "beber e dirigir"; política de preços do produto; diminuição da disponibilidade do produto; e tratamento baseado em evidências científicas.

11 As organizações não governamentais e as sociedades científicas e de profissionais de saúde poderiam assumir um papel importante nessa tarefa, para além da defesa da saúde pública, e monitorar as ações da indústria de bebidas, supostamente cada vez mais empenhada em "demonstrar" sua contribuição para reduzir os danos causados pelo consumo de álcool, o que não é verdade.

Urge implantar ações de prevenção eficazes para TRA e TUA nos âmbitos da escola e da saúde, conforme as premissas apresentadas.

REFERÊNCIAS

1. Ialongo N, Poduska J, Werthamer L, Kellam S. The distal impact of two first-grade preventive interventions on conduct problems and disorder in early adolescence. J Emot Behav Disord. 2001;9(3):146-60.

2. Levine HG, Reinarman C. The trouble with drink and drugs: why prohibition and criminalization matter. Addiction. 2010;105(5):806-7.

3. Canoletti B, Soares CB. Programas de prevenção ao consumo de drogas no Brasil: uma análise da produção científica de 1991 a 2001. Interface. 2005;9(16):115-29.

4. Fundo das Nações Unidas para a Infância. Declaração mundial sobre educação para todos (Conferência de Jomtien – 1990). Jomtien: UNICEF; 1990 [capturado em 22 jul. 2022]. Disponível em: https://www.unicef.org/brazil/declaracao-mundial-sobre-educacao-para-todos-conferencia-de-jomtien-1990.

5. Associação Brasileira de Estudos de Álcool e outras Drogas. Programa valorização da vida. Brasília: MEC/FNDE; 1990.

6. São Paulo. Secretaria de Educação. Fundação para o Desenvolvimento da Educação. Programa prevenção também se ensina. São Paulo: SEE/FDE; 1996.

7. Brasil. Ministério da Justiça. Secretaria Nacional de Políticas sobre Drogas. Guia do estudante: sistema para detecção do uso abusivo e dependência de substâncias psicoativas: encaminhamento, intervenção breve, reinserção social e acompanhamento. Brasília: MJ; 2016.

8. Gandhi AG, Murphy-Graham E, Petrosino A, Chrismer SS, Weiss CH. The devil is in the details: examining the evidence for "proven" school-based drug abuse prevention programs. Eval Rev. 2007;31(1):43-74.

9. Pape H. School-based programmes that seem to work: useful research on substance use prevention or suspicious stories of success? Nordic Stud Alcohol Drugs. 2009;26(6):521-35.

10. Gosin M, Marsiglia FF, Hecht ML. Keepin' it R.E.A.L.: a drug resistance curriculum tailored to the strengths and needs of pre-adolescents of the Southwest. J Drug Educ. 2003;33(2):119-42.

11. Botvin GJ, Griffin KW. Life skills training: empirical findings and future directions. J Prim Prev. 2004;25:211-32

12. Onrust SA, Otten R, Lammers J, Smit F. School-based programmes to reduce and prevent substance use in different age groups: what works for whom? Systematic review and meta-regression analysis. Clin Psychol Rev. 2016;44:45-59.

13. Gorman DM, Conde E, Huber JC Jr. The creation of evidence in 'evidence-based' drug prevention: a critique of the strengthening families program plus life skills training evaluation. Drug Alcohol Rev. 2007;26(6):585-93.

14. Hecht ML, Krieger JLR. The principle of cultural grounding in school-based substance abuse prevention: the drug resistance strategies project. J Lang Soc Psychol. 2006;25(3):301-19.

15. Brasil. Lei nº 13.840, de 5 de junho de 2019. Altera as Leis nº 11.343, de 23 de agosto de 2006, 7.560, de 19 de dezembro de 1986, 9.250, de 26 de dezembro de 1995, 9.532, de 10 de dezembro de 1997, 8.981, de 20 de janeiro de 1995, 8.315, de 23 de dezembro de 1991, 8.706, de 14 de setembro de 1993, 8.069, de 13 de julho de 1990, 9.394, de 20 de dezembro de 1996, e 9.503, de 23 de setembro de 1997, os Decretos-Lei nº 4.048, de 22 de janeiro de 1942, 8.621, de 10 de janeiro de 1946, e 5.452, de 1º de maio de 1943, para dispor sobre o Sistema Nacional de Políticas Públicas sobre Drogas e as condições de atenção aos usuários ou dependentes de drogas e para tratar do financiamento das políticas sobre drogas [Internet]. Brasília: Presidência da República; 2019 [capturado em 22 jul. 2022]. Disponível em: http://www.planalto.gov.br/ccivil_03/_ato2019-2022/2019/lei/L13840.htm.

16. Abreu S, Miranda AAV, Murta SG. Programas preventivos brasileiros: quem faz e como é feita a prevenção em saúde mental? Psico-USF. 2016;21(1):163-77.

17. Pereira APD, Sanchez ZM. Characteristics of school-based drug prevention programs in Brazil. Ciênc Saúde Coletiva. 2020;25(8):3131-42.

18. International Narcotics Control Board. Report of the International Narcotics Control Board for 2013. Vienna: United Nations; 2014.

19. Hall WD, Patton G, Stockings E, Weier M, Lynskey M, Morley KI, et al. Why young people's substance use matters for global health. Lancet Psychiatry. 2016;3(3):265-79.

20. Strøm HK, Adolfsen F, Fossum S, Kaiser S, Martinussen M. Effectiveness of school-based preventive interventions on adolescent alcohol use: A meta-analysis of randomized controlled trials. Subst Abuse Treat Prev Policy. 2014:9:48.

21. Stirman SW, Miller CJ, Toder K, Calloway A. Development of a framework and coding system for modifications and adaptations of evidence-based interventions. Implement Sci. 2013:8:65.

22. Brasil. Decreto nº 6.286, de 05 de dezembro de 2007. Institui o Programa Saúde na Escola – PSE, e dá outras providências. Brasília: Presidência da República; 2008.

23. Leavel HR, Clark EG. Medicina preventiva. Rio de Janeiro: McGraw-Hill do Brasil; 1978.

24. World Health Organization. Global status report: alcohol policy [Internet]. Geneva: WHO; 2001 [capturado em 22 jul. 2022]. Disponível em: https://apps.who.int/iris/bitstream/handle/10665/42801/9241580356.pdf.

25. Organização Mundial de Saúde. Relatório mundial da saúde: saúde mental: nova concepção, nova esperança [Internet]. Brasília: OMS; 2001 [capturado em 22 jul. 2022]. Disponível em: https://apps.who.int/iris/bitstream/handle/10665/42390/WHR_2001_por.pdf?sequence=4.

26. World Health Organization. The global burden of disease: update 2004 [Internet]. Geneva: WHO; 2008 [capturado em 22 jul. 2022]. Disponível em: https://apps.who.int/iris/bitstream/handle/10665/43942/9789241563710_eng .pdf.

27. Global Burden of Disease Collaborative Network. Global burden of disease study 2019 (GBD 2019) data resources [Internet]. Seattle: Institute for Health Metrics and Evaluation; 2021 [capturado em 22 jul. 2022]. Disponível em: https://ghdx.healthdata.org/gbd-2019.

28. Chick J. The WHO global strategy to reduce the harmful use of alcohol. Alcohol Alcohol. 2011;46(3):223.

29. Organização Pan-Americana da Saúde. Plano estratégico da Organização Pan-Americana da Saúde 2014-2019 [Internet]. Brasília: OPAS; 2014 [capturado em 22 jul. 2022]. Disponível em: https://www.paho.org/hq/dmdocuments/2017/paho-strategic-plan-por-2014-2019.pdf.

30. Brasil. Lei nº 8.080, de 19 de setembro de 1990. Dispõe sobre as condições para a promoção, proteção e recuperação da saúde, a organização e o funcionamento dos serviços correspondentes e dá outras providências [Internet]. Brasília: Presidência da República; 1990 [capturado em 22 jul. 2022]. Disponível em: http://www.planalto.gov.br/ccivil_03/leis/l8080.htm.

31. Brasil. Lei nº 10.216, de 6 de abril de 2001. Dispõe sobre a proteção e os direitos das pessoas portadoras de transtornos mentais e redireciona o modelo assistencial em saúde mental. Brasília: Presidência da República; 2001 [capturado em 22 jul. 2022]. Disponível em: http://www.planalto.gov.br/ccivil_03/leis/leis_2001/l10216.htm.

32. World Health Organization. The technical package SAFER: a world free from alcohol related harms [Internet]. Geneva: WHO; 2019 [capturado em 22 jul. 2022]. Disponível em: https://apps.who.int/iris/bitstream/handle/10665/330053/9789241516419-eng.pdf.

33. Room R. Prevention of alcohol-related problems. In: Gelder M, Andreasen NC, López-Ibor JJ Jr, Geddes JR, editors. New Oxford textbook of psychiatry. 2nd ed. New York: Oxford University Press; 2009. p. 467-71.

34. Babor TF, Caetano R, Casswell S, Edwards G, Giestbrecht N, Graham K, et al. Alcohol: no ordinary commodity: research and public policy. Oxford: Oxford University Press; 2010.

CAPÍTULO 23

IMPACTO DO ÁLCOOL NA DIREÇÃO VEICULAR

Flavio Pechansky
Juliana Nichterwitz Scherer
Luana da Silveira Gross

USO DE ÁLCOOL COMO FATOR DE RISCO PARA COLISÕES NO TRÂNSITO

Os impactos do consumo de álcool nas colisões no trânsito são conhecidos e amplamente comprovados. Estudos com diversas metodologias demonstram que, mesmo após o consumo de pequenas doses de bebidas alcoólicas, o motorista aumenta significativamente suas chances de se envolver em colisões.[1] Esse risco está relacionado aos efeitos do álcool em diversas regiões do cérebro. O álcool influencia predominantemente a capacidade de avaliação crítica e os reflexos psicomotores necessários para a condução de veículos,[2] em especial os reflexos para estimar tempo e profundidade. Do ponto de vista metabólico, o risco de envolvimento em colisões aumenta exponencialmente conforme aumentam as concentrações de álcool no sangue,[3] como mostra o Quadro 23.1.

Outro aspecto estudado é o tipo de padrão de consumo do álcool por motoristas. No contexto do trânsito, o consumo episódico pesado vem sendo apontado como o mais prevalente entre os motoristas que dirigem sob a influência do álcool (DSI*)[5]. Comparados a motoristas que têm um padrão sistemático de uso, motoristas que bebem grande quantidade de forma episódica apresentam um risco significativamente maior de dirigir após o consumo de álcool. O prejuízo desse consumo é descrito no Quadro 23.1.

A seguir, são elencados os efeitos diretos do *binge drinking* na direção automotiva.[6]

- Empobrecimento da coordenação motora, como menor tempo de reação e dificuldade em manter-se equilibrado.
- Diminuição de julgamento e raciocínio, expressa na tomada de decisão prejudicada.
- Diminuição da concentração e do processamento de informações visuais e auditivas.
- Diminuição do estado de alerta (efeito sedativo).

* Para facilitar a caracterização do comportamento de direção alcoolizado, a exemplo da sigla internacionalmente utilizada (DUI, do inglês *driving under the influence*), adotaremos DSI para se referir a dirigir sob influência de álcool.

Quadro 23.1 ALCOOLEMIA E PREJUÍZO PSICOMOTOR AO DIRIGIR

BAC (g/dl)	Efeitos cognitivos e psicomotores	Efeitos na condução do veículo
0,05	• Perda de controle dos músculos pequenos (p. ex., movimentos oculares) • Julgamento prejudicado • Redução do estado de alerta	• Redução da capacidade de rastrear objetos em movimento • Dificuldade de direção • Resposta reduzida a situações de perigo
0,08	• Empobrecimento da coordenação motora • Dificuldade de manter o equilíbrio • Prejuízo no tempo de reação • Redução do processamento de informações (p. ex., informações visuais) • Prejuízo no julgamento, no autocontrole e no raciocínio	• Dificuldade no controle da velocidade • Menos rapidez ao responder a situações no trânsito (p. ex., frear nos momentos necessários) • Redução da capacidade de detectar sinais e placas • Percepção prejudicada
0,10	• Deterioração do tempo de reação e controle • Piora na coordenação • Pensamento lentificado	• Dificuldade de manter a posição na pista • Dificuldade de frear de forma adequada

Fonte: Elaborado com base em National Highway Traffic Safety Administration.[4]

PERFIL DE MOTORISTAS COM RISCO PARA DSI

Os indivíduos com mais chances de dirigir sob efeito de álcool apresentam algumas características sociodemográficas específicas. Por exemplo: homens mais jovens têm maior probabilidade de se engajar nesse comportamento de risco, o que se reflete nos altos índices de lesões e mortes no trânsito entre essa população.[7] Outras características atribuídas a esses motoristas são: maior chance de envolvimento em outros comportamentos de risco,[8] prevalência de transtornos psiquiátricos e maiores níveis de impulsividade.[9]

Traços específicos de personalidade aparecem como fator associado ao incremento de risco no trânsito. A escassa percepção sobre a possibilidade de envolvimento em uma colisão, a presença de altos níveis de hostilidade, a maior busca por sensações e a irritabilidade são mais prevalentes em motoristas que dirigem sob efeito de álcool (quando comparados com motoristas sem esse comportamento).[10] Da mesma forma, déficits cognitivos são relacionados ao engajamento mais frequente em comportamento DSI, principalmente no que diz respeito à capacidade de planejamento, resolução de problemas e tomada de decisão. Medidas biológicas também têm sido investigadas nessa população de motoristas, como alterações na regulação do hormônio cortisol. Estudos têm demonstrado que motoristas com histórico de DSI apresentam uma resposta embotada à alteração dos níveis de cortisol,[10] o que serviria como um marcador biológico desse comportamento arriscado.

Embora os motoristas que dirigem sob efeito de álcool compartilhem características específicas que diferem das da população geral, esses condutores se dividem em subgrupos heterogêneos entre si. O perfil dos motoristas que dirigem depois de beber e se engajam em outros comportamentos de risco é diferente – em termos de traços de personalidade e funções executivas – do perfil dos motoristas que dirigem depois de beber, mas não se engajam em outros comportamentos arriscados, principalmente quando não estão sob influência de álcool.[10] Ao reconhecer a heterogeneidade desses subgrupos, os novos estudos sugerem implicações para o desenvolvimento de intervenções específicas. Como são diferentes entre si, os motoristas que dirigem sob influência de álcool não responderão da mesma forma a programas implementados de maneira generalizada.

POLÍTICAS PÚBLICAS

As políticas e ações que visam a diminuir a prevalência e a reincidência em DSI baseiam-se principalmente em medidas legais, medidas de saúde pública e programas de reabilitação ou tratamento. Com relação às primeiras, seu desenvolvimento é pautado pelo conceito de "dissuasão social", que se refere à prevenção ou inibição de uma ação devido ao medo de suas consequências.[11] No contexto do trânsito, isso implica a percepção, por parte do motorista, de que o comportamento de dirigir após beber é socialmente inaceitável e de que as punições serão rápidas e severas, pois ele é vigiado pelo sistema de fiscalização.

Quando devidamente implementadas, as medidas legais têm considerável eficácia na diminuição de colisões relacionadas ao álcool. No Brasil, o impacto da lei de "tolerância zero" no beber e dirigir foi imediato, com as taxas de incidência despencando nos primeiros meses de vigência. Porém, a falta de continuidade nas ações fez com que esse impacto inicial diminuísse ao longo dos anos.

Ações que buscam desenvolver melhores estratégias para a aplicação da lei também têm papel importante no combate ao comportamento de dirigir embriagado, como os chamados "locais de verificação de sobriedade" e "teste do bafômetro aleatório".[12] Os locais de verificação são pontos em que motoristas são abordados para realizar uma entrevista e um teste físico que avaliam se estão sob efeito de álcool. No teste aleatório do bafômetro, oficiais abordam aleatoriamente os motoristas para a realização do teste do etilômetro em qualquer hora e local. Essas ações, quando frequentes e apropriadamente executadas, resultam na detenção dos condutores DSI e têm forte efeito dissuasivo.

Os estudos têm comprovado a eficácia das medidas legais e das ações de fiscalização; porém, para melhores resultados, estas devem ser realizadas com frequência e com ampla divulgação entre a população. Logo, as campanhas midiáticas e ações publicitárias têm um papel crucial nos resultados obtidos por meio dessas medidas (quando utilizadas em conjunto com medidas fiscalizatórias). Ao contrário, campanhas de prevenção não associadas à legislação e a fiscalizações sistemáticas são geralmente ineficazes na redução desse comportamento.[13,14]

Além dos métodos de dissuasão, existem programas de reabilitação com ações direcionadas ao tratamento para abuso de substâncias, bem como programas educacionais focados na conscientização sobre os prejuízos do consumo de álcool e da direção imprudente. Outras medidas com foco na prevenção da reincidência são direcionadas a motoristas autuados por DSI, como os tribunais especializados. Por determinação judicial, o motorista é obrigado a se submeter a monitoramento e tratamento para abuso de álcool.[15] Os estudos que avaliaram esses programas judiciais constataram resultados significativos com relação à redução da reincidência, principalmente entre infratores dependentes de álcool.[15]

Outras medidas baseadas em novas tecnologias (elencadas a seguir) estão sendo propostas para auxiliar no impedimento da condução do veículo após o consumo de álcool. Essas tecnologias ainda estão sendo avaliadas, e sua implementação necessita de estudos mais aprofundados.[16,17]

- Tornozeleira: indica quando os pés realizam movimentos para operar um veículo, garantindo que o motorista infrator não dirija.

- Sensor transdérmico: no volante do automóvel, existe um sistema que ilumina a pele do motorista com luz infravermelha; parte dela é refletida de volta para a superfície da pele, por meio do toque. Essa luz contém informações sobre propriedades químicas da pele, incluindo a concentração de álcool.
- Carros que só dão partida com motoristas sóbrios: monitores nos automóveis detectam passivamente a presença de álcool por meio da respiração do motorista. Em caso de evidência positiva, pode ser ativado um sistema de travamento da direção.

CONSIDERAÇÕES FINAIS

Nenhum nível de consumo de álcool por condutores e demais usuários das vias é seguro, e as chances de colisão e lesão são mais numerosas principalmente entre condutores que bebem de forma pesada. Apesar de esses impactos serem amplamente evidenciados, a exposição ao comportamento de risco de beber e dirigir segue significativa entre diversas populações, incluindo a brasileira. É possível que resultados mais satisfatórios para a redução das taxas alarmantes de morbidade sejam obtidos por meio da implementação de intervenções validadas empiricamente destinadas à redução e à prevenção do comportamento DSI em diferentes segmentos e desenhadas de forma individual para cada subgrupo. Para isso, é fundamental o conhecimento científico sobre o perfil dos condutores, dado que características de personalidade e fatores biológicos e cognitivos desempenham um papel importante tanto no engajamento nesses comportamentos quanto na percepção do risco associado a eles.

REFERÊNCIAS

1. Baker S, Braver E, Chen L, Li G, Williams A. Drinking histories of fatally injured drivers. Inj Prev. 2002;8(3):221-6.

2. Miller MA, Weafer J, Fillmore MT. Gender differences in alcohol impairment of simulated driving performance and driving-related skills. Alcohol Alcohol. 2009;44(6): 586-93.

3. Taylor B, Irving HM, Kanteres F, Room R, Borges G, Cherpitel C, et al. The more you drink, the harder you fall: a systematic review and meta-analysis of how acute alcohol consumption and injury or collision risk increase together. Drug Alcohol Depend. 2010;110 (1-2):108-16.

4. National Highway Traffic Safety Administration. The ABCs of BAC: a guide to understanding blood alcohol concentration and alcohol impairment. Washington: NHTSA; 2016.

5. Flowers NT, Naimi TS, Brewer RD, Elder RW, Shults RA, Jiles R. Patterns of alcohol consumption and alcohol-impaired driving in the United States. Alcohol Clin Exp Res. 2008;32(4):639-44.

6. Marczinski CA, Harrison ELR, Fillmore MT. Effects of alcohol on simulated driving and perceived driving impairment in binge drinkers. Alcohol Clin Exp Res. 2008;32(7):1329-37.

7. World Health Organization. WHO global status report on road safety 2013: supporting a decade of action. Geneva: WHO; 2013.

8. LaBrie RA, Kidman RC, Albanese M, Peller AJ, Shaffer HJ. Criminality and continued DUI offense: criminal typologies and recidivism among repeat offenders. Behav Sci Law. 2007;25(4):603-14.

9. Eensoo D, Paaver M, Pulver A, Harro M, Harro J. Low platelet MAO activity associated with high dysfunctional impulsivity and antisocial behavior: evidence from drunk drivers. Psychopharmacology. 2004;172(3):356-8.

10. Brown TG, Ouimet MC, Eldeb M, Tremblay J, Vingilis E, Nadeau L, et al. Personality, executive control, and neurobiological characteristics associated with different forms of risky driving. PLoS One. 2016;11(2):e0150227.

11. Lapham SC, Todd M. Do deterrence and social-control theories predict driving after drinking 15 years after a DWI conviction? Accid Anal Prev. 2012;45:142-51.

12. Cobiac L, Vos T, Doran C, Wallace A. Cost-effectiveness of interventions to prevent alcohol-related disease and injury in Australia. Addiction. 2009;104(10):1646-55.

13. Shults RA, Elder RW, Sleet DA, Nichols JL, Alao MO, Carande-Kulis VG, et al. Reviews of evidence regarding interventions to reduce alcohol-impaired driving. Am J Prev Med. 2001;21(4 Suppl):66-88.

14. Ferguson SA. Alcohol-impaired driving in the United States: contributors to the problem and effective countermeasures. Traffic Inj Prev. 2012;13(5):427-41.

15. National Drug Court Institute. Drug Court Review [Internet]. 2002 [capturado em 24 jul. 2022];9(1):1-144. Disponível em: https://www.ndci.org/sites/default/files/ndci/DCR%20_4_1.pdf.

16. Fell JC, Scherer M. Administrative license suspension: does length of suspension matter? Traffic Inj Prev. 2017;18(6):577-84.

17. Driver Alcohol Detection System for Safety [Internet]. 2022 [capturado em 24 jul. 2022]. Disponível em: https://www.dadss.org/.

CAPÍTULO 24

COMO LIDAR COM OS PROBLEMAS DECORRENTES DO USO DE ÁLCOOL POR TRABALHADORES

Joaquim F. Melo
Ana C. Melo e Souza
Selene Franco Barreto

De acordo com estatísticas da Organização Internacional do Trabalho (OIT),[1] o Brasil está entre os cinco países em que mais ocorrem acidentes no trabalho. Entre 2007 e 2018, segundo dados do Ministério da Previdência, cerca de 2.700 acidentes foram causados pelo uso de álcool – apesar de o problema ainda ser subnotificado, pois os comunicados de acidentes de trabalho (CATs), ao serem preenchidos, não privilegiam o álcool como uma das causas.

O objetivo deste capítulo é abordar os prejuízos que o uso nocivo de álcool gera para trabalhadores e empresas, destacando a importância da criação de políticas de álcool nas instituições e indicando de que forma elas podem ser implementadas.

RELAÇÃO ENTRE HOMEM, TRABALHO E ÁLCOOL

A partir da segunda metade do século XVIII, a Revolução Industrial provocou grandes transformações nos processos de produção e contribuiu também para o aumento da produção de bebidas alcoólicas. Com a mudança na escala de fabricação, os preços começaram a baixar, o que naturalmente favoreceu o crescimento do consumo. Entretanto, a necessidade de adequação dos trabalhadores às novas ferramentas e ao novo ritmo de produção fez com que o uso contumaz de álcool passasse a ser entendido pelo empregador como problemático e capaz de causar prejuízos.

Na década de 1940, surgiram nos Estados Unidos os primeiros programas de assistência ao funcionário, conhecidos mundialmente pela sigla EAP (*employee assistance program*). Seu principal objetivo era aumentar o engajamento dos funcionários e, ao mesmo tempo, desenvolver uma cultura de saúde e bem-estar nas empresas.

Com a globalização, houve um incremento da competitividade entre as empresas, que, para obter produção de qualidade e excelência em seus produtos, passaram também a exigir funcionários mais competentes e com melhor qualificação. Além disso, tornou-se necessária a gestão permanente da estrutura de custos, a fim de assegurar a viabilidade financeira das empresas diante do avanço tecnológico, que impôs velocidade nas mudanças, agilidade para adaptação e maior prontidão dos colaboradores. Portanto, atentar à saúde do trabalhador passou a ser de extrema importância para a sustentabilidade da empresa.

IMPACTOS DO USO DE ÁLCOOL NO AMBIENTE DE TRABALHO

De acordo com dados do estudo *Global burden of disease*,[2] em 2016, o uso do álcool ocupou a sétima posição entre os principais fatores de risco para mortes prematuras e incapacitação no mundo, atingindo principalmente pessoas entre 15 e 49 anos.

A maioria das pessoas que consomem álcool, seja de forma nociva ou de forma dependente, tem entre 20 e 49 anos. Incluem-se aí, portanto, pessoas em idade potencialmente produtiva.[3] A Figura 24.1, a seguir, apresenta os principais custos socioeconômicos do consumo de álcool.

Como todas as áreas da vida, o ambiente de trabalho também sofre as consequências do uso nocivo e da dependência de álcool, especialmente quando não dispõe de orientações preventivas que colaborem para evitar ou mitigar tais efeitos. Por ser uma substância psicoativa, o álcool afeta o cérebro, modificando sua percepção e interferindo no comportamento humano. Entre os trabalhadores dependentes químicos, e mesmo entre os que fazem uso da bebida de forma nociva, é comum observarmos alguns comportamentos que comprometem a produtividade e se refletem negativamente na imagem da empresa.

Entre as consequências mais frequentes do uso nocivo ou da dependência de álcool para a empresa, notam-se o absenteísmo, a diminuição da produtividade, a falta de qualidade nos serviços executados e o custo elevado devido a acidentes de trabalho; do lado do trabalhador, observam-se atrasos constantes, principalmente após o almoço, falta de concentração e dificuldade na relação com a chefia.

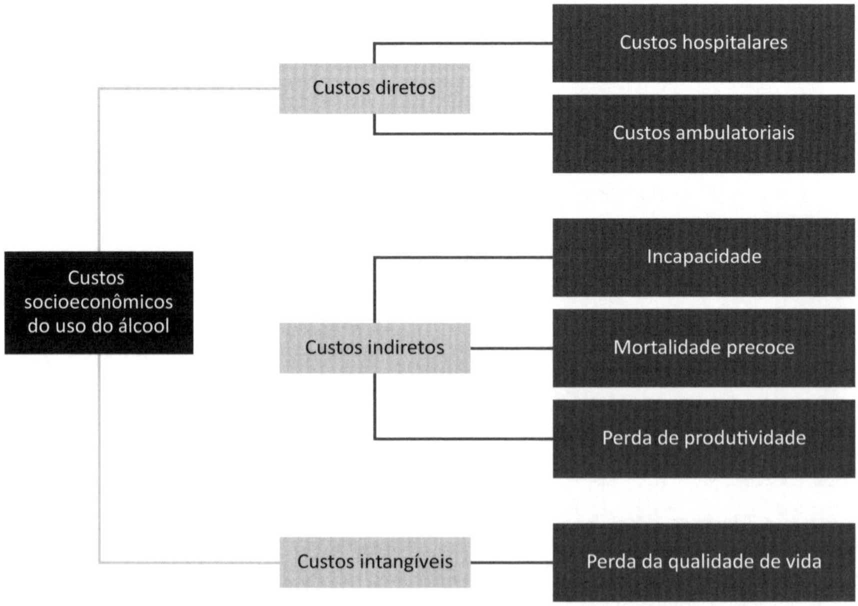

Figura 24.1 CUSTOS SOCIOECONÔMICOS DO CONSUMO DE ÁLCOOL.

Fonte: Adaptada de Melo.[4]

IMPLANTAÇÃO DE POLÍTICAS DE ATENÇÃO E PREVENÇÃO AOS PROBLEMAS RELACIONADOS AO ÁLCOOL E OUTRAS DROGAS NAS EMPRESAS

A implantação de uma política de atenção e prevenção aos problemas relacionados ao álcool e outras drogas (Prad) visa fundamentalmente à segurança, à promoção da saúde e à preservação da produtividade, gerando reflexos positivos na atividade-fim da empresa. Portanto, tal programa deve ser direcionado a toda a força de trabalho. As etapas e ações descritas a seguir são muito importantes para a mudança de valores, influenciando diretamente a cultura organizacional.[5]

Capacitação da equipe técnica

Deve ser oferecido treinamento específico à equipe multidisciplinar (formada por médicos, assistentes sociais, psicólogos, enfermeiros e técnicos de enfermagem), de modo a equalizar conhecimentos e conceitos sobre o tema e uniformizar ações, protocolos de diagnóstico e de documentação de atendimentos, garantindo a confiabilidade e o sigilo da política. Caso necessário, sugere-se que essa capacitação fique a cargo de consultor externo especializado no tema.

Criação ou revisão da política

A política deve ser desenvolvida com respeito às normas e diretrizes de segurança, ao meio ambiente e à imagem da empresa, tendo por base o desempenho e a promoção da saúde de todos.

Criação da rede de assistência

Nessa etapa, a equipe deve estruturar uma rede de assistência especializada, de acordo com a extensão da empresa, para a qual sejam encaminhados colaboradores que tenham indicação de tratamento. Seja por meio de planos de saúde ou de autogestão, de rede pública ou privada, o importante é que haja relação entre os profissionais da equipe de saúde da empresa e os profissionais/instituições prestadoras do atendimento.

Treinamento de supervisores e chefias

É importante destacar que os supervisores e chefias são pessoas-chave para o desenvolvimento da política. Durante o treinamento, eles vão conhecer as normas e diretrizes da política e desenvolver habilidades para abordar e encaminhar o trabalhador à equipe de saúde da empresa.

Sensibilização e divulgação para toda a força de trabalho

Nessa etapa, os profissionais da empresa terão conhecimento da política e da sua importância para a saúde e a segurança de todos. Serão apresentados os objetivos, indicadas as redes de serviços de assistência médica e prevenção para educação e esclarecidas as regras e ações disciplinares relativas ao uso de álcool no ambiente de trabalho. Caso a empresa tenha optado por um programa de exames toxicológicos de substâncias psicoativas (ETSPs), é necessário que sejam explicados os procedimentos relativos à testagem, destacando o sigilo e a confidencialidade do programa.

Análise toxicológica

A análise toxicológica é uma ação de prevenção realizada para evitar que os trabalhadores usem álcool no ambiente de trabalho ou atuem sob o efeito dessa substância. Os ETSPs poderão enquadrar-se nas seguintes modalidades: pré-admissional, pós-acidente, aleatório (por meio de sorteio), acompanhamento e motivado. Todos os procedimentos são sigilosos e de responsabilidade da equipe de saúde ou de uma consultoria externa especializada.

Avaliação da implantação e prevenção continuada

A avaliação tem como objetivo principal a permanente revisão das ações, propondo melhorias e ajustes quando necessário, de forma a garantir a continuidade da política. A prevenção continuada permite uma reflexão frequente a respeito das escolhas de estilo de vida, favorecendo a conscientização sobre os riscos inerentes ao uso do álcool.

Aplicação prática da política

Os fatores psicossociais no trabalho consistem em interações entre o trabalho, seu meio ambiente, a satisfação no trabalho e as condições de organização, por um lado, e as capacidades do trabalhador, suas necessidades, sua cultura e suas condições de vida fora do trabalho, por outro. Por meio de percepções e experiências, esses aspectos podem influenciar a saúde, a produtividade e a satisfação no trabalho.

Esses fatores podem representar fontes de risco ou de proteção. A identificação dos fatores que vulnerabilizam o uso do álcool no ambiente de trabalho, bem como dos que reduzem a possibilidade de ingestão alcoólica, será importante para o estabelecimento de estratégias de cunho preventivo. Com base nos estudos apresentados por Kalimo e Mejman, no que diz respeito às razões principais para o consumo de álcool, apresentamos a seguir alguns exemplos de fatores de risco.[6]

Fatores de risco para o consumo de álcool relacionados ao trabalho

- Condescendência com o uso de bebidas alcóolicas durante o turno de trabalho
- Cobranças excessivas sem suporte ou treinamento
- Competitividade intensa
- Insegurança no emprego
- Trabalho em locais remotos (distantes de familiares e amigos)
- Insatisfação com o trabalho
- Volume de trabalho (tanto em excesso quanto escasso)
- Carga horária prolongada
- Trabalhos externos sem supervisão
- Inadequação das condições de trabalho
- Ambientes insalubres e/ou de alta periculosidade
- Assédio moral

Fatores de proteção

Uma vez identificados os principais fatores de risco na empresa, torna-se possível estruturar as ações de prevenção, favorecendo fatores de proteção, tais como os elencados a seguir.

- Estímulo a um estilo de vida saudável
- Proibição do consumo de álcool nas instalações da empresa
- Plano de carreira e salário ajustados
- Programas de promoção de saúde e redução do estresse
- Implantação de plano de saúde para o colaborador e seus dependentes
- Melhoria das condições de trabalho e de segurança

PREVENÇÃO

Prevenção primária

No ambiente de trabalho, de acordo com Leavel e Clark,[7] a prevenção primária tem como objetivo conscientizar todos os colaboradores sobre os efeitos nocivos do álcool na saúde, tanto físicos quanto mentais, e suas interferências na convivência social e profissional.

A educação para a saúde, quando realizada de modo contínuo, favorece a reflexão sobre aspectos ligados a estilo de vida, mudanças de atitudes e hábitos. Nesse caso específico, a educação para a saúde é um instrumento valioso para sensibilizar e desincentivar o consumo nocivo de álcool entre os trabalhadores. Dentre os recursos mais utilizados, destacamos os seguintes: campanhas de saúde; palestras de conscientização, fôlderes, jornais internos, mensagens na intranet e no contracheque; exames médicos periódicos; atendimentos realizados por profissionais de saúde; e treinamento de gerentes/chefes e supervisores.

Prevenção secundária

A prevenção secundária busca interferir no desenvolvimento das consequências do uso abusivo do álcool. Observamos que, quanto mais precoce é a identificação dos trabalhadores envolvidos com álcool e outras drogas, maiores são as chances de resolução do problema.

Ainda que seja rara, a procura espontânea por ajuda pode ocorrer, mas geralmente os trabalhadores são encaminhados pelos seus chefes ou supervisores, por colegas e pela família, ou então identificados por meio de atendimentos na área médica, psicológica ou social. No tocante à detecção, seja por intermédio da chefia, seja por meio da equipe de saúde, cinco passos são fundamentais: identificação, documentação, abordagem, encaminhamento e acompanhamento.

Detecção por meio de chefes ou supervisores

Os supervisores e gerentes têm um importante papel na identificação de trabalhadores com problemas relacionados ao uso de álcool, pois, como estão mais próximos no dia a dia, percebem mais rapidamente os reflexos do consumo nas atividades e nas equipes.

É importante ressaltar que, mesmo diante de sinais de uso de álcool ou outras drogas, não é tarefa da chefia diagnosticar o alcoolismo: cabe a ela somente identificar e encaminhar o funcionário para o setor de saúde quando ele apresentar mudanças significativas no desempenho e nas relações de trabalho.

Detecção por meio da área de saúde

Na prática, observamos que nem todas as situações de uso nocivo de álcool evoluem para um quadro de dependência. Por essa razão, é importante que o profissional de saúde seja capaz de avaliar o padrão de consumo e tenha conhecimento do que é possível oferecer como ajuda, comunicando ao funcionário, de forma clara, a concepção da empresa no que diz respeito ao uso indevido de álcool no ambiente de trabalho.

O objetivo é alcançar um diagnóstico claro, constatando se o uso é nocivo ou se preenche os critérios para dependência e, ainda, se há indícios de comorbidade. O registro de todos os atendimentos e entrevistas nos prontuários do colaborador é primordial. Ele garantirá a sintonia entre todos os membros da equipe de saúde que conduzem o caso.

Para os problemas relacionados ao uso de álcool e outras drogas, são indicados tratamentos com reconhecimento e/ou evidências científicas realizados por serviços externos especializados. A intervenção oferecida deve ser adequada à natureza do problema, às necessidades e às circunstâncias do indivíduo, na área da saúde, da psicologia e do serviço social. Portanto, uma vez diagnosticada a dependência química, a fim de definir o tipo de tratamento a ser indicado, devem-se considerar o grau de severidade da dependência, as características pessoais, o comprometimento físico e/ou psíquico e o grau de motivação para o tratamento.

Sempre que necessário, concomitantemente às modalidades (internação – em regime residencial ou de hospital-dia – e ambulatório), poderão ser indicadas a psicoterapia e a farmacoterapia. Durante e após o tratamento realizado, o colaborador deverá ser acompanhado pela equipe de saúde.

Prevenção terciária

Voltada à redução dos prejuízos funcionais e das complicações de uma doença já estabelecida, a prevenção terciária tem como objetivo apoiar e dar assistência ao dependente químico no seu retorno ao ambiente de trabalho.

Promover a reinserção social e ocupacional desse funcionário, bem como atuar na prevenção à recaída, é importante no processo de acompanhamento a ser realizado pela equipe de saúde. Nesse sentido, recomenda-se estimular a atenção permanente do trabalhador no que se refere à sua saúde física e mental, privilegiando a abstinência, e avaliar as condições de saúde do funcionário, relacionando-as às atividades de trabalho que ele vai realizar.

CONSIDERAÇÕES FINAIS

O consumo de álcool e outras drogas é um tema que desperta o interesse de muitos pesquisadores, e os resultados de seus estudos vêm, gradativamente, oferecendo contribuições para as empresas no que se refere a como lidar com os problemas decorrentes do uso de álcool por colaboradores.

O uso nocivo de álcool tem acarretado muitos danos à sociedade em geral, e nas empresas isso não é diferente: esse consumo afeta não apenas a produtividade da organização, mas também a saúde dos trabalhadores. Para lidar com as repercussões decorrentes dele, é importante implantar políticas de saúde com ênfase na prevenção baseada em evidências.

Embora as políticas de uso de álcool ainda sejam iniciativas tímidas, é possível perceber que as empresas vêm buscando alternativas para diminuir o impacto do consumo de bebidas alcoólicas, seja para o funcionário ou para o empregador. Uma política de prevenção ao consumo nocivo de álcool não deve ser restrita a grandes empresas. É importante a conscientização de que os indivíduos são seres sociais múltiplos; a dependência não deve ser encarada como um problema comportamental, e sim como uma questão de saúde.

O acompanhamento pela equipe multidisciplinar, aliado a uma política que tenha a informação e o profissional como protagonistas, alcança melhores resultados e colabora para a obtenção de ambientes de trabalho mais saudáveis e para o aumento da qualidade de vida dos trabalhadores.

REFERÊNCIAS

1. Organização Internacional do Trabalho. Problemas ligados ao álcool e a drogas no local de trabalho: uma evolução para a prevenção. Genebra: OIT; 2003.
2. Global Health Data Exchange. Global burden of disease study 2016 (GBD 2016) data resources [Internet]. Seattle: University of Washington; 2016 [capturado em 22 jul. 2022]. Disponível em: https://ghdx.healthdata.org/gbd-2016.
3. Centro de Informações sobre Saúde e Álcool. Álcool e a saúde dos brasileiros: panorama 2019 [Internet]. São Paulo: CISA; 2019 [acesso em 24 jul. 2022]. Disponível em: https://cisa.org.br/biblioteca/downloads/artigo/item/165-alcool-e-a-saude-dos-brasileiros-panorama-2019.
4. Melo J. Programa de prevenção nas empresas: da implantação à testagem de drogas. In: Anais do 7º Simpósio Internacional de Alcoologia e outras drogas; 2012 nov. 23; Salvador, Brasil.
5. Prevenção do uso de álcool e outras drogas no ambiente de trabalho: conhecer para ajudar. 3. ed. Brasília: SENAD; 2012.
6. Oliveira AM. Alcoolismo no ambiente profissional [trabalho de conclusão de curso]. Assis: Fundação Educacional do Município de Assis; 2011.
7. Leavel HR, Clark EG. Medicina preventiva. Rio de Janeiro: McGraw-Hill do Brasil; 1978.

PARTE VI

POPULAÇÕES ESPECIAIS

CAPÍTULO 25

INTERVENÇÕES TERAPÊUTICAS EM ADOLESCENTES COM BEBER ABUSIVO

Marco Antonio Bessa
Ana Cecilia Petta Roselli Marques

O álcool é a substância de abuso mais consumida pelos adolescentes,[1] embora sua comercialização seja proibida para menores de 18 anos no Brasil e para menores de 21 anos nos Estados Unidos e em outros países. Entre os jovens, o padrão do beber é menos frequente do que entre os adultos, mas o beber pesado (8 a 10 doses por situação) ou compulsivo (*binge drinking*, 4 a 5 doses em duas horas) é observado, o que pode causar muitos danos.[1-4]

O uso ocasional ou nos fins de semana (e os riscos associados a ele) tende a ser ignorado pelos adultos e visto como comportamento normal de adolescentes, pois a maioria interrompe o uso problemático de álcool e não evolui para as formas mais graves de consumo. No entanto, o consumo de álcool e outras drogas por jovens permanece relacionado com as principais causas de morte na faixa etária de 10 a 24 anos nos Estados Unidos.[5]

O ÁLCOOL E O CÉREBRO DO ADOLESCENTE

Nessa fase, o desenvolvimento do sistema nervoso central está inconcluso e a exposição ao álcool pode danificar a maturação das sinapses e correlacionar-se à diminuição de volume do hipocampo (beber pesado). Além disso, pode predispor a diversos prejuízos,[6-9] inclusive o risco de escalada para outras drogas.[10]

DIAGNÓSTICO E TRATAMENTO

Os casos devem ser identificados e triados pelos médicos de atenção primária à saúde. O atendimento de emergência de adolescentes em estado de intoxicação ou com outro transtorno relacionado ao uso de álcool pode ser a porta de entrada para uma investigação mais aprofundada.

O método mais efetivo de entrevista é uma história confidencial, sem a presença dos pais, seguida de um exame físico detalhado.[11] O autorrelato é confiável se for garantido o sigilo.[5] Os questionários respondidos pelos adolescentes presencialmente ou por meio de aplicativos podem ser utilizados; neste caso, tem sido observado um aumento da probabilidade de se obterem respostas verdadeiras.[12-14]

Uma intervenção breve é o passo seguinte (ver Cap. 15, "Tibet: triagem, intervenção breve e encaminhamento para tratamento"). Ela identifica problemas comuns e potenciais associados ao uso de álcool, motivando aqueles em risco a mudar seu comportamento. Além disso, fornece informações sobre o consumo de álcool, os danos relacionados a ele e os benefícios que poderão ser obtidos com a redução ou cessação do consumo. Ainda, a intervenção breve analisa as situações de alto risco que já acontecem e desenvolve estratégias de enfrentamento e um plano individual.[15]

O encaminhamento para serviço especializado deve ocorrer no sistema de saúde usado pela família. O passo seguinte é o tratamento. O acrônimo Tibet pode ser útil para lembrar os passos: triagem (T), intervenção breve (IB) e encaminhamento para tratamento (ET). Os fatores de risco e o quadro clínico são descritos nos Capítulos 6 a 12 deste livro.

Tratamento

O objetivo do tratamento é ajudar o adolescente a se manter na trilha de seu desenvolvimento saudável e proteger seu cérebro, ainda imaturo biológica e psicossocialmente. Mas a "batalha" é desigual, pois o jovem é bombardeado pela publicidade de massa e personalizada nas redes sociais, está afastado da família e sofre a pressão de grupo e de modismos para pertencer e ser aceito por seus pares.

Nesse contexto, a equipe multiprofissional é imprescindível para o tratamento dos adolescentes. A indicação de tratamento deve seguir objetivos específicos, gradativos e peculiares ao paciente, de acordo com sua condição no momento. O melhor tratamento é a prevenção, que pode ser iniciada no pré-natal, com a caracterização do histórico familiar e dos pais sobre o uso de álcool e outras substâncias. A continuação ocorrerá nas consultas em cada fase da vida, sempre pareando a faixa etária às informações e discussões sobre as influências da família, da sociedade, da mídia, da publicidade e das redes sociais na exposição e no estímulo ao beber.[12]

A meta ideal é a abstinência, pois qualquer consumo é arriscado e prejudicial. Desconstruir mitos e investir na retenção do paciente em tratamento é um dos mais fortes preditores de melhora.[16] Os diversos tipos de psicoterapia e de farmacoterapia são apresentados na Parte IV deste livro.

O tratamento ambulatorial é o mais indicado quando se quer manter a rotina de atividades do paciente. O internamento hospitalar deve considerar os seguintes critérios: (a) comportamento auto ou heteroagressivo, inclusive risco de suicídio; (b) risco de abstinência ou outras complicações clínicas; (c) presença de comorbidades psiquiátricas (depressão, transtorno bipolar, psicose); (d) séria limitação do tratamento ambulatorial.

Uma limitação importante é a extrema carência de instituições psiquiátricas públicas e privadas especializadas em adolescentes. Outra é a dificuldade de conseguir leitos em hospitais gerais – tanto para adultos quanto para adolescentes.

As questões de confidencialidade devem ser tratadas com o paciente e a família, ponto crucial para o estabelecimento de uma relação de confiança e aliança terapêutica. As condições ótimas consistiriam em oferecer um leque amplo de opções desde o tratamento ambulatorial até o hospitalar.[5] As diversas modalidades de psicoterapia são explicadas nos Capítulos 15 a 19 deste livro; a farmacoterapia é abordada nos Capítulos 13 e 14.

CASO CLÍNICO

A. M., paciente do sexo masculino, tem 15 anos e é aluno do 9º ano do ensino fundamental. Os pais o levaram para a consulta porque ele apresentou uma mudança significativa de comportamento nos últimos meses: tem dificuldade para levantar-se pela manhã, chega atrasado à escola e suas notas caíram comparadas às dos anos anteriores. O paciente fica isolado em casa e quase não conversa com os familiares. Os professores relatam que ele está desinteressado e às vezes dorme durante as aulas. Mantém-se isolado dos colegas e tem respondido de forma ríspida aos professores.

O paciente está desafiador e recusa-se a colaborar nas atividades da casa. Quer participar de festas dos colegas mais velhos, não joga mais futebol com seus amigos nem vai à igreja com seus pais no domingo. Algumas vezes, chegou agressivo e com forte hálito alcoólico depois de festas de 15 anos. Sua defesa foi argumentar que o pai bebe todo fim de semana e que todos os seus amigos bebem.

No último fim de semana, seus pais foram buscar A. M. na casa de um colega que fez um churrasco de aniversário no sábado, e, no início da noite, A. M. estava passando mal, com muito vômito e quase desmaiado. Na unidade de pronto atendimento (UPA), foi constatada intoxicação alcoólica. O médico alertou os pais sobre a necessidade de uma avaliação mais profunda, pois A. M. é muito jovem para apresentar um quadro como esse.

Os pais fizeram uma inspeção no quarto de A. M. e encontraram garrafas de vodca escondidas em seu armário. No dia seguinte, A. M. admitiu que vinha bebendo escondido quase todas as noites havia pelo menos quatro meses para relaxar e dormir. Comprava as bebidas com o dinheiro da mesada que economizava, em supermercados, sem nenhuma dificuldade. Negou que estivesse consumindo outras drogas, embora já tivesse experimentado tabaco e maconha. Na história familiar, o avô materno tratou-se de depressão, e o avô paterno, já falecido, tinha histórico de transtorno por uso de álcool (TUA) e transtorno por uso de tabaco.

A. M. relatou que se sentia triste, desanimado e às vezes muito irritado à toa. Começou a beber escondido em um churrasco em sua casa, misturando refrigerante com destilados (vodca ou uísque) ou fingindo que cerveja era guaraná. Alguns amigos lhe deram a dica de que vodca não deixa o hálito tão forte, e por isso ele comprou a bebida para usar em casa. Já havia passado mal em outras situações, mas os amigos o ajudaram a disfarçar e dar desculpas a seus pais.

O paciente mostrava-se resistente a se tratar: "Não tenho problemas, só quero me divertir um pouco, e a escola é chata. Nas próximas vezes, vou controlar a quantidade de bebida". Os pais foram orientados a cortar a mesada, proibir que A. M. frequentasse a casa de amigos e garantir que os eventos familiares ocorressem sem bebida por um período (bem como que não houvesse nenhuma bebida em casa). Eles deveriam conversar sobre os riscos à saúde associados ao antecedente do avô paterno de A. M. Seria importante que o paciente praticasse esportes e fizesse terapia.

Na segunda avaliação, o diagnóstico de transtorno depressivo foi confirmado, e iniciou-se o uso de antidepressivo (depois de explicada aos pais a necessidade de tratamento). Os pais contavam com a liberação da psicoterapia pelo convênio médico. A. M. passou a ter um monitoramento maior de seus pais. A família começou a fazer uma reunião aos domingos na qual todos comentavam sobre a semana e as atividades a serem desenvolvidas.

Depois de três meses de tratamento, A. M. relatou melhora do sono, do humor, do rendimento e do comportamento escolar. Voltou a conviver com os colegas e relatou que não sentia falta de bebidas alcoólicas; reconheceu que seu estado geral era bem melhor sem beber e que o relacionamento familiar também havia melhorado. Combinou com seu pai que, quando completasse 18 anos, conversaria com ele sobre a possibilidade de reiniciar o uso de bebidas. Vinha evitando situações em que havia bebidas e, quando participava delas, tomava refrigerante com bastante gelo e limão.

A medicação foi mantida por cerca de um ano, sendo retirada de modo gradativo; A. M. não referiu retorno de sintomas. A terapia demorou muito a ser liberada pelo convênio, e, quando a liberação aconteceu, o paciente já não aceitou o encaminhamento, pois entendia que não precisava desse recurso.

Discussão

Esse é um caso típico de adolescente que inicia o uso de álcool influenciado pelas companhias e por seu estado emocional fragilizado.

Os pais demoram a perceber os problemas, e a escola é que precipita a identificação e a discussão da situação.

Como fatores de risco para o TUA, temos a vulnerabilidade genética, pois o avô paterno teve TUA e transtorno por uso de tabaco; a comorbidade psiquiátrica (quadro depressivo e início precoce do consumo); a facilidade de acesso (disponibilidade e preço muito baixo); a influência das companhias e da publicidade; e a falta de fiscalização para o cumprimento da lei que proíbe a venda de bebidas alcoólicas e tabaco para menores de idade. O consumo de bebidas pelo pai nos fins de semana, sem comunicação sobre os efeitos do álcool e os seus riscos à saúde, bem como sobre a idade mínima para iniciar o uso, também facilitou o consumo de bebidas.

Como fatores de proteção, temos a família bem-estruturada, a frequência à escola, que está atenta às mudanças de comportamento de A. M., o encaminhamento e a adesão ao tratamento quando o problema é identificado, o retorno à prática esportiva, a mudança de hábitos e o monitoramento das atividades de A. M. pelos pais.

O quadro clínico tem evolução favorável, contando com a participação da família, que se envolve no tratamento e modifica a sua dinâmica interna e o seu estilo de comunicação. A família encaminha o paciente para atendimento especializado, e ele adere bem ao tratamento, apresentando boa melhora clínica, com modificação do comportamento de beber e dos relacionamentos sociais, em particular na escola, e reconhecimento das consequências negativas que o consumo de bebida provocou em sua vida. AM estava motivado a manter a abstinência.

Portanto, os dois principais objetivos – abstinência do álcool e manutenção do tratamento – foram alcançados. O ponto negativo foi a dificuldade de conseguir o encaminhamento para a terapia, devido à limitação do acesso no serviço público e à demora na liberação pelo convênio, mas esse recurso deve ser reintroduzido, mesmo na vigência de controle da depressão e do TUA.

REFERÊNCIAS

1. Chung T, Crewell KG, Bachrach R, Clark DB, Martin CS. Adolescent binge drinking. Alcohol Res. 2018;39(1):5-15.

2. Donovan JE. Estimated blood alcohol concentrations for child and adolescent drinking and their implications for screening instruments. Pediatrics. 2009;123(6):e975-81.

3. Siqueira L, Smith VC; Committee on substance abuse. Binge drinking. Pediatrics. 2015;136(3):e718-26.

4. Robinson WT, Soares MT, Meca A, Jean-Jacques J, Tubman JG, Schwartz SJ. Public school's identification and management of underage alcohol use: a qualitative study. Health Behav Policy Rev. 2019;6(6):619-31.

5. Sanchez-Samper X, Knight JR. Drug abuse by adolescent: general considerations. Pediatr Rev. 2009;30(3):83-93.

6. Bessa MA, Casella CB, Boaratti MA, Scivoletto S. Crianças e adolescentes. In: Diehl A, Cordeiro DC, Laranjeira R, organizadores. Dependência química: prevenção, tratamento e políticas públicas. 2. ed. Porto Alegre: Artmed; 2018. p. 327-45.

7. Quigley J; Committee on Substance Use and Prevention. Alcohol use by youth. Pediatrics. 2019;144(1):e20191356.

8. Volkow ND, Morales M. The brain on drugs: from reward to addiciton. Cell. 2015;162(4):712-25.

9. Crews FT, Vetreno RP, Broadwater MA, Robinson DL. Adolescent alcohol exposure persistently impacts adult-neurobiology and behavior. Pharmacol Rev. 2016;68(4):1074-109.

10. Nagel BJ, Schweinsburg AD, Phan V, Tapert SF. Reduced hippocampal volume among adolescents with alcohol use disorders without psychiatric comorbidity. Psychiatry Res. 2005;139(3):181-90.

11. Kaminer Y, Winters KC. DSM-5 criteria for youth substance use disorders: lost in translation? J Am Acad Child Adolesc Psychiatry. 2015;54(5):350-1.

12. Barangan CJ, Alderman EM. Management of substance abuse. Pediatr Rev. 2002;23(4):123-31.

13. Mitchell SG, Gryczynski J, O'Grady KE, Schwartz RP. SBIRT for adolescent drug and alcohol use: current status and future directions. J Subst Abuse Treat. 2013;44(5):463-72.

14. Liskola J, Haravuori H, Lindberg N, Niemelä S, Karlsson L, Kiviriusu O, et al. AUDIT and AUDIT-C screening instrument for alcohol use in adolescents. Drug Alcohol Depend. 2018;188:266-73.

15. Lima CT, Freire ACC, Silva APB, Teixeira RM, Farrell M, Prince M. Concurrent and construct validity of the AUDIT in an urban Brazilian sample. Alcohol Alcohol. 2005;40(6):588-9.

16. Humeniuk R, Henry-Edwards S, Ali R, Poznyak V, Monteiro MG. Brief intervention: the ASSIST-linked brief intervention for hazardous and harmful substance use: manual for use in primary care. Geneva: WHO; 2010.

CAPÍTULO 26

ALCOOLISMO EM IDOSOS

Helena Ferreira Moura
Felipe Ornell
Lays Genro Coutinho

O aumento da população geriátrica, somado às peculiaridades dos idosos da geração *baby boom* (nascidos entre 1946 e 1964), gera desafios importantes ao desenvolvimento de estratégias preventivas e assistenciais que ajudem a promover o bem-estar e o envelhecimento saudável.[1,2] *Baby boomers* têm taxas de consumo de substâncias de abuso (SAs) superiores às das gerações anteriores,[3,4] e o álcool está entre as SAs mais consumidas.[4,5] Porém, aspectos fisiológicos e socioculturais inerentes a essa população dificultam o diagnóstico e o manejo adequado.

Diante disso, este capítulo tem os seguintes objetivos: discutir aspectos fisiológicos, psíquicos e sociais que interferem no desenvolvimento do transtorno por uso de álcool (TUA) em idosos; fornecer diretrizes para transpor as dificuldades relacionadas ao diagnóstico; e oferecer orientações sobre o direcionamento terapêutico.

EPIDEMIOLOGIA

A Organização Mundial da Saúde (OMS) considera idoso qualquer indivíduo com 60 anos ou mais. No Brasil, esse mesmo entendimento é adotado pela Política Nacional do Idoso (Lei nº 8.842, de 4 de janeiro de 1994) e pelo Estatuto do Idoso (Lei nº 10.741, de 1º de outubro de 2003). Apesar disso, o início da velhice não é consensual, mas definido arbitrariamente com base na idade cronológica ou em outros critérios socioculturais, incluindo a funcionalidade.[6] Grande parte das investigações sobre o consumo de álcool envolve indivíduos com 50 anos ou mais, denominados "adultos mais velhos".[7-9] A ausência de padronização faz com que a prevalência de TUA em idosos não esteja bem estabelecida.[10] Porém, a procura por tratamento para transtorno por uso de substâncias (TUS) entre idosos mais do que dobrou nos Estados Unidos em 10 anos, apontando para as demandas emergentes dessa população.[11]

Estima-se que o consumo de álcool entre idosos esteja aumentando na maior parte do mundo, apesar de se manter menor do que entre os mais jovens.[8] Um estudo longitudinal recente com 179.881 indivíduos de 21 países verificou que, em média, 51,95% dos adultos com 50 anos ou mais consomem álcool, dos quais 16% fazem uso ocasional, 30%, uso moderado e 6%, uso pesado. O padrão varia amplamente entre os países, as épocas históricas e os sexos.[9]

O *III Levantamento nacional sobre o uso de drogas pela população brasileira* (Lnud) identificou que 35% das pessoas com idade entre 55 e 65 consumiram álcool no último ano; 24,7%, no último mês; e 11,3, na forma *binge drinking*.[12] Similarmente, um estudo conduzido pela Universidade Federal de São Paulo (Unifesp) observou que cerca de um em cada quatro brasileiros (23,7%) com 60 anos ou mais consome álcool; 6,7% (cerca de 2 milhões de idosos) relatam ter bebido em *binge*; e 3,8% (mais de 1 milhão) costumam beber, em uma semana típica, quantidades que podem colocar sua saúde em risco.[13]

Por fim, os levantamentos epidemiológicos brasileiros indicam que o consumo excessivo de álcool é frequente em idosos mais jovens e com boa escolaridade; já o TUA é frequente em populações com baixa escolaridade e baixo poder econômico.[14]

FATORES DE RISCO

Os idosos com transtornos relacionados ao álcool (TRAs) podem ser classificados em dois grupos: aqueles cujo transtorno teve início tardio e aqueles cujo transtorno teve início precoce.[15]

Transtorno relacionado ao álcool de início tardio

Nesse caso, o início se dá após os 50 anos, com destaque para as mulheres. Ele ocorre geralmente após situações de vida altamente estressantes, incluindo declínio na saúde física ou mental, problemas financeiros, aposentadoria, isolamento social e luto. Esses indivíduos experimentam menos problemas legais e de saúde física e mental quando comparados àqueles com transtornos de início precoce. Eles tendem a ter melhor rede de apoio, a responder melhor a intervenções e a obter melhor prognóstico. Uma das causas disso é a condição clínica, cognitiva e social mais preservada.[15]

Transtorno relacionado ao álcool de início precoce

Essa categoria engloba dois terços dos idosos com TRA. Os problemas emergem precocemente, durante a adolescência ou o início da vida adulta, e se mantêm até o final da vida. Em comparação aos abusadores de início tardio, a incidência de problemas físicos e psiquiátricos tende a ser maior e a resposta terapêutica, inferior.[15]

De modo geral, as hipóteses para o aumento do consumo de álcool em idosos incluem uma educação mais tolerante; a falta de informação sobre o impacto do álcool nos usuários idosos, na contramão de informações de que o "uso moderado é saudável"; e o fato de que usuários idosos têm mais tempo livre para o ato de beber, pois têm menos responsabilidades em relação ao trabalho e ao cuidado dos filhos.[15] Os fatores de risco mais consolidados são descritos no Quadro 26.1.[10]

ASPECTOS CLÍNICOS

A diminuição da capacidade de metabolização do álcool pelo fígado e a redução na composição de massa e água corporal aumentam a toxicidade da substância e o risco de complicações, mesmo quando o consumo ocorre em doses consideradas moderadas para populações mais jovens. Em razão disso, propôs-se a adaptação dos critérios de consumo moderado para pessoas com 65 anos ou mais. Tais critérios podem ser adotados mais precocemente em casos com comorbidades clínicas ou uso de medicamentos.[4,10] O Quadro 26.2 mostra as diferenças nos critérios de consumo moderado e na evolução da síndrome de abstinência de álcool (SAA) entre adultos e idosos.

A evolução dos sintomas de abstinência também é modificada pela fisiologia do idoso. Com isso, os cuidados para o diagnóstico e o manejo adequados devem ser reforçados.[4]

Quadro 26.1 FATORES DE RISCO RELACIONADOS AO USO DE ÁLCOOL EM IDOSOS

Fatores de risco físico	Fatores de risco psiquiátrico	Fatores de risco social
• Sexo masculino • Etnia caucasiana • Dor crônica • Deficiências físicas ou mobilidade reduzida • Transições em situações de cuidado/vida • Doença física crônica/ comorbidade • Carga significativa de medicamentos • Cirurgia bariátrica prévia	• Estilo de enfrentamento evitativo • História de problemas com álcool • TUS anterior e/ou simultâneo (incluindo tabagismo) • Transtorno psiquiátrico anterior e/ou concomitante • Transtornos do sono • Ceticismo quanto aos riscos do álcool	• Luto • Aposentadoria inesperada ou forçada • Isolamento social • Pertencimento a grupos socioeconômicos mais abastados* • Estado civil divorciado, separado ou solteiro

* No caso de países onde o valor das bebidas alcoólicas é elevado. No Brasil, o uso pesado esteve associado a alta escolaridade, dependência, baixa escolaridade e baixa condição socioeconômica.

Fonte: Elaborado com base em Kuerbis e colaboradores.[10]

Quadro 26.2 DIFERENÇAS NOS CRITÉRIOS DE CONSUMO MODERADO E NA EVOLUÇÃO DA SAA ENTRE ADULTOS E IDOSOS

	Jovens e adultos	Idosos
	Consumo moderado	
Número de doses	• Mulheres: ≤ 3/ocasião ou ≤ 7/semana • Homens: ≤ 4/ocasião ou ≤ 14/semana	• Mulheres: ≤ 1/ocasião ou ≤ 5/semana • Homens: ≤ 1-2/ocasião ou ≤ 7/semana
	SAA	
Início da SAA	12 a 24 horas após a última dose	Até 7 dias após a última dose
Pico	72 horas	Pode estar ausente
Duração média	7 a 10 dias	30 dias

Fonte: Elaborado com base em National Institute on Alcohol Abuse and Alcoholism,[16] Substance Abuse and Mental Health Services Administration[17] e Butt e colaboradores.[18]

Os idosos apresentam prevalência maior de doenças crônicas, como doenças cardiovasculares (hipertensão arterial, insuficiência cardíaca), hepatopatias, diabetes, osteoporose, neuropatias e redução na capacidade de proteção imunológica. O uso abusivo de álcool agrava tais condições, assim como interage com os medicamentos de uso crônico.[16]

Álcool e cognição

Cerca de 30 a 50% dos idosos com TUA apresentam déficit cognitivo cuja duração é variável e que pode ou não estar relacionado a uma intoxicação ou à SAA e suas complicações. Os prejuízos mais observados envolvem as funções executivas, com comprometimento da memória de trabalho, da atenção e da capacidade de resolução de problemas.[19]

No *Manual diagnóstico e estatístico de transtornos mentais* (DSM-5), as demências relacionadas ao álcool foram classificadas no capítulo sobre transtorno neurocognitivo (TNC) maior ou leve induzido por substância ou medicamento. Tais TNCs podem ser do tipo amnéstico confabulatório (Korsakoff) ou não; os sintomas cognitivos devem persistir além do período esperado para uma intoxicação ou SAA. Até dois meses após a última dose, cerca de 30 a 40% dos indivíduos com TUA apresentam TNC leve de duração intermediária, ao passo que o TNC grave tende a ser mais raro.[20]

O TNC não amnéstico confabulatório por álcool tem as seguintes características: prejuízo das funções executivas, da memória e da aprendizagem; irritabilidade; ansiedade; alterações do sono; e disforia. Esses sintomas podem permanecer estáveis ou se reduzir após um período de abstinência, mas tendem a persistir em adultos com mais de 50 anos.[20] Além da deficiência de tiamina e dos efeitos neurotóxicos diretos do álcool, os prejuízos cognitivos em idosos podem decorrer de um somatório de fatores, como lesão vascular, lesão imunológica, traumas e alterações metabólicas.[20] O Quadro 26.3 elenca alertas relacionados ao déficit cognitivo.

Diagnóstico de transtorno por uso de álcool em idosos

Considerando-se a maior prevalência de doenças relacionadas à idade em idosos, é comum que a primeira possibilidade de avaliação do TUA ocorra em unidades primárias de saúde. Assim, recomenda-se o rastreamento de rotina com ferramentas padronizadas e, em caso de resultados positivos, o encaminhamento a especialista.[4] O *Michigan Alcoholism Screening Test-Geriatric Version* (MAST-G) é um instrumento utilizado para detectar o abuso e a provável dependência do álcool em pessoas idosas e pode ajudar nesse processo.[21]

Considerar aspectos clínicos e fisiológicos descritos previamente é uma conduta importante. A redução da frequência e/ou do volume de álcool ingerido nem sempre se traduz em melhora clínica ou redução dos riscos associados, uma vez que o organismo está mais vulnerável. A redução de compromissos sociais gerada pela aposentadoria e/ou emancipação dos filhos e o aumento do tempo disponível para o lazer são condições da vida nessa

Quadro 26.3 ALERTAS SOBRE O DÉFICIT COGNITIVO

• Necessita de investigação ativa. • Compromete a adesão ao tratamento. • Devem-se utilizar escalas padronizadas na avaliação inicial e a cada 12 meses. • Se identificado o déficit, deve-se repetir avaliação após seis meses para avaliar se há melhora após a interrupção do consumo de álcool. • As manifestações variam conforme as funções comprometidas: atenção, função executiva, memória imediata, recente e tardia, entre outras. Recomenda-se associar uma avaliação neuropsicológica.	• É essencial avaliar quadros potencialmente reversíveis (avitaminose B1 e B12, hidrocefalia de pressão normal). • Déficit de atenção, memória ou função executiva podem ser erroneamente interpretados como falta de motivação para o tratamento. • Não há farmacoterapia específica. • O manejo comportamental proporciona alívio dos sintomas e melhora da qualidade de vida do paciente e de seus familiares e cuidadores.

Fonte: Elaborado com base em National Institute on Alcohol Abuse and Alcoholism,[16] Substance Abuse and Mental Health Services Administration[17] e Butt e colaboradores.[18]

etapa que podem tornar os prejuízos funcionais menos evidentes. Algumas queixas podem ser facilmente confundidas com sintomas gerados por doenças relacionadas à idade, como quedas ou instabilidade dos níveis pressóricos (Quadro 26.4).

Tratamento

Apesar da crença de que a população idosa é pouco flexível a mudanças de comportamento, estudos têm mostrado que os idosos não apenas se beneficiam do tratamento, como também podem ter resultados melhores quando comparados aos mais jovens, pois permanecem abstinentes por mais tempo e têm mais chances de completar o tratamento.[17,22,23] Esses desfechos podem ser ainda melhores para aqueles cujo TRA é de início tardio.[4]

Entretanto, essa mudança de perfil demográfico impõe desafios para os locais de tratamento, que devem se adaptar para atender a população idosa. São necessários, por exemplo, investimentos em suporte clínico e psiquiátrico e apoio para dificuldades de mobilidade, perda auditiva e déficits cognitivos.

Abordagem geral

Os princípios do manejo do TUA em idosos, no que se refere ao tipo de intervenção e ao local de tratamento, são semelhantes àqueles dirigidos aos grupos mais jovens. Entretanto, como vem sendo discutido ao longo deste capítulo, é essencial considerar as necessidades de adaptação à população geriátrica. Idosos têm mais riscos de complicações da SAA, pois esta pode ser mais prolongada e evoluir para *delirium*, assim como descompensar as comorbidades clínicas e/ou psiquiátricas. Nesses casos, recomenda-se a desintoxicação em ambiente hospitalar.[17,22,23]

O tipo de intervenção e o local de tratamento deverão levar em consideração a gravidade do transtorno, as comorbidades clínicas e psiquiátricas, além da disponibilidade de suporte social. É importante destacar que o objetivo do tratamento consiste não apenas em atingir a abstinência, mas também em melhorar a qua-

Quadro 26.4 SINAIS E SINTOMAS SUGESTIVOS DE TUA EM IDOSOS NA PRÁTICA CLÍNICA

Sintomas físicos	Sintomas cognitivos	Sintomas psiquiátricos	Sintomas sociais e outros
• Quedas, queimaduras, hematomas • Cefaleia • Aparência malcuidada • Incontinência • Reação inesperada às medicações • Tontura • Convulsões • Doenças hepáticas e renais • Dor crônica • Doenças gastrointestinais • Tremores	• Desorientação • Perda de memória • Dificuldade de concentração • Dificuldade em tomar decisões	• Alterações no sono • Ansiedade • Depressão • Oscilações de humor • *Delirium* • Convulsões	• Problemas familiares • Problemas financeiros • Problemas legais • Medicações acabando antes do tempo • Isolamento • Uso de medicamentos "emprestados"

Fonte: Elaborado com base em Kuerbis e colaboradores.[10]

lidade de vida do indivíduo.[17,22,23] A maioria dos idosos é usuária de risco e não necessita de tratamento especializado, podendo se beneficiar da intervenção breve disponível no primeiro nível de atenção à saúde.[4] A reposição de tiamina via oral é uma estratégia importante para a prevenção da síndrome de Wernicke-Korsakoff em todos os casos.[17,22,23]

Abordagens farmacológicas

Considerando-se a fisiologia do idoso e a presença de comorbidades clínicas e/ou psiquiátricas, recomenda-se a adoção dos seguintes cuidados quanto ao uso de medicações para o TUA e a SAA.[17,22,23]

Transtorno por uso de álcool

Naltrexona: é bem tolerada, mas deve ser evitada em caso de dor crônica e uso de analgésicos opioides.

Dissulfiram: deve ser evitado, devido ao maior risco de complicações clínicas.

Topiramato: deve ser evitado, pois produz déficit cognitivo e perda de peso, efeitos colaterais comuns e indesejados em idosos, podendo ocorrer mesmo em doses baixas.

Síndrome de abstinência alcoólica

No tratamento com benzodiazepínicos, devem-se evitar os de meia-vida longa e dar preferência aos de meia-vida curta, como o lorazepam.

Recentemente, uma revisão sistemática desenvolvida no Canadá reuniu diretrizes para a prevenção, a triagem, a avaliação e o tratamento de TUA em idosos; o resumo das recomendações é apresentado no Quadro 26.5.[18] Mais informações sobre o tratamento da SAA são apresentadas no Capítulo 13, "Síndrome de abstinência do álcool".

Quadro 26.5 RESUMO DAS ORIENTAÇÕES ÚTEIS PARA O DIAGNÓSTICO E O MANEJO DE PACIENTES IDOSOS COM TUA

Identificação
• O rastreamento sobre o consumo problemático de álcool deve ser realizado em todos os ambientes de saúde (hospitais, serviços comunitários, assistência domiciliar, programas especializados, clínicas, serviços residenciais) e para todos os idosos pelo menos uma vez por ano (ou seja, como parte de sua avaliação clínica geral e nas transições de tratamento, por exemplo, admissão ao hospital). • Se o paciente estiver apresentando sintomas psiquiátricos ou estiver passando por fases de transição na vida (aposentadoria, separação, luto), o rastreio será ainda mais importante. • Se a triagem for positiva, o idoso deverá ser avaliado por um profissional treinado. • Na triagem, deve-se considerar certo grau de perda cognitiva e outras condições de saúde, de acordo com os sintomas e sinais. • Os critérios do DSM-5 podem subidentificar o declínio funcional pela redução das atribuições laborais e pela maior sensibilidade aos efeitos do álcool. • Devem-se investigar complicações clínicas e psiquiátricas e interações medicamentosas.
Manejo
• No caso de idosos que insistem em manter o uso, é preciso orientar parâmetros de consumo mais restritos para essa faixa etária. • Para bebedores regulares e crônicos, deve-se fazer suplementação de tiamina para prevenir a síndrome de Wernicke-Korsakoff. • Abordagens terapêuticas bem-estabelecidas para populações mais jovens também são válidas para idosos (psicoeducação, farmacoterapia, intervenções comportamentais, desintoxicação hospitalar).

↪

Quadro 26.5 RESUMO DAS ORIENTAÇÕES ÚTEIS PARA O DIAGNÓSTICO E O MANEJO DE PACIENTES IDOSOS COM TUA

Seguimento	
• Devem-se fazer reavaliações regulares das comorbidades clínicas e psiquiátricas. • É preciso realizar rastreio cognitivo a cada 6 a 12 meses.	• Transições sociais significativas no indivíduo ou na família devem continuar a ser revisadas e monitoradas independentemente de continuidade, redução ou cessação do uso de álcool.
Familiares e cuidadores	
• É necessário oferecer apoio e psicoeducação sobre o TUA. • Em caso de déficit cognitivo, deve-se orientar sobre a importância do manejo comportamental e a necessidade de tratamento especializado.	• Deve-se esclarecer sobre o processo de envelhecimento fisiológico e os cuidados necessários para manter a qualidade de vida e a autonomia do idoso. • Se necessário, devem-se acionar amigos ou familiares; antes, é preciso discutir isso com o idoso.
O que não fazer	
• Infantilizar ou confrontar. • Não valorizar o conhecimento e a experiência de vida. • Considerar o sofrimento parte natural do ciclo de vida e desencorajar o tratamento. • Ignorar possíveis déficits cognitivos. • Excluir a família do tratamento. • Pressupor que os sintomas se justifiquem pelas comorbidades ou complicações.	

Fontes: Elaborado com base em National Institute on Alcohol Abuse and Alcoholism,[16] Substance Abuse and Mental Health Services Administration[17] e Butt e colaboradores.[18]

REFERÊNCIAS

1. Lima-Costa MF, Andrade FB, Souza PRB Jr, Neri AL, Duarte YAO, Castro-Costa E, et al. The Brazilian longitudinal study of aging (ELSI-Brazil): objectives and design. Am J Epidemiol. 2018;187(7):1345-53.

2. Miranda GMD, Mendes ACG, Silva ALA. Population aging in Brazil: current and future social challenges and consequences. Rev Bras Geriatr Gerontol. 2016;19(3):507-19.

3. Mattson M, Lipari RN, Hays C, van Horn SL. A day in the life of older adults: substance use facts. Rockville: SAMHSA; 2013.

4. Barry KL, Blow FC. Drinking over the lifespan: focus on older adults. Alcohol Res. 2016;38(1):115-20.

5. Seim L, Vijapura P, Pagali S, Burton MC. Common substance use disorders in older adults. Hosp Pract. 2020;48(sup 1):48-55.

6. Borelli WV, Carmona KC, Studart-Neto A, Nitrini R, Caramelli P, Costa JC. Operationalized definition of older adults with high cognitive performance. Dement Neuropsychol. 2018;12(3):221-7.

7. Choi NG, DiNitto DM, Marti CN. Alcohol and other substance use, mental health treatment use, and perceived unmet treatment need: Comparison between baby boomers and older adults. Am J Addict. 2015;24(4):299-307.

8. Wu LT, Blazer DG. Substance use disorders and psychiatric comorbidity in mid and later life: a review. Int J Epidemiol. 2014;43(2):304-17.

9. Calvo E, Medina JT, Ornstein KA, Staudinger UM, Fried LP, Keyes KM. Cross-country and historical variation in alcohol consumption among older men and women: leveraging recently harmonized survey data in 21 countries. Drug Alcohol Depend. 2020;215:108219.

10. Kuerbis A, Sacco P, Blazer DG, Moore AA. Substance abuse among older adults. Clin Geriatr Med. 2014;30(3):629-54.

11. Substance Abuse and Mental Health Services Administration. Treatment episode data set (TEDS) [Internet]. Rockville: SAMHSA; 2017 [capturado em 24 jul. 2022]. Disponí-

vel em: https://www.samhsa.gov/data/data-we-collect/teds--treatment-episode-data-set.

12. Bastos FIPM, Vasconcellos MTL, De Boni RB, Reis NB, Coutinho CFS. III levantamento nacional sobre o uso de drogas pela população brasileira. Rio de Janeiro: FIOCRUZ; 2017.

13. Fundação de Amparo à Pesquisa do Estado de São Paulo. Levantamento aponta alto consumo de álcool entre idosos. São Paulo: Agência Fapesp; 2021 [capturado em 24 jul. 2022]. Disponível em: https://agencia.fapesp.br/levantamento--aponta-alto-consumo-de-alcool-entre-idosos/37060/.

14. Chagas C, Paula TCS, Machado DA, Martins LB, Opaleye D, Piedade T, et al. Alcohol consumption by older people in Brazil: a systematic review of population-based studies. Addict Disord Their Treat. 2019;18(4):229-37.

15. Brennan PL, Moos RH. Late-life drinking behavior: the influence of personal characteristics, life context, and treatment. Alcohol Health Res World. 1996;20(3):197-204.

16. National Institute on Alcohol Abuse and Alcoholism. Older adults [Internet]. Rockville: NIAAA; 2021 [capturado em 24 jul. 2022]. Disponível em: https://www.niaaa.nih.gov/alcohols-effects-health/special-populations-co-occurring-disorders/older-adults.

17. Substance Abuse and Mental Health Services Administration. Treatment Improvement Protocol (TIP) 26: treating substance use disorder in older adults. Rockville: SAMHSA; 2020.

18. Butt PR, White-Campbell M, Canham S, Johnston AD, Indome EO, Purcell B, et al. Canadian guidelines on alcohol use disorder among older adults. Can Geriatr J. 2020;23(1):143-8.

19. Le Berre AP, Fama R, Sullivan EV. Executive functions, memory, and social cognitive deficits and recovery in chronic alcoholism: a critical review to inform future research. Alcohol Clin Exp Res. 2017;41(8):1432-43.

20. American Psychiatric Association. Diagnostic and statistical manual of mental disorders: DSM-5. 5. ed. Washington: APA; 2013.

21. Kano MY, Santos MA, Pillon SC. Use of alcohol in the elderly: transcultural validation of the Michigan Alcoholism Screening Test – Geriatric Version (MAST-G). Rev Esc Enferm USP. 2014;48(4):648-55.

22. Joshi P, Duong KT, Trevisan LA, Wilkins KM. Evaluation and management of alcohol use disorder among older adults. Curr Geriatr Rep. 2021;10(3):82-90.

23. The ASAM clinical practice guideline on alcohol withdrawal management. J Addict Med. 2020;14(3S Suppl 1):1-72.

CAPÍTULO 27

INTERVENÇÕES VOLTADAS A MULHERES COM TRANSTORNO POR USO DE ÁLCOOL

Renata C. S. de Azevedo
Marjourie Dragoni de Arruda Biscaro
Amilton dos Santos Júnior

Dentre as particularidades do transtorno por uso de álcool (TUA) em mulheres, destacam-se diferenças biológicas (farmacocinética, hormonal, neurobiológica), emocionais (papel de sentimentos vulnerabilizadores e relacionamentos na iniciação e na manutenção do uso) e relacionadas a gênero. Esses aspectos têm influência sobre os riscos e a suscetibilidade da mulher, bem como sobre a busca por serviços de saúde.

Embora sejam mais frequentes nos homens, os transtornos por uso de substâncias (TUSs) têm se tornado recorrentes entre as mulheres, particularmente as mais jovens.[1] Mulheres dependentes tendem a sofrer consequências clínicas e interpessoais mais graves, e o consumo realizado por elas tende a progredir mais rapidamente para a dependência (efeito "telescópio"). Ademais, as mulheres apresentam diferentes padrões de doenças psiquiátricas comórbidas, numa relação bidirecional com o uso de substâncias.[2]

Historicamente, as mulheres com TUA têm sido negligenciadas no cuidado clínico. Além de haver estigma, a estrutura do tratamento oferecido (desenhado para homens e escasso para todos) não está validada para elas. Esses aspectos são barreiras para um diagnóstico precoce e para a realização de intervenções adequadas às suas necessidades. Apesar disso, estudos indicam que, para as mulheres que aderem a práticas especializadas, o tratamento é mais efetivo do que para os homens.

O aumento do consumo de álcool entre mulheres vem sendo observado em todo o mundo, inslusive no Brasil, particularmente entre as mais jovens. Dados comparativos da primeira[3] e da segunda[1] edições do *Levantamento nacional de álcool e drogas* (Lenad) revelam crescimento do beber em *binge* nos últimos 12 meses entre mulheres (de 36 para 49% das que bebem). Também houve crescimento do beber frequente (de 27 para 38%) e do uso regular de álcool antes dos 15 anos de idade entre mulheres (de 6 para 10%). A *Pesquisa nacional de saúde do escolar*,[4] realizada com adolescentes entre 13 e 15 anos de idade, encontrou taxas superiores de experimentação e consumo atual de álcool entre as meninas.

Nas mulheres, os problemas clínicos decorrentes do alcoolismo costumam surgir após menos tempo de uso e com consumo em menor quantidade. Destacam-se doenças cardiovasculares, diabetes, danos hepáticos, osteoporose e neurodegeneração, com maior risco de neuropatia periférica e prejuízos cognitivos. As alterações hormonais afetam a maturação sexual, o crescimento, o desenvolvimento de caracteres sexuais secundários e a capacidade reprodutiva; mais tardiamente, podem elevar o risco de vários tipos de câncer, também mediados por alterações específicas no sistema imune.[5]

As comorbidades psiquiátricas são mais frequentes entre mulheres; quando não detectadas, elas comprometem o plano de tratamento, a evolução clínica e o prognóstico de ambas as patologias. As mulheres com TUA são mais propensas a apresentar transtornos de humor e ansiedade do que os homens. Estudos que discutem a direção da causalidade demonstram que as mulheres tendem a relatar sintomas psiquiátricos antes do surgimento do alcoolismo com maior frequência.[6] Destaca-se a complexa associação entre TUA e comportamento suicida, com estudos de seguimento indicando que influências potencialmente duradouras, como abuso na infância, aumentam a probabilidade de consumo nocivo de álcool, ideação e tentativas de suicídio.[7]

Tem ganhado destaque a relação do TUA com o transtorno de estresse pós-traumático (TEPT), possivelmente como estratégia de enfrentamento, em especial relacionada aos sintomas de evitação e hipervigilância e à gravidade do quadro traumático.[8] Dada a proeminente exposição a traumas entre mulheres usuárias de substâncias, a presença do TEPT comórbido é elevada, notadamente relacionada a vivência de violência praticada por parceiro íntimo, agressão sexual e abuso na infância.

Outra comorbidade observada em mulheres com TUA é a coocorrência com os transtornos alimentares, que compartilham alterações no sistema de recompensa, impulsividade, compulsividade e desregulação emocional. Cabe também destacar a crescente preocupação com o aumento das taxas de TUA após cirurgia bariátrica, requerendo atenção na indicação e no seguimento após o procedimento.[9]

Quadros depressivos, ansiosos, traumáticos e alimentares devem, portanto, ser particular e sistematicamente pesquisados em mulheres com TUA. Do mesmo modo, é necessário investigar o padrão de uso de álcool em mulheres em acompanhamento por essas patologias, uma vez que a coocorrência culmina em um curso mais crítico de ambas as doenças, com agravamento dos sintomas e maior chance de tentativas de suicídio.

Outro campo de interesse é o cuidado com a saúde reprodutiva de mulheres com TUA. A prevalência de gestação não planejada e/ou indesejada nos países ocidentais é de 30 a 50%, sendo maior entre mulheres que fazem uso excessivo de álcool.[10] O uso de bebidas alcoólicas na gravidez está associado a complicações obstétricas e perinatais, e os profissionais na linha de cuidado de gestantes e seus bebês desempenham papéis centrais na abordagem do consumo nessa fase da vida.

O álcool consumido na gravidez é rapidamente absorvido e vai para a circulação do feto, com grande potencial de danos, em função de sua imaturidade tecidual e metabólica. São reportados riscos de baixo crescimento intrauterino; problemas urinários, ósseos, cardíacos e imunológicos; anomalias craniofaciais e no sistema nervoso central (SNC); e prejuízo no desenvolvimento. Destacam-se a síndrome alcoólica fetal (SAF), caracterizada por retardo de crescimento pré ou pós-natal, comprometimento do SNC e dismorfismo facial, bem como os efeitos do álcool no feto, 3 a 5 vezes mais frequentes do que a SAF. Os transtornos do espectro alcoólico fetal são a causa mais comum e prevenível de deficiência intelectual.[11]

Dentre os fatores que dificultam a detecção e a abordagem do uso de substâncias psicoativas (SPA) na gravidez, destacam-se a subnotificação por parte das gestantes (que desconhecem os reais riscos e temem o julgamento da equipe e da sociedade) e a forma como elas são tratadas pelos profissionais. A triagem pode ser facilitada pela incorporação de instrumentos padronizados para avaliação do uso de álcool, como o *Alcohol Use Disorders Identification Test-Concise* (AUDIT–C) e os questionários *Tolerance, Annoyed, Cut down e Eye-opener* (T-ACE) e *Tolerance, Worried, Eye-opener, Amnesia, K-Cut down on drinking* (TWEAK[C]). Uma vez ultrapassadas as barreiras de acesso e detecção, e estabelecido um ambiente empático e de cuidado, deve-se parear a gravidade do uso de álcool com fatores de risco (contexto de vulnerabilidade, comorbidades físicas e psíquicas) e protetores (relação positiva com a gestação, rede de apoio presente) para propor uma abordagem.

Evitar julgamento moral e coação, bem como priorizar medidas de psicoeducação com técnicas motivacionais, permite mudanças comportamentais mais efetivas. A avaliação de comorbidades e a necessidade de uso de psicofármacos devem ser consideradas, sopesando-se os riscos e os benefícios para a mãe e o bebê. A intervenção breve e a entrevista motivacional, que buscam avaliar, motivar e negociar metas de tratamento, adaptadas para gestantes, foram associadas a maior taxa de abstinência, melhor peso do recém-nascido e menor taxa de mortalidade.[12]

A falta de abordagem do uso de álcool na gestação e no puerpério, além de associada a desfechos obstétricos e neonatais negativos, pode interferir na vinculação mãe-bebê, repercutindo em maiores taxas de depressão, abuso de drogas e prejuízos cognitivos e comportamentais ao longo da vida. O cuidado à saúde mental materna é, portanto, um dos elementos cruciais para um desenvolvimento saudável, repercutindo positivamente no binômio mãe-bebê.

Para uma correta intervenção no TUA de mulheres em diferentes fases da vida, devem-se abordar as principais barreiras à busca de ajuda: baixa percepção da necessidade de tratamento, sentimentos de culpa e vergonha, comorbidades, dificuldades sociais e temores relacionados à maternidade. Dados internacionais apontam que apenas 15% das mulheres com TUA procuram tratamento específico; a despeito disso, as que se engajam em tratamento apresentam melhores taxas de adesão e de manutenção da abstinência.[13]

Embora as mulheres sejam sub-representadas nos ensaios clínicos, estudos indicam que os fármacos preconizados para TUA apresentam nelas eficácia semelhante à relatada para os homens. Além disso, intervenções que abordam a comorbidade de TUA com TEPT e depressão parecem ser particularmente relevantes para mulheres.

Ainda que haja controvérsias sobre a superioridade dos resultados dos tratamentos específicos para mulheres no padrão de uso de álcool, estudos sugerem que há benefícios nos desfechos secundários, tais como depressão, ansiedade, sintomas de trauma, comportamentos de saúde, uso de outras drogas e qualidade de vida.[13] Sugere-se que, além da abordagem sobre o álcool, haja inclusão de temas como relacionamentos interpessoais, abuso, baixa autoestima, comorbidades e barreiras ao tratamento. Os grupos de pares, inclusive de mútua ajuda, têm se mostrado estratégias úteis e com maior capilaridade no cuidado.

Um estudo sobre a eficácia de programas de tratamento para abuso de substâncias por mulheres[14] reforça que as intervenções projetadas para elas são uma forma de atender às suas necessidades específicas e reduzir as barreiras para receber e manter o tratamento. São destacados alguns componentes centrais do tratamento para mulheres: cuidados pré-natais e para os filhos, programas somente para mulheres, oficinas que abordam tópicos gênero-dirigidos, abordagem de saúde mental e programação abrangente. Houve associações positivas entre esses componentes e conclusão do tratamento, tempo de internação, emprego, autorrelato do estado de saúde e redução do uso de substâncias, dos sintomas de saúde mental e do risco de contrair HIV.

Considerando-se a menor oferta e as barreiras ao tratamento de mulheres, plataformas de telessaúde para atendimento individual e grupal podem ajudar a mitigar obstáculos. Da mesma forma, o uso de aplicativos para treinamento de habilidades e suporte de rede social pode melhorar os resultados do atendimento convencional ou auxiliar mulheres impossibilitadas de realizar tratamento presencial.

Portanto, é fundamental que haja iniciativas que melhorem a capacidade de deteção precoce, com destaque para as seguintes: atenção básica e unidades de emergência; ampliação da rede de cuidado; medidas que abordem as barreiras à busca de tratamento; e estratégias de adesão que incluam o cuidado das comorbidades e as dificuldades específicas das mulheres.

RELATO DE EXPERIÊNCIAS DE ATENDIMENTO DE MULHERES COM TRANSTORNO POR USO DE ÁLCOOL

Na Universidade Estadual de Campinas (Unicamp), as iniciativas dirigidas a mulheres centram-se em duas frentes: o Ambulatório de Substâncias Psicoativas (Aspa), no Hospital de Clínicas, e o Ambulatório de Transtornos Mentais no Pré-Natal, no Centro de Atenção Integral à Saúde da Mulher (Caism). Sendo serviços públicos, terciários e inseridos em hospital-escola, eles têm como premissas a pesquisa, o cuidado em rede e a formação de futuros profissionais sensibilizados e capacitados para uma atenção mais qualificada.

O Aspa atende pessoas de ambos os gêneros com TUS, particularmente com comorbidades clínicas e psiquiátricas. Nos primeiros anos de funcionamento, a população atendida era majoritariamente masculina, à exceção dos que buscavam tratamento para cessação tabágica. Havia menor procura e pior adesão entre as mulheres, o que gerou interesse em investigar o fenômeno. Os resultados indicaram que uma das razões do abandono do tratamento era a existência de grupos mistos, nos quais as mulheres sentiam dificuldade de abordar tópicos de seu interesse, tais como sexualidade, maternidade e julgamento moral sobre seu comportamento e uso de substâncias.[15] Essa constatação motivou a criação de um grupo específico para mulheres com TUS. O grupo tem funcionamento semanal, aberto, permanência média de seis meses e possibilidade de retorno quando se julgar necessário.

Embora tenha sido estruturado em base comportamental, esse grupo assumiu, espontânea e paulatinamente, componentes psicodinâmicos que privilegiam a abordagem de tópicos referentes a relacionamentos afetivos e à dinâmica familiar. Em comparação com os grupos masculinos, observou-se maior adesão, interação e apoio grupal. Nos últimos anos, houve crescimento expressivo da busca de tratamento por mulheres, que atualmente totalizam 40% dos pacientes atendidos. Supomos que esse incremento da demanda se deva ao aumento epidemiológico do uso por mulheres, à maior experiência da equipe com as particularidades dos problemas relacionados a elas e à existência de um grupo específico.

O atendimento realizado no Caism é específico para mulheres, e o cuidado relativo ao uso de substâncias insere-se num contexto maior de medidas de apoio à saúde mental no pré-natal. Uma pesquisa realizada com as gestantes verificou que 50% interromperam espontaneamente o uso de álcool ao saber da gravidez.[11] Essa taxa reforça a ideia de que a gravidez pode motivar a diminuição ou cessação do uso de drogas, tornando-se um momento oportuno para que as mulheres recebam intervenções que as esclareçam sobre os impactos do uso de SPAs na gestação e na saúde do seu filho. Além disso, podem ser ofertados tratamentos para as mulheres que apresentarem dificuldade na cessação. Nesse estudo, foram realizadas intervenções motivacionais para usuárias que se mantiveram consumindo; de modo a facilitar a adesão, tais intervenções foram realizadas nos dias das consultas de pré-natal. Notou-se que, embora as gestantes informassem saber que o uso de álcool poderia ser prejudicial à gravidez, a maioria não sabia de fato os possíveis problemas que poderiam acometer seu bebê. A partir do atendimento acolhedor e do fornecimento de informações claras, complementadas por folhetos informativos, 79% referiram cessação do uso de álcool.[11]

Essas experiências reforçam a importância da ampliação dos espaços de tratamento e da capacitação de profissionais para a abordagem de mulheres com TUA. O crescimento dos indicadores epidemiológicos, as vulnerabilidades sociais, físicas e psíquicas, além das medidas de abordagem particularizadas, são os principais elementos a serem conhecidos pela rede de cuidado, visando a intervenções dirigidas, mas também ampliadas, para abarcar as muitas dimensões dessa complexa relação.

REFERÊNCIAS

1. Laranjeira R, organizador. II LENAD: levantamento nacional de álcool e drogas. São Paulo: INPAD; 2014.

2. Hernandez-Avila CA, Rounsaville BJ, Kranzler HR. Opioid-, cannabis- and alcohol- dependent women show more rapid progression to substance abuse treatment. Drug Alcohol Depend. 2004;74(3):265-72.

3. Laranjeira R, Pinsky I, Zaleski M, Caetano R, organizadores. I levantamento nacional sobre os padrões de consumo de álcool na população brasileira. Brasília: Secretaria Nacional Antidrogas; 2007.

4. Instituto Brasileiro de Geografia e Estatística. Pesquisa nacional de saúde do escolar: 2015. Rio de Janeiro: IBGE; 2016.

5. Ait-Daoud N, Blevins D, Khanna S, Sharma S, Holstege CP, Amin P. Women and addiction: an update. Med Clin North Am. 2019;103(4):699-711.

6. Sannibale C, Hall W. Gender-related symptoms and correlates of alcohol dependence among men and women with a lifetime diagnosis of alcohol use disorders. Drug Alcohol Rev. 2001;20(4):369-83.

7. Wilsnack SC, Wilsnack RW, Kristjanson AF, Vogeltanz-Holm ND, Windle M. Alcohol use and suicidal behavior in women: longitudinal patterns in a U.S. national sample. Alcohol Clin Exp Res. 2004;28(5 Suppl):38S-47S.

8. Florez IA, Mekawi Y, Hunnicutt-Ferguson K, Visser KF, Clunie AM, Dunn SE, et al. Childhood abuse, posttraumatic stress symptoms, and alcohol misuse among African-American women. J Ethn Subst Abuse. 2022;21(1):174-96.

9. Bramming M, Becker U, Jørgensen MB, Neermark S, Bisgaard T, Tolstrup JS. Bariatric surgery and risk of alcohol use disorder: a register-based cohort study. Int J Epidemiol. 2021;49(6):1826-35.

10. Bearak J, Popinchalk A, Alkema L, Sedgh G. Global, regional, and subregional trends in unintended pregnancy and its outcomes from 1990 to 2014: estimates from a Bayesian hierarchical model. Lancet Glob Health. 2018;6(4):e380-9.

11. Tamashiro EM. Detecção e seguimento de gestantes usuárias de drogas psicoativas [mestrado]. Campinas: Universidade Estadual de Campinas; 2015.

12. O´Connor MJ, Whaley SE. Brief intervention for alcohol use by pregnant women. Am J Public Health. 2007;97(2):252-8.

13. McCrady BS, Epstein EE, Fokas KF. Treatment interventions for women with alcohol use disorder. Alcohol Res. 2020;40(2):08.

14. Ashley OS, Marsden ME, Brad TM. Effectiveness of substance abuse treatment programming for women: a review. Am J Drug Alcohol Abuse. 2003;29(1):19-53.

15. Ribeiro DVA, Turato ER, Azevedo RCS, Campos CJG. Views on treatment adherence among psychoactive substance-dependent women in the outpatient setting: a qualitative study. Trends Psychiatry Psychother. 2012;34(4):198-206.

CAPÍTULO 28

INTERVENÇÕES PARA A POPULAÇÃO LGBTQIAPN+ COM ALCOOLISMO

Alessandra Diehl
Rogério Adriano Bosso

Lésbicas, *gays*, bissexuais, transexuais, *queer*, intersexuais, pansexuais e não binários (LGBTQIAPN+)* em geral apresentam piores condições de saúde do que o restante da população, assim como piores experiências de acesso à saúde, sobretudo aos cuidados em saúde mental. Essa população, principalmente após a idade adulta jovem, é mais propensa a desenvolver alcoolismo, ou transtorno por uso de álcool (TUA), nomenclatura adotada pela 5ª edição revisada do *Manual diagnóstico e estatístico de transtornos mentais* (DSM-5-TR).[1]

Os problemas decorrentes do alcoolismo nessa população incluem maior morbimortalidade relacionada ao consumo de álcool. Os possíveis motivos associados aos resultados negativos são os seguintes: (1) desigualdades sociais; (2) comportamentos de risco à saúde; (3) solidão e isolamento, afetando a saúde física e mental e, consequentemente, as taxas de mortalidade; (4) discriminação, homofobia ou transfobia; (5) compreensão inadequada de suas necessidades pelos prestadores de cuidados em saúde.[1]

Nesse contexto, o objetivo deste capítulo é fazer breves apontamentos sobre as principais questões relativas ao universo do TUA e das populações LGBTQIAPN+, a fim de auxiliar o leitor a compreender as vulnerabilidades específicas desse público. Além disso, o capítulo aborda questões relevantes para o tratamento do TUA em indivíduos LGBTQIAPN+.

EPIDEMIOLOGIA DO ALCOOLISMO ENTRE AS MINORIAIS

A alta prevalência de alcoolismo entre indivíduos de minorias sexuais representa um de-

* As letras atuais que compõem a abreviação LGBTQIAPN+ são dinâmicas e passam por constantes alterações conforme avançam os estudos no campo de minorias sexuais e os debates sociais referentes à expressão identitária de grupos outrora ostracizados e que reivindicam uma identidade própria. O símbolo "+" abrange as demais nomenclaturas incluídas no universo LGBTQIAPN+, bem como novas nomenclaturas que podem vir a surgir.

safio único para os profissionais de saúde e os gestores que lidam com a esfera de prevenção, tratamento e políticas públicas.[2] No Brasil, o *I Levantamento nacional sobre o consumo de álcool e drogas* (Lenad), realizado em 2006, não continha qualquer dado sobre orientação afetivo-sexual.[3] Na segunda edição do Lenad, de 2012, dados nacionais sobre essa população publicados por Diehl[4] mostram que 3,4% dos entrevistados se declararam minoria sexual, sendo 53,8% do sexo feminino e 66,5% solteiros, com média de idade de 29,5 anos (desvio padrão de 16 anos). Uma alta prevalência de dependência de álcool (15,2%) e beber em *binge* (22,2%) foi identificada no grupo que se autoidentificou como minoria sexual. A alta prevalência de histórico de uso e de consumo excessivo de álcool entre as minoriais sexuais justifica a formulação de estratégias para o tratamento do abuso e da dependência da substância nessa população.[4]

Nos Estados Unidos, dados provenientes da *National survey on drug use and health: lesbian, gay, & bisexual (LGB) adults*, 2019,[5] mostram que três em cada cinco indivíduos LGB sofrem com problemas relacionados ao consumo de álcool, o que corresponde a 64,6%, ou 1,7 milhão de indivíduos. O uso de álcool no mês anterior à pesquisa diminuiu significativamente para adultos LGB entre 18 e 25 anos em comparação com 2018. O TUA permaneceu estável entre adultos LGB em 2019, como mostra a Figura 28.1, atingindo 11,8% entre adultos maiores de 26 anos e 12% entre indivíduos com 18 a 25 anos.

A INTERSECCIONALIDADE E A TEORIA DO ESTRESSE DE MINORIAS

A teoria da interseccionalidade indica que as experiências humanas de uma pessoa são constituídas por interações que se reforçam mutuamente entre diferentes aspectos de sua identidade, como raça, *status* socioeconômico, gênero e orientação sexual. Central para a teoria da interseccionalidade é a ideia de que múltiplas identidades sociais no nível micro (p. ex., raça, gênero e classe social) estão ligadas a desigualdades nos níveis macro e estrutural (p. ex., racismo, sexismo e pobreza).[6] As vivências de uma mulher lésbica branca com alcoolismo, por exemplo, podem ser bem diferentes das de uma mulher lésbica negra com alcoolismo.

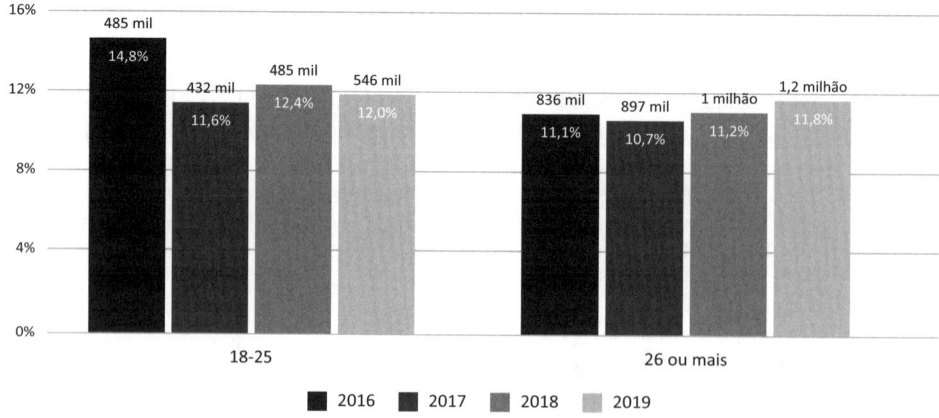

Figura 28.1 TUA ENTRE LÉSBICAS, *GAYS* E BISSEXUAIS ADULTOS NOS ESTADOS UNIDOS (EM PERCENTUAL).

Fonte: Substance Abuse and Mental Health Services Administration.[5]

No que diz respeito à saúde mental, experiências interpessoais com discriminação podem levar a autovigilância intensificada, desafiar as crenças de uma pessoa sobre equidade e justiça, gerar estigma internalizado em relação a ela mesma e exacerbar seu estresse fisiológico e psicológico.[6]

A interseccionalidade é compartilhada com a teoria do estresse de minorias. A teoria do estresse da minoria postula que os indivíduos pertencentes a um grupo de minoria experimentarão um tratamento injusto devido à sua participação nesse grupo. Ela propõe que as disparidades de saúde entre populações como as minoriais sexuais podem ser explicadas, em grande parte, por estressores induzidos por uma cultura hostil e homofóbica, que muitas vezes resultam em experiências de preconceito de familiares e terceiros, rejeição e homofobia internalizada, podendo afetar o comportamento e o acesso aos cuidados de saúde.[4]

A seguir, são listadas algumas vulnerabilidades importantes a serem observadas no contexto do TUA entre as minoriais sexuais.

- LGBTQIAPN+fobia: consiste na aversão, no ódio irracional ou no medo de pessoas com identidade de gênero, expressão de gênero ou orientação sexual diferentes dos padrões heterocisnormativos (tidos como "corretos" ou "esperados").
- *Bullying* homofóbico: a experimentação precoce de álcool por adolescentes LGBTQIAPN+, com risco de evolução para dependência, pode estar associada ao *bullying* cometido no ambiente escolar contra o público LGBTQIAPN+.
- Aspectos interseccionais e vulnerabilidade social: "dupla minoria", pode ser caracterizada pela modificação do grau de vulnerabilidade associado a aspectos sociais como origem étnica, raça, renda, procedência e questões religiosas.
- Aspectos psicológicos e psiquiátricos: heterossexuais apresentam taxas menores de ansiedade e depressão quando comparados a pessoas bissexuais, *gays* ou lésbicas. A invisibilidade bissexual, a discriminação com base na orientação sexual e a falta de apoio são fatores contribuintes para as taxas maiores de ansiedade e depressão nessa população.
- Homofobia internalizada e sorofobia internalizada: consistem em negação, repúdio, autodepreciação, ódio e/ou não aceitação de si mesmo por ser LGBTQIAPN+.
- "Saída do armário": processo pelo qual os sujeitos LGBTQIAPN+ percebem e revelam a sua orientação sexual e/ou identidade de gênero para si e para as outras pessoas enquanto buscam manter seus vínculos de socialização.

BOAS PRÁTICAS CLÍNICAS PARA O TRATAMENTO DO TRANSTORNO POR USO DE ÁLCOOL EM MINORIAS SEXUAIS

Muitas das necessidades das pessoas LGBTQIAPN+ não são atendidas devido à visão heterocisnormativa do sistema de saúde, que se torna uma barreira de acesso. A empatia e a postura afirmativa, acolhedora e sem julgamentos sobre a identidade de gênero e a orientação sexual são competências esperadas dos profissionais de saúde e conselheiros em dependência química. A competência cultural combinada e a sensibilidade dos profissionais para reconhecer e respeitar as variações das identidades de gênero tendem a melhorar a adesão e o acesso de indivíduos transexuais ao tratamento.[4]

A dependência de álcool pode ser um fator de risco para infecção pelo vírus da imunodeficiência humana (HIV) e para outras infecções sexualmente transmissíveis (ISTs). Por isso, deve-se questionar e orientar o paciente sobre o uso de preservativos, da profilaxia pré-exposição (PrEP) e da profilaxia pós-exposição (PEP).

Whaibeh e colaboradores[7] alertam sobre o risco acentuado de suicídio devido a fatores estressantes como discriminação e traumas. Nesse contexto, faz-se importante a compreensão da cultura da população LGBTQIAPN+, bem como das situações traumáticas que essa população muitas vezes é obrigada a vivenciar.[8]

Ambientes de tratamento podem ter dificuldades no acolhimento de pessoas LGBTQIAPN+, sobretudo de transexuais, no que diz respeito à acomodação em que elas devem ser alocadas para tratamento. A adequação dos ambientes deve respeitar as especificidades desse público; o atendimento deve ocorrer em locais apropriados que considerem a identidade de gênero. Ou seja, uma mulher trans pode ser acolhida em um ambiente de tratamento voltado ao público feminino, assim como um homem trans pode ser acolhido em um ambiente de tratamento voltado ao público masculino. Capacitações e orientações constantes sobre o tema devem ser realizadas com as equipes de tratamento.[4]

As questões relacionadas à população LGBTQIAPN+ não são devidamente abordadas na maioria dos programas de tratamento voltados a usuários de álcool, mas tais programas podem criar "grupos temáticos" exclusivos para acolher as demandas desse público. O Alcoólicos Anônimos (AA) foi um dos pioneiros em criar reuniões específicas para essa população após perceber essa necessidade. Atualmente, existem grupos do AA para *gays* em mais de 60 cidades de diversos países, e já são superadas as 1.800 reuniões do AA para *gays* por semana nos Estados Unidos.[4]

Outros pontos importantes que devem ser considerados no acolhimento do público LGBTQIAPN+ são os seguintes: saúde física e mental atual; existência de homofobia e transfobia internalizada; ciclo de vida atual e idade; presença ou não de suporte social; histórico de relacionamentos afetivos com a "família de origem" e com a "família de escolha"; conforto ou desconforto com a identidade de gênero e a orientação sexual; *status* cultural, socioeconômico e educacional.[4]

A família da pessoa LGBTQIAPN+ pode funcionar como um fator protetivo ou como um fator de risco, isto é, pode contribuir positiva ou negativamente para o tratamento do uso abusivo de álcool. Isso depende da visão dos familiares e do seu comportamento diante de questões relacionadas à orientação sexual e/ou à identidade de gênero.

O papel da família no tratamento do uso de álcool é essencial para todas as populações, e isso não é diferente no caso da população LGBTQIAPN+.[9] Humilhação e constrangimento podem se tornar protagonistas no palco do relacionamento com pessoas transexuais se seu nome social não for respeitado. Em qualquer serviço de saúde, e também nos espaços de tratamento do alcoolismo, é um enorme ganho utilizar um nome social que identifique a pessoa como ela se identifica socialmente.[10]

Os serviços de tratamento do alcoolismo devem estar atentos à manutenção ou iniciação dos procedimentos do processo transexualizador, garantindo direitos e mais bem-estar no atendimento concomitante. O olhar respeitoso das religiões e das espiritualidades para as questões de gênero, que são capazes de acolher, pode garantir que as travestis não se sintam excluídas e escolham instituições religiosas para exercer sua espiritualidade.[11]

Serviços de pós-atendimento LGBTQIAPN+ não são comuns, embora essa prática fortaleça o vínculo entre a pessoa e o serviço. O programa de pós-tratamento pode incluir auxílio em questões de suporte social, como inserção no mercado de trabalho, condições de saúde específicas, manejo de dinheiro e, principalmente, estratégias para manter-se livre do uso indevido de álcool.[12]

CONSIDERAÇÕES FINAIS

O TUA é mais frequente na população LGBTQIA+ do que na população cis-heterossexual. Determinantes como estresse de minoria e dificuldade de acesso aos serviços de saúde podem aumentar a vulnerabilidade dessas pessoas a problemas decorrentes do uso de álcool. A abordagem adequada é aquela que trabalha na lógica afirmativa das orientações sexuais e das identidades de gênero, sem julgamentos sobre a diversidade sexual e o consumo de álcool.

REFERÊNCIAS

1. Westwood S, Willis P, Fish J, Hafford-Letchfield T, Semlyen J, King A, et al. Older LGBT+ health inequalities in the UK: setting a research agenda. J Epidemiol Community Health. 2020;74(5):408-11.

2. McCabe SE, Hughes TL, West BT, Veliz P, Boyd CJ. DSM-5 alcohol use disorder severity as a function of sexual orientation discrimination: a national study. Alcohol Clin Exp Res. 2019;43(3):497-508.

3. Laranjeira R, organizador. II LENAD: levantamento nacional de álcool e drogas. São Paulo: INPAD; 2014.

4. Diehl, A. Lésbicas, gays, bissexuais, transexuais e intersexuais LGBTTQQIA+. In: Diehl A, Cordeiro DC, Laranjeira R, organizadores. Dependência química: prevenção, tratamento e políticas públicas. 2. ed. Porto Alegre: Artmed; 2018. p. 381-92.

5. Substance Abuse and Mental Health Services Administration. 2019 national survey on drug use and health: lesbian, gay, & bisexual (LGB) adults [Internet]. Rockville: SAMHSA; 2019 [capturado em 24 jul. 2022]. Disponível em: https://www.samhsa.gov/data/report/2019-nsduh-lesbian-gay-bisexual-lgb-adults.

6. Vu M, Li J, Haardörfer R, Windle M, Berg CJ. Mental health and substance use among women and men at the intersections of identities and experiences of discrimination: insights from the intersectionality framework BMC Public Health. 2019;19:108.

7. Whaibeh E, Mahmoud H, Vogt EL. Reducing the treatment Gap for LGBT mental health needs: the potential of telepsychiatry. J Behav Health Serv Res. 2020;47(3):424-31.

8. Hoetger C, Rabinovitch AE, Henry RS, Aguayo Arelis A, Rabago Barajas BV, Perrin PB. Characterizing substance use in a sample of lesbian, gay, bisexual, and transgender adults in Mexico. J Addict Dis. 2021;39(1):96-104.

9. Mereish EH. Substance use and misuse among sexual and gender minority youth. Curr Opin Psychol. 2019;30:123-7.

10. Reis T, organizador. Manual de Comunicação LGBTI+. 2. ed. Curitiba: Aliança Nacional LGBTI; 2018.

11. Dossiê "Geografias interseccionais: gênero, raça, corpos e sexualidades". Caderno Prudentino de Geografia. 2019;41(3):25-36.

12. Bosso RA. Estruturação de programas de reinserção social para pessoas com transtornos por uso de substâncias. In: Bosso RA, Santos JP, organizadores. O tratamento da dependência química: um guia de boas práticas. Curitiba: Appris, 2020. p. 151-68.

CAPÍTULO 29

O CONSUMO DE ÁLCOOL (E OUTRAS DROGAS) POR PESSOAS EM SITUAÇÃO DE RUA: CUIDADOS PSICOSSOCIAIS

Antonio Nery Filho
Patricia von Flach

Neste capítulo, trataremos do consumo de álcool e outros produtos psicoativos por pessoas em situação de rua, aqui compreendidas como:

> [...] grupo populacional heterogêneo que possui em comum a pobreza extrema, os vínculos familiares interrompidos ou fragilizados e a inexistência de moradia convencional regular, e que utiliza os logradouros públicos e as áreas degradadas como espaço de moradia e de sustento, de forma temporária ou permanente, bem como as unidades de acolhimento para pernoite temporário ou como moradia provisória.[1]

Essa descrição é apresentada no Decreto nº 7.053, de 23 de dezembro de 2009, que institui a Política Nacional para a População em Situação de Rua.[1] Tal população é um dos grupos sociais em que a desigualdade social e a marginalização são mais latentes. Ela é marcada e criminalizada pela pobreza, submetida ao "Estado penal"[2] e vulnerada.

O propósito deste texto é refletir sobre o consumo de álcool por pessoas em situação de rua e, em particular, sobre os problemas decorrentes dele. Ao longo do capítulo, abordamos o manejo desses problemas pelos profissionais de saúde, e o caráter "problemático" que antecede e acompanha o uso diz respeito à própria condição de vida dos vulnerados,* marcada por estigmas e opressões.

O CONSUMO DE ÁLCOOL FAZ UM ALCOOLISTA?

Não retomaremos neste capítulo a discussão sobre o conceito de alcoolismo como doença, introduzido por Magnus Huss, em 1849, em uma publicação sobre alcoolismo crônico. Desde então, os problemas relacionados com

* Fermin Roland Schramm, importante autor do campo da bioética, considera que todos os humanos são suscetíveis a serem feridos, mas que existem diferenças de forma e gradação dependendo dos contextos de vida, de modo que a vulneração é um processo que se concretiza na situação de sujeito vulnerado, portanto ferido (adjetivado).[3]

a ingestão de bebidas alcoólicas têm sido considerados segundo dois registros distintos: o consumo abusivo (nocivo ou problemático, em razão de algum prejuízo físico, psíquico ou social), agudo ou crônico; e o consumo sem problemas, em geral denominado "consumo social", o que nos parece inadequado, pois todos os consumos são sociais ou inseridos no mundo das relações humanas. Em que pesem as importantes contribuições das ciências sociais a partir de meados do século XX, o consumo crônico, problemático, com maiores ou menores evidências sintomáticas, tem sido, em geral, objeto de intervenções médicas, sobretudo quando se torna imperativo. Nesse caso, ele se relaciona a transtornos metabólicos e neurofuncionais, sob a denominação "dependência", demandando a obtenção e a sustentação da abstinência.*

Pode-se falar em "alcoolismo" ou em "dependência alcoólica" pelo tempo de uso ou em razão das intoxicações recorrentes? Ou será mais adequado considerar que o consumo é uma alternativa que possibilita viver diante do que Bourdieu[5] chamou de "efeitos de destino"?**

A psicanálise pode nos auxiliar, na medida em que reconhece as falas do usuário como verdade, a sua verdade – "Sou toxicômano", por exemplo. De acordo com Maria Luiza Mota Miranda, esse enunciado

> [...] possibilita ao sujeito a referência simbólica, como um modo de dar sentido à sua existência, ao dar nome à coisa. Quando rompe com a nomeação que lhe é dada pelo Outro, por exemplo, ser médico, ser engenheiro. Para estar na linguagem é preciso que seja colocado outro nome no lugar [...] para entender a exigência de responder ao "o que é você".[6]

Nesse sentido, o tratamento não se centrará na busca da abstinência (ausência de consumo da droga), mas no deslocamento do "objeto droga" na subjetividade do sujeito que, consumido pelas dores da vida, utiliza o álcool para atravessar pontes aparentemente intransponíveis. Ele não se nomeia "toxicômano" ou "alcoolista": nomeia-se "infeliz".

CUIDADOS PSICOSSOCIAIS: RECONHECIMENTO, ENCONTRO E VÍNCULO

Nosso longo tempo de trabalho com pessoas em situação de rua (usuárias ou não de produtos psicoativos) nos permitiu compreender alguns aspectos fundamentais ao cuidado desse segmento da população. Do ponto de vista político, tornou-se evidente a necessidade de maior investimento do Estado na implementação de políticas públicas intersetoriais que considerem, de um lado, as demandas reivindicadas de modo insistente e prioritário pelas pessoas em situação de rua (moradia, trabalho, educação e saúde) e, de outro lado, a indispensável, adequada e permanente formação dos profissionais. Isso é fundamental para o rompimento com os preconceitos, as segregações e a armadilha da institucionalização, na medida em que esses profissionais funcionariam como *extituição,**** arti-

* Para informações detalhadas sobre essas questões, ver Bertolote.[4]

** Bourdieu considera que, ao nutrir preconceitos e julgamentos classificatórios e estigmatizantes relativos aos jovens da periferia, os trabalhadores sociais, da educação e da segurança pública contribuem para produzir as trajetórias de marginalidade e violência que eles próprios anunciam, exercendo "efeitos do destino".[5]

*** *Extitución* é um conceito desenvolvido pelo filósofo francês Michel Serres, em 1994, para descrever o processo de conversão das forças institucionais centrípetas em forças centrífugas; significa o rompimento da dualidade dentro-fora, num movimento de abertura, conexões e relações produtoras de novas sociabilidades e possibilidades.[7]

culando redes (familiares, comunitárias e intersetoriais) e sustentando as relações de cuidado e responsabilidade no território.

A Política de Atenção à Saúde da População em Situação de Rua propõe a atenção básica como porta de entrada prioritária ao Sistema Único de Saúde (SUS), com o apoio das equipes dos Consultórios na Rua, mediadoras do processo de cuidado numa perspectiva psicossocial e intersetorial. A atenção é realizada de forma itinerante e com ações compartilhadas e integradas às unidades básicas de saúde (UBSs), articuladas com os Centros de Atenção Psicossocial (Caps) – em sua modalidade Álcool e Drogas (AD) II ou III quando se trata, prioritariamente, do consumo de álcool e/ou outras substâncias psicoativas. A qualquer momento, os usuários podem acessar os serviços de urgência e emergência ou ser referenciados para outros pontos da Rede de Atenção Psicossocial (Raps), como as enfermarias e leitos de saúde mental em hospitais gerais e as unidades de acolhimento transitório, de acordo com as necessidades identificadas e o plano terapêutico singular (PTS) construído com o usuário.

Salientemos a fundamental importância de três outros aspectos do trabalho com a população em situação de rua usuária de álcool e outras substâncias psicoativas, aspectos esses em geral pouco mencionados na literatura específica. O primeiro aspecto consiste no reconhecimento do outro, humano, como "prática de alteridade"; sabe-se que ele é, em geral, socialmente invisibilizado ou identificado como "lixo humano" a ser afastado dos "não olhares". No dizer de Sérgio Pinho:

> [...] as relações que promovem saúde são aquelas nas quais uma [pessoa] reconhece a outra na sua humanidade [...]; é o reconhecimento que um ser [humano] tem por outra vida, semelhante. Este reconhecimento não é medido pelas possíveis incapacidades do corpo, nem pelos limites da carne diante do tempo. É o olhar sincero e, também, o embarque no navio das ilusões alheias. É a compreensão que afaga e o carinho que surpreende.*

É desse reconhecimento que nasce o encontro (segundo aspecto) entre os trabalhadores, em sua disponibilidade e saber, e os viventes de rua, aqueles que, nas ruas, oferecem suas sofridas histórias numa dinâmica de troca (desigual), acolhimento e doação. As pessoas nas ruas fazem dom de seus corpos sofridos àqueles sujeitos tidos como capazes de reconhecê-las e acolhê-las em suas dores sociais e psíquicas. "É nos encontros" – escreveu Oliveira[8] – "que os corpos afetados (nas ruas) sofrem abalos; que os territórios existenciais se desmancham e outros são fabricados; que ocorrem os movimentos". Desses encontros nascem os afetos que possibilitarão acreditar e reconhecer, ser acreditado e ser reconhecido. O tempo desse "afeto transferencial" – em geral mencionado como "vínculo" – é singular e será a garantia fundamental para o possível percurso terapêutico e as transformações emancipatórias. Esse é, portanto, o terceiro aspecto do cuidado, identificado inicialmente por Sigmund Freud[9] como indispensável ao tratamento psicanalítico e hoje aceito como presente e fundamental em qualquer relação terapêutica, implicando, não raro, dificuldades de ambos os lados (o dos pacientes e o dos terapeutas).

* Sérgio Pinho é redutor de danos no campo do álcool e outras drogas, cuidador de pessoas idosas e/ou com necessidades especiais e um dos fundadores da Associação Metamorfose Ambulante (Amea), que reúne usuários e familiares do sistema de saúde mental do Estado da Bahia. Seus escritos têm sido divulgados nos mais diversos eventos relacionados à saúde mental. A citação apresentada aqui foi retirada do grupo de WhatsApp intitulado Coletivo Largo de Santana, organizado por um dos autores (professor Antonio Nery Filho).

Nesse sentido, deve-se estar atento para evitar os "falsos encontros", os encontros que não se sustentam, em geral com efeitos desastrosos para as "gentes de rua", visto que as expectativas nascidas ou renascidas dos encontros nas ruas são geralmente muito grandes e marcadas por frustrações que acentuam o sofrimento. Os encontros vazios, frustrados, geram hostilidade e ódio, ao passo que os encontros sustentados despertam esperanças.

Os encontros plenos, no sentido do afeto, sustentam-se na verdade. Únicos ou múltiplos, esses encontros criam possibilidades transformadoras. Para quem está no "vazio expectante", esperando encontrar o que nunca teve, o encontro com um profissional da saúde ou do direito, com um trabalhador social ou um redutor de danos, entre outros, pode representar a vida ou a reiteração da morte: tal encontro precisa ser compreendido como uma experiência absolutamente fundamental. O que é um breve e passageiro encontro para alguns pode representar a retomada da vida para outros. Tudo depende dos afetos transferenciais envolvidos.

REDUÇÃO DE DANOS E CUIDADOS

O consumo de bebidas alcoólicas gera, no Brasil, prejuízos relevantes, em razão de sua associação com, por exemplo, acidentes de trânsito, ambientes de trabalho, residências.[10,11] Contudo, apesar das evidências, o poder público não tem promovido ações abrangentes, consistentes e permanentes para o enfrentamento dessa situação. Indiscutivelmente, as bebidas alcoólicas fazem parte da nossa pauta cultural, reiteradamente mencionada pelos mais diversos meios de comunicação, leigos e científicos. Entretanto, seu uso está longe de ser homogêneo, assumindo significados diversos, inclusive em uma mesma cultura.

Isso se aplica, forçosamente, aos usuários de álcool em situação de rua. O uso que eles fazem dessa substância atende a múltiplas significações, para além dos danos evidenciáveis às primeiras aproximações, como já mencionado. Cuidar desse consumo exige considerar a singularidade de cada consumidor ou consumidora a partir de suas histórias, sustentando-se na autonomia e na liberdade de cada um e de cada uma.

Desse modo, as intervenções apoiadas na "lógica da redução de danos" ganharam espaço em vários países, inclusive no Brasil. Lembremos, rapidamente, que essa estratégia clínica não é recente: mencionada pela primeira vez no *Relatório Rolleston* (em 1926, na Inglaterra), ela ganhou visibilidade mundial como estratégia de prevenção nos anos 1980, em razão da disseminação do HIV entre usuários de drogas injetáveis. Posteriormente, desvinculada da abstinência, mas afirmando a importância da avaliação dos riscos e danos, estendeu-se a todas as drogas, legais e ilegais, sobretudo em razão de seu pragmatismo, buscando reduzir os riscos e os danos oriundos dos diferentes consumos. Essa estratégia volta-se menos às drogas e mais à diversidade e à preservação da vida – em razão de sua tolerância e do seu respeito pelas decisões dos usuários e usuárias como cidadãos e cidadãs de direitos. Ela desenvolve e incorpora, de modo integrado, inúmeras práticas, considerando os fatores sociais e culturais relacionados aos consumidores e aos produtos.[12,13]

Na atenção à saúde das pessoas em situação de rua, a lógica da redução de danos ou, como propunha Antonio Lancetti, da "ampliação de vidas" – pelos efeitos capilares que produz junto aos usuários e usuárias de psicoativos, em especial o álcool – orienta as intervenções dos trabalhadores de rua. Eles atuam de modo itinerante, indo até as pessoas, e são apoiados pelos princípios da igualdade, da equidade e do respeito, encarando a todos como "sujeitos de dignidade". Isso é demonstrado no relato de campo da redutora de danos e coordenadora de um dos Pontos de Cidadania* Jamile Soares:**

> A Baixa do Fiscal tem uma intensidade que nos "toca", que faz com que entremos nos espaços de vida das pessoas que ali sobrevivem muito cuidadosamente, respeitando seu tempo, tentando amparar suas imensas dores e mazelas. Em meio a um cenário marcado pela miserabilidade, vulnerabilidade, violências e uso abusivo de substâncias psicoativas, as histórias e trajetórias de cada gente vão se revelando nos encontros com os profissionais. Neste mês de julho das pretas, fomos tocados pela solidariedade das pessoas da região com uma mulher cujos pés estavam consumidos por uma infecção revelada no grito de dor que tomava aquele corpo negro, feminino, marcado pelos traços da sobrevivência brutal na pobreza; por outro, ficamos consternados com a negação [por um serviço público de saúde] do atendimento no primeiro contato; não desistimos e, após mais de doze horas de insistência, a admissão foi feita e a rede de apoio foi se fazendo presente por aqueles que menos podiam apoiar, pelos amigos da vida que estão tendo os galpões onde residem sendo derrubados em nome do progresso, mas sem suportes maiores para a garantia de direito à moradia. E como não falar do encontro com a família composta pelo pai, a mãe gestante do sétimo filho – sendo que esta é a primeira vez que faz um pré-natal – e seis crianças que também, pela primeira vez, estão sendo cuidadas por um pediatra? Seguimos sendo tocados pela intensidade deste território que nos convoca à imersão, ao tempo em que nos delimita, que nos chama ao trabalho de amparar, ao tempo em que também nos ampara. Como expressar toda a magnitude deste trabalho?

No cuidado em movimento, chega-se aos lugares-refúgios daqueles que não têm para onde ir e que aceitam o encontro apenas quando quem se aproxima reconhece sua liberdade existencial como direito, condição indispensável para o estabelecimento da relação terapêutica. Na unicidade de cada humano e de seu sintoma absolutamente original, a clínica, ampliada, vai se fazendo peripateticamente. Do lado do profissional, há de se ter o cuidado de não se deixar levar pelos preconceitos que aprisionam os sujeitos e as relações, generalizando as singulares dores da alma poetizadas por Pessoa.[14] As substâncias psicoativas não devem ser tomadas como o grande mal a ser enfrentado, mas como possibilidade de suportar o insuportável para algumas pessoas. Ao trabalhador de rua, cabe se dispor ao encontro, à convivência caminhante e exigente de quem tem como missão ética entrar, transitar, suportar e sair da relação terapêutica, na medida e no tempo em que novas alternativas são construídas – sem fórmulas, mas com aprendizados e invenções potencialmente transformadoras de destinos, como o são os Pontos de Cidadania.

---

* O Ponto de Cidadania, inaugurado em 2014, foi concebido pelo Centro de Estudos e Terapia de Abuso de Drogas (Cetad), da Universidade Federal da Bahia (UFBA), tendo à frente um dos autores deste capítulo (Patricia von Flach). Ele surgiu do Ponto de Encontro, lugar de acolhimento e convivência (2012-2013), e foi implementado em duas áreas da cidade de Salvador, sob o patrocínio da Superintendência de Políticas sobre Drogas e Acolhimento a Grupos Vulneráveis (Suprad), da Secretaria de Justiça, Direitos Humanos e Desenvolvimento Social do Governo da Bahia. Esse dispositivo de saúde é um lugar de acolhimento aberto, territorial. É fisicamente constituído por um contêiner, adaptado com um chuveiro, um sanitário e um espaço para atendimento individual. Atualmente, fazem parte do Projeto Girassóis de Rua, da Prefeitura Municipal de Salvador, dois Pontos de Cidadania, cinco Consultórios na Rua e uma unidade de acolhimento adulto (UAA).

** Relato de Jamile Soares dos Santos, mulher negra, assistente social, pedagoga e redutora de danos que coordena um Ponto de Cidadania (Itapagipe, Baixa do Fiscal) implantado em Salvador em março de 2021. Relato extraído do relatório de atividades do projeto Girassóis de Rua, julho de 2021.

CONSIDERAÇÕES FINAIS: "NADA PARA NÓS SEM NÓS"

O cuidado oferecido às pessoas em situação de rua em razão do consumo de bebidas alcoólicas (em geral destiladas) se reveste de grandes dificuldades, uma vez que esse consumo é determinado por histórias de vida singulares, às quais se associam outros produtos. Distante e diverso das intervenções centradas nos produtos, em geral sob regime de internação (não raro involuntária) e com resultados precários, o cuidado desses "viventes de rua" deve ser desenvolvido a partir do encontro, prioritariamente em liberdade e considerando a abstinência uma possibilidade, não um fim. Compreende-se que a rua – em que pese não ser uma escolha – é o lugar possível para a vida de grande número de pessoas, número esse em expansão, o que se vincula às circunstâncias sociais mais diversas deste mundo globalizado e – cada vez mais – gerido pelo neoliberalismo.

A invisibilidade desses sujeitos exige dispositivos afetivos e técnicos particulares capazes de sustentar o cuidado psicossocial no território e na articulação intersticial entre pessoas e instituições, na lógica da extituição. São exemplos os Caps, os Consultórios de Rua, os Pontos de Cidadania e outros projetos que integram a atenção à saúde, "direito de todos e dever do Estado".[15]

As intervenções farmacológicas circunstanciais se inscrevem na ordem da necessidade, sendo de preferência geridas pelos dispositivos de saúde territoriais. As internações devem ser exceção, e a opção por elas deve sempre considerar o melhor para cada pessoa, a partir de sua demanda e em consonância com a formulação cara ao Movimento Nacional de Pessoas em Situação de Rua: "Nada para nós sem nós".

REFERÊNCIAS

1. Brasil. Decreto nº 7.053, de 23 de dezembro de 2009. Institui a Política Nacional para a População em Situação de Rua e seu Comitê Intersetorial de Acompanhamento e Monitoramento, e dá outras providências [Internet]. Brasília: Presidência da República; 2009 [acesso em 26 jul. 2022]. Disponível em: http://www.planalto.gov.br/ccivil_03/_ato2007-2010/2009/decreto/d7053.htm.

2. Wacquant L. Os condenados da cidade: estudos sobre marginalidade avançada. 2. ed. Rio de Janeiro: Revan; 2005.

3. Schramm F. A saúde é um direito ou um dever? Autocrítica da saúde pública. Rev Bras Bioética. 2006;2(2):187-200.

4. Bertolote JM. Conceitos em alcoolismo. In: Ramos SP, Bertolote JM. Alcoolismo hoje. Porto Alegre: Artes Médicas; 1997. p. 17-31.

5. Bourdieu P, coordenador. A miséria do mundo. 8. ed. Petrópolis: Vozes; 2011.

6. Miranda MLM. O toxicômano: sua entrada em análise. In: Almeida ARB, Nery Filho A, MacRae E, Tavares LA, Ferreira OS, organizadores. Drogas: tempos, lugares e olhares sobre seu consumo. Salvador: EDUFBA; 2004. p. 99-102.

7. Tirado FJ, Domènech M. Extituciones: del poder y sus anatomias. Política Soc. 2001;36:191-204.

8. Oliveira JAS. Encontros entre trabalhadores de saúde e pessoas em situação de rua no Centro Histórico de Salvador, Bahia: violências, potências e insurgências [tese]. São Paulo: Universidade Federal de São Paulo; 2021.

9. Freud S. Observações sobre o amor transferencial (novas recomendações sobre a técnica da psicanálise III). In: Edição standard brasileira das obras psicológicas completas de Sigmund Freud. v. XII. Rio de Janeiro: Imago; 1996. p. 208-21.

10. Brasil. Ministério da Saúde. Álcool e redução de danos: uma abordagem inovadora para países em transição. Brasília: MS; 2004.

11. Nery Filho A, Medina MG, Melcop AG, Oliveira EM. Impacto do uso de álcool e outras drogas em vítimas de acidentes de trânsito. Brasília: ABDETRAN; 1997.

12. Andrade TM. Redução de danos: um novo paradigma? In: Almeida ARB, Nery Filho A, MacRae E, Tavares LA, Ferreira OS, organizadores. Drogas: tempos, lugares e olhares sobre seu consumo. Salvador: EDUFBA; 2004. p. 87-95.

13. Stronach B. Álcool e redução de danos. In: Brasil. Ministério da Saúde. Álcool e Redução de Danos: uma abordagem inovadora para países em transição. Brasília: MS; 2004. p. 29-35.

14. Pessoa F. Há doenças piores que as doenças. Rio de Janeiro: Aguillar; 1965.

15. Brasil. Constituição da República Federativa do Brasil. Artigo 196 [Internet]. Brasília: Casa Civil; 1988 [acesso em 12 out. 2022]. Disponível em: http://www.planalto.gov.br/ccivil_03/constituicao/constituicao.htm

O QUE FAZER QUANDO NADA DÁ CERTO?

Sérgio de Paula Ramos

O livro *O tratamento do alcoolismo*, do saudoso professor James Griffith Edwards, falecido em 2012, termina com um capítulo cujo título é o mesmo deste, que nele foi inspirado.

Como qualquer ser humano quando adoece, os alcoolistas resistem a assumir sua condição. Por isso, muitos nunca procurarão atendimento e outros o farão sob reservas, além de terem dificuldade em se manter aderentes às orientações terapêuticas. Dessa forma, todo profissional de saúde que se dedica à recuperação desses pacientes será convocado a tentar ajudar pessoas que já fizeram tratamentos anteriores – quer sejam ambulatoriais, quer sejam em sucessivas internações – e que, pela falta de resultados, se apresentam desesperançadas. O que fazer nesses casos? A vinheta clínica a seguir ilustra uma dessas situações.

> *P. chegou a um serviço de internação para alcoolistas em estado miserável, calçando chinelo apenas em um pé e com o outro descalço. Seu prontuário médico revelava já ter tido oito internações prévias; o tempo maior de abstinência conseguido havia sido inferior a um mês. Para atendê-lo, foi convocado um jovem médico. O paciente tinha esposa e dois filhos e era um comerciário aposentado por invalidez. Sua desesperança era óbvia, e ele transmitia a impressão de ver a internação como um breve período de desintoxicação para poder continuar a beber – mesmo anseio demonstrado em tratamentos anteriores, pois a decadência em sua vida não havia conseguido fazer com que ele pensasse e, principalmente, agisse de modo diferente.*
>
> *O paciente demonstrava saber tudo, conhecia a dinâmica do serviço. Poucos dias depois da sua chegada, passou a se apresentar banhado, bem-vestido e colaborativo. Chamava, no entanto, atenção que suas frases saíssem sem emoção e como se fossem versos de uma poesia conhecida que imaginava ser a que o psiquiatra desejava ouvir. Tudo se repetia, e o mesmo desfecho era previsto.*
>
> *No entanto, o entusiasmo do jovem médico para encontrar algo que ainda não houvesse sido tentado foi o divisor de águas. O prontuário do paciente foi minu-*

ciosamente revisado, e saltava aos olhos que a sua suposta onipotência o tornava avesso a qualquer ajuda – ou, ao menos, a qualquer ajuda médica. Foi quando o médico lhe sugeriu que frequentasse o grupo do Alcoólicos Anônimos (AA) que se reunia três vezes por semana na própria clínica.

Após a primeira incursão ao grupo, o paciente protestou, por tê-lo considerado uma seita religiosa que afrontava seus valores agnósticos. Mas a regra era ir pelo menos a três reuniões. Na segunda delas, um veterano disse que P. era a pessoa mais importante da sala: isso parece tê-lo fisgado, e o paciente passou a ir às reuniões com algum interesse. Para ser breve: esse paciente, quando faleceu, estava havia mais de 20 anos abstêmio e tinha se tornado um líder do AA.

Dois aspectos merecem destaque nessa vinheta. O primeiro é o entusiasmo do psiquiatra; o segundo, a novidade – no caso, o AA. Pois bem, quando recebemos um paciente com histórico de vários tratamentos anteriores, é mister identificarmos o que já foi tentado antes e o que não deu certo, considerando os caminhos alternativos de que dispomos. Com fins didáticos, divide-se a tarefa nos itens apresentados a seguir.

a Do paciente

1. Acurácia diagnóstica e comorbidades
2. Tratamentos farmacológicos e psicoterápicos prévios
3. Estado motivacional
4. Frequência ao AA
5. Rede de apoio familiar e social
6. Avaliação de áreas de prazer que ainda tenha (além do beber)
7. Estilo de vida e relógio biológico

b Da equipe de assistência

1. Nível de experiência dos profissionais que atenderam previamente o paciente, bem como sua capacitação técnica específica em dependência química
2. Técnicas usadas
3. Motivação da equipe atual

ACURÁCIA DIAGNÓSTICA

Nos casos de pouca evolução em tratamentos anteriores, ter comorbidades é mais a regra do que a exceção, e minuciosa propedêutica se impõe. O paciente é deprimido e sua depressão o impulsiona a beber, ou ele é alguém que, bebendo, acaba por se deprimir? Essa é uma pergunta válida para identificar qualquer outro transtorno coexistente, e o exame dos períodos de abstinência pode revelar-se útil.

Os transtornos do humor, os transtornos de ansiedade, a dependência de outras drogas (prescritas ou não), os transtornos de conduta, o déficit de atenção com ou sem hiperatividade e a esquizofrenia são as comorbidades mais comumente associadas à dependência do álcool (elas foram esmiuçadas nos capítulos deste livro). Além disso, existem comorbidades clínicas? Quando foi a última vez que o paciente consultou um clínico? Como estão atualmente seus exames?

TRATAMENTOS FARMACOLÓGICOS E PSICOTERÁPICOS PRÉVIOS

Aqui, há de se separar as medicações em dois grandes grupos: aquelas para a dependência do álcool e aquelas para as comorbidades. Do primeiro grupo, destacamos duas: o antietanol, cuja produção foi descontinuada no Brasil, e a naltrexona. O paciente já as usou? Por quanto tempo? Notou alguma valia em seu uso? Ou não as usou? Por quê?

Para as comorbidades, quais medicações ele já tomou? Por quanto tempo? Quais foram as doses e a aderência à prescrição? Qual foi o efeito das medicações na vigência do uso de álcool e em períodos de abstinência? Houve efeitos colaterais?

Quanto às técnicas psicoterápicas, quais foram usadas? Foram utilizadas as recomendadas pelos protocolos sugeridos para transtornos por uso de álcool? Com quem o paciente realizou o tratamento? Como se sentia ao longo dele? Qual foi o proveito? Quais foram os pontos fortes e os pontos fracos da tentativa?

ESTADO MOTIVACIONAL DO PACIENTE

Esse talvez seja o ponto mais importante a ser considerado no que diz respeito ao paciente. Por que ele está procurando ajuda agora? Foi por sua vontade ou pressionado por terceiros (familiares e/ou supervisores de seu trabalho)? O fator aludido é inédito ou o de sempre? Está acontecendo algo novo em sua vida? Nasceu-lhe um filho? Ocorreu separação conjugal? Está vivendo um novo amor? Tem um novo emprego? O que o paciente transmite ao médico? Está disposto a ser ajudado? O que pretende com o tratamento? Ele deseja uma simples desintoxicação ou está disposto a fazer mudanças em seu estilo de vida?

Se percebemos que sua vida social está sendo movida a álcool, devemos questionar se ele está disposto a se afastar de determinadas pessoas e programas (ao menos por um tempo). Lembrando sempre que motivações que se ancoram nos outros têm vida curta (p. ex., tratamentos realizados apenas para agradar a esposa ou filhos).

Nesses pacientes, um fator sempre presente é a desesperança, e é nosso dever tentar transformá-la em motivação. Para fazê-lo, há de se buscar uma conversa franca com o paciente, pontuando o que ainda não foi feito. Além disso, um grifo em objetivos alcançados, mesmo que parcialmente, pode ajudar (p. ex., enaltecer os períodos de abstinência, o fato de ter parado de fumar ou de ter parado de usar outra droga, ou, ainda, de ter conseguido novos desafios na vida profissional).

FREQUÊNCIA AO ALCOÓLICOS ANÔNIMOS

O AA é o grupo de autoajuda mais antigo existente. Fundado em 1935, ele atende milhões de alcoolistas em quase todo o mundo, como destacado no Capítulo 21, "Grupos de ajuda mútua para pessoas com transtornos devidos ao uso de álcool e de outras substâncias psicoativas". O nosso paciente já frequentou grupos do AA? Por quanto tempo? Em caso positivo, o que achou? Se não o fez, por quê? O que pensa a respeito?

Entre nós, as razões mais comumente alegadas para a não frequência são: "Lá estão pessoas em situações bem mais graves do que a minha; elas sim precisam parar de beber"; "Não me senti bem no grupo pelo desnível cultural e econômico, eu não sou como eles"; "É um grupo religioso que fala em Deus a toda hora, e eu sou ateu". Essas são meras racionalizações de quem ainda não admitiu que não controla mais o seu beber – ou, na linguagem do AA, de quem não deu o primeiro passo. Mas, se não ouvirmos o paciente e não considerarmos suas opiniões, aumentaremos as dificuldades.

Uma atitude compreensiva que considere suas razões e que lhe acene com alternativas pode ser útil. Se o paciente necessita de um grupo diferenciado socioeconomicamente, o profissional pode ajudá-lo a encontrar os chamados "grupos de propósitos especiais"; ou, ainda, caso o paciente se disponha, o profissional pode apresentá-lo a um membro do AA, que eventualmente poderá se tornar seu padrinho.

REDE DE APOIO FAMILIAR E SOCIAL

Nosso paciente tem família? Como é a dinâmica familiar? Todos os problemas da casa estão depositados no paciente? Existe o que se chama de "codependência"? Existe um clima de ameaças eternas jamais efetivadas, como, por exemplo, um aceno de separação ao qual o paciente não dá crédito?

E seus amigos? Ele tem algum amigo que não bebe? Quão dispostos seus amigos estariam a ajudá-lo? Alguém tem ascendência sobre ele? Seus familiares aceitariam uma terapia de família? Eles já frequentaram o Al-Anon e o Alateen?

AVALIAÇÃO DE ÁREAS DE PRAZER

É inquestionável que nosso paciente bebe porque isso lhe dá prazer ou ao menos diminui o seu desprazer. Pois bem, então teremos de examinar o que tenho chamado de "aritmética do prazer". Onde ele, se privado de álcool, poderá encontrar prazeres substitutivos? Como é seu estilo de vida? Como está seu sono? Ele gosta do que faz no trabalho? Tem *hobbies*? Pratica algum esporte? Frequenta uma academia? Como está sua vida amorosa e sexual?

O aparecimento de novos prazeres, se sublinhado, pode ajudar no estado motivacional e, por consequência, aumentar a chance de aderência ao tratamento. São exemplos disso o emagrecimento, a melhoria da disposição geral – particularmente o retorno do apetite sexual (no caso de homens, de um maior vigor na ereção) – e a melhoria da memória e dos exames laboratoriais.

PROFISSIONAIS QUE ATENDERAM O PACIENTE

Por quais profissionais nosso paciente já passou? Eles são especialistas em dependência química? Praticam as técnicas terapêuticas respaldadas pelas evidências científicas? São capazes de ter empatia com seus pacientes? O que fizeram? Na visão do paciente, por que o tratamento não deu certo? A quais diagnósticos os profissionais chegaram? Que tratamentos eles propuseram? O paciente aderiu às prescrições? Se não, por quê?

Com alcoolistas, observa-se uma peculiaridade. Os demais doentes crônicos, quando têm uma recidiva de sua doença, procuram o seu médico. Já nossos pacientes tendem a trocar de médico, como se a culpa pelo não equacionamento do problema fosse do profissional. Às vezes a culpa é mesmo dele, mas o mais frequente é que o paciente não tenha gostado da proposta terapêutica, que incluía recomendação de abstinência do álcool.

Sobre a abstinência, pode-se ponderar que, no atual estágio do conhecimento, ela ainda é o caminho mais seguro para a recuperação de alcoolistas. Mas devemos vê-la como meta terapêutica, e não imaginar que será alcançada na primeira consulta – ao menos não no caso de pacientes com os quais nada deu certo antes.

TÉCNICAS UTILIZADAS

A literatura é exímia em apontar que a entrevista motivacional e as terapias cognitivo-comportamentais, bem como todos os seus desdobramentos propostos em anos recentes, são as ferramentas mais úteis para a recuperação de nossos pacientes (elas foram detalhadas nos Caps. 16 e 18 deste livro).

Que tipo de tratamento psicoterápico nosso paciente fez? Ele foi sincero com o profissional? Era assíduo? Sentia-se compreendido? O paciente e seus familiares sentiam que o profissional estava disponível em momentos de crise?

Não raro recebemos pacientes que foram tratados, às vezes por anos, com técnicas e metas terapêuticas não respaldadas pela ciência.

MOTIVAÇÃO DA EQUIPE ATUAL

Esse talvez seja outro dos pontos mais importantes a serem considerados pela equipe que atenderá o paciente. No caso da vinheta clínica apresentada, o entusiasmo do jovem terapeuta foi fundamental para motivar o paciente a percorrer novos caminhos e para que aparecesse a esperança, ingrediente indispensável à recuperação de alcoolistas.

Um diálogo honesto do profissional com ele mesmo sobre o caso é importante. Ele pode se questionar o seguinte: sinto que tenho condições de ajudar o paciente? Houve empatia? Ele tem chance? Estou motivado para ajudar esse paciente, ou o melhor que posso fazer é encaminhá-lo a outro profissional mais indicado do que eu?

Alcoolistas são portadores de uma doença complexa que acomete seu psiquismo, seu corpo e suas relações familiares e profissionais. É difícil imaginar que um único profissional seja capaz de dar conta de tudo isso. Na realidade, psiquiatras e psicólogos especializados em dependência química, clínicos, assistentes sociais, terapeutas de família, nutricionistas e professores de educação física devem compor uma espécie de força-tarefa mínima para tentar ajudar o paciente.

Embora até aqui se tenha apresentado uma lista de perguntas, isso ocorreu apenas por razões didáticas. O que se pretende com esses pacientes é travar uma conversa acolhedora e empática na qual teremos de compreender a sua perspectiva sobre seus problemas e verificar como eles pensam poder ser ajudados. A motivação é algo que se pode gerar por meio desse tipo de conversa, cujo objetivo principal deve ser a construção de um caminho com o qual o paciente se identifique.

Um amigo costuma perguntar aos seus alunos quais são os objetivos da primeira consulta. As respostas, em geral, mencionam a elaboração diagnóstica. Ao que ele corrige sorrindo: o objetivo da primeira consulta é garantir a existência da segunda consulta. No caso desses pacientes, isso é relevante. Longe de termos objetivos maiúsculos que habitem exclusivamente nossas cabeças, o melhor será os termos no curto prazo e modestos. Em vez de abstinência para o resto da vida, quiçá uma tentativa de abstinência até a próxima consulta, marcada para daqui a poucos dias?

Pacientes que já tentaram vários tratamentos anteriormente sem sucesso devem ser ajudados a efetuar uma avaliação sincera a fim de verificar por que as tentativas não funcionaram. Dentre os pontos mais frequentes, destaco a abstinência como objetivo único.

Sem dúvida, repito, no atual estágio do conhecimento, a abstinência é a meta mais sustentável pelas evidências. No entanto, prescrevê-la a um paciente que ainda não está motivado para alcançá-la pode redundar em esforço inútil. Melhor será ir construindo essa possibilidade ao longo da caminhada terapêutica.

Em geral, nosso paciente pode se sentir incapaz de atingi-la e, por isso, nem tenta. No entanto, pondere-se aqui que, no caso desses pacientes, as muitas tentativas de controlar o seu beber redundaram em cronificação do caso.

Michel procurou atendimento pressionado pela esposa, que o tinha colocado em uma encruzilhada: ou parava de beber, ou ela se separaria dele. Na conversa inicial, foi explorado tanto o saldo atual da relação amorosa quanto sua relação com a bebida. Por um lado, depois de tantos anos de casamento, o que significava para ele manter-se casado? Por outro, como foram as tentativas de controlar seu beber? Relatou, então, com muito desprezo, que o máximo que havia ficado sem beber foram seis meses. "Como assim? Acha que tamanho feito não tem valor? E, nesses seis meses, como ficou o casamento?" "Pouco mudou. De nosso amor, restou uma amizade, e mesmo esta coloco em segundo plano; prefiro estar com os amigos que bebem comigo."

Pareceu claro que o paciente estava em um momento importante de sua vida: ele deixara de se sentir atraído pela esposa e não via condições em si de parar de beber. Com o grifo de sua abstinência de seis meses, a melhoria de vida trazida por ela e, mesmo assim, a ausência de melhora em seu casamento, pôde-se abrir um novo caminho. Esse paciente hoje está abstêmio há dois anos, se separou da esposa e, no momento, se encontra em uma nova relação amorosa com alguém que não bebe.

Outro ponto a ser considerado diz respeito às mudanças no estilo de vida. Pessoas com um beber problemático frequentemente acabam se cercando de outros bebedores e tendem a se transformar em boêmios e sedentários. Não raro adquirem complementarmente uma forma física que não lhes agrada, o que acaba por rebaixar a sua autoestima, e isso, por sua vez, influencia o aumento do consumo de álcool. Novamente estamos aqui no território da motivação, e o desafio será ajudar o paciente a descobrir o prazer de acordar mais cedo e sem ressaca, de se engajar em um programa de educação física, consultar uma nutricionista e, se for o caso, um andrologista para o ajudar no tratamento de uma possível disfunção erétil. O que pode ocorrer é que, com os resultados iniciais, ele se anime a alavancar sua abstinência de álcool.

Ninguém sustentará que é fácil oferecer ajuda consistente e duradoura a esses pacientes, mas, se não tentarmos com o melhor de nós, diminuiremos a chance de eles finalmente se engajarem em um tratamento. Além disso, estaremos subtraindo nosso prazer profissional de participar de mais um processo que poderá mudar o destino de alguém.

ÍNDICE

As letras *f, q, t* indicam, respectivamente, figuras, quadros e tabelas

A

B

F

G

H

I

J

L

M

N

O

P

U

V